LOTHAR KUSCHNIK / ARNO PASCHMANN

THERAPIE IN AKTION

EHP - Edition Humanistische Psychologie

Hg. Anna und Milan Sreckovic

Die Autoren

Lothar Kuschnik, Dipl.-Sozialwissenschaftler und ev. Pfarrer, Gestalttherapeut (FPI), Hypnotherapeut und Supervisor, seit vielen Jahren beratend und
seelsorgerlich tätig; Ausbildung u.a. am Center for Human Communication,
Los Gatos, Cal. USA, Weiterbildung in Psychoonkologie u.a. bei Carl Simonton, langjährige Tätigkeit in der Ausbildung von GestalttherapeutInnen und
PsychoonkologInnen; Leiter des Weiterbildungsinstitut Rhein-Ruhr, Meschede (org@weiterbildung-wir.de); Veröffentlichung: Lebensmut in schwerer
Krankheit - spirituelle Begleitung bei Krebs.

Arno Paschmann, Gestalttherapeut (DVG) und Supervisor in freier Praxis,
Ausbildung u.a. am Center for Human Communication, Los Gatos, Cal. USA,
Weiterbildung in Systemischer Therapie, körperorientierten psychotherapeu-
tischen Verfahren (Stanley Keleman, Leland Johnson u.a.) und Atemtherapie;
langjährige Tätigkeit in der Ausbildung von GestalttherapeutInnen und
Mitwirkung bei der Ausbildung von Meditations- und Exerzitienleitern der
Bistümer Münster und Aachen; Leiter des Weiterbildungsinstitut Rhein-Ruhr,
Meschede (org@weiterbildung-wir.de); lebt auf Lanzarote.

Lothar Kuschnik / Arno Paschmann

THERAPIE IN AKTION

Krops Aktionstherapie – Eine Handlungsmethode für die Praxis

Mit einem Vorwort von Joop Krop

– EHP 2013 –

© 2013 EHP - Verlag Andreas Kohlhage, Bergisch Gladbach
www.ehp-koeln.com

Vorwort von Joop Krop aus dem Amerikanischen übersetzt von den Autoren.
Redaktion: Nina Zimmermann, Andreas Kohlhage

Bibliografische Information der Deutschen Nationalbibliothek
Die Deutsche Nationalbibliothek verzeichnet diese Publikation in der Deutschen Nationalbibliografie; detaillierte bibliografische Daten sind im Internet
über http://dnb.d-nb.de abrufbar.

Dieses Buch ist auch als E-Book erhältlich:
ISBN 978-3-89797-568-2 (ePub)
ISBN 978-3-89797-569-9 (PDF)

Umschlagentwurf: Gerd Struwe, Uwe Giese
unter Verwendung eines Bildes von bruno da Todi: »Opera di Pechino 1793 Rosso
Coraggio«

Gedruckt in der EU

ISBN 978-3-89797-081-6 (Print)
ISBN 978-3-89797-568-2 (ePub)
ISBN 978-3-89797-569-9 (PDF)

Inhalt

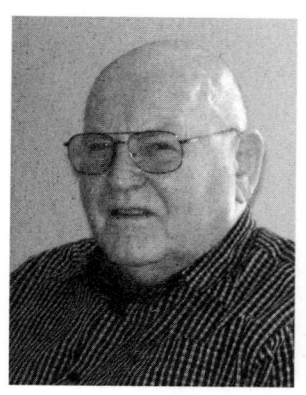

Joop (John) P. Krop
Los Gatos, Cal. im April 2011

Vorwort

Als ich 1960 von Holland nach Kalifornien auswanderte, wusste ich nicht, dass ich inmitten einer Umwälzung auf dem Gebiet der Psychotherapie landen würde. Neue Theorien entstanden: Virginia Satir entwickelte am Mental Research Institut die Familientherapie, Eric Berne schied als Freund von der Psychoanalyse und entwickelte die Transaktionsanalyse. Jim und Susan Vargiu lehrten Psychosynthese. Fritz Perls lehrte am Esalen Institut Gestalttherapie wie später auch Bandler und Grinder Neurolinguistische Therapie (NLP). Therapeuten, die von außerhalb Kaliforniens kamen, fanden hier ein dankbares Publikum: Albert Ellis (Rational-Emotive Therapie - RET), Al Pesso (Psychomotorische Therapie), Moreno (Psychodrama), Al Lowen (Bioenergetik). Ich habe bei all diesen Pionieren der Humanistischen Psychologie gelernt und ihre Methoden mit meiner Art Therapie zu machen verbunden.

Ich habe auch meine Verbindung zu Holland aufrecht erhalten und dort unterrichtet. Als ich aufgefordert wurde, ein Buch über meine Methoden in Holländisch zu schreiben („Aktietherapie"), war ich gezwungen, meinen Rahmen zu entwickeln. Dabei kam folgendes heraus: Sobald ich mit meinen Klienten ein für sie wichtiges Anliegen klar benannt hatte, fragte ich sie, ob sie dieses weiter erforschen wollten. Waren sie damit einverstanden, dann entwickelte ich auf der Basis einer der drei folgenden Formen eine Metapher: Eine Körpermetapher, eine Metapher mit Gegenständen oder eine Phantasie, die das bestimmte Anliegen darstellt.

Diese Metapher warf mehr Licht auf das Anliegen des Klienten oder offenbarte einen anderen Aspekt und führte zu einem schnelleren und tieferen Verständnis des Anliegens. Dieser Ansatz bewahrte mich auch vor der Langeweile. Dieses Buch widmet sich hauptsächlich diesem Prozess.

Einer der Orte in Holland, wo ich arbeitete, war das HEEL-Institut, wo Deutsche in Gestalttherapie ausgebildet wurden. Die Autoren dieses Buches arbeiteten als Lehrtrainer für dieses Institut. Da hatten sie die Gelegenheit, meine Arbeit kennen zu lernen. In dieser Zeit erhielten sie auch das Certificate des Center for Human Communication, Los Gatos. Anscheinend gefiel ihnen mein Arbeitsansatz, sodass sie Jahre später (2011) Kontakt mit mir aufnahmen und erklärten, dass sie über meine Aktionstherapie ein Buch schreiben wollten. Ich war darüber hocherfreut! Als ich 1991 in Pension ging, hatte ich wirklich bedauert, nicht mehr über meine Methoden veröffentlicht zu haben, und dass sie daher mit mir verschwinden würden.

Lothar, Gertrud und Arno kamen für zehn Tage nach Los Gatos und interviewten mich zweimal täglich. Sie reisten mit vielen Informationen über Aktionsmethoden und über mich ab. Diese haben zu diesem Buch geführt. Ich danke Arno, Gertrud und Lothar für ihre Arbeit.

Mein Rat an den Leser ist: Lesen Sie dieses Buch zunächst, um Ihre Neugier zu befriedigen. Gehen Sie danach zurück zu Abschnitten, die Sie beeindruckt haben, und schauen Sie, ob Sie etwas davon in Ihre Arbeit integrieren können und wollen. Gute Reise!

Vorbemerkung

„Wir lernen nicht durch Einsicht,
sondern wir sehen manchmal ein, was wir gelernt haben."
Wolf Büntig

Joop (John) P. Krop ist der Begründer der Aktionstherapie, einer Therapieform, die in Deutschland bisher kaum bekannt ist. Joop hat diese Form therapeutischer Arbeit aus verschiedenen Quellen der Humanistischen Psychologie entwickelt. Ihm ist es wichtig, Menschen in Aktion zu bringen und ihnen so zu neuen Erfahrungen und Erkenntnissen zu verhelfen. Wir haben Joop im April 2011 in den USA interviewt und seine Schriften ausgewertet. So ist dieses Buch entstanden. Joop war vor 20 Jahren unser Ausbilder, später Supervisor, als Susanne (Lothars Frau), Gertrud, Arno und Lothar für ein niederländisches Gestalt-Institut als Lehrtherapeuten arbeiteten. Damals hatte er uns aus seinem Leben erzählt, und wir waren fasziniert. Da wandert ein junger Niederländer aus dem ‚Arme-Leute-Viertel' „Jordaan" in Amsterdam in den 50er Jahren in die USA aus und lernt „die Großen" der Therapieszene der 70er Jahre kennen: Fritz Perls (Gestalttherapie), Eric Berne (Transaktionale Analyse) Virginia Satir (Familientherapie), J. Grinder und R. Bandler (NLP) um nur einige zu nennen. Als Arno einen Artikel von Joop aus dem Englischen übersetzte, erinnerten wir uns an ihn, und die Idee zu diesem Projekt entstand. Das Buch will drei Fäden miteinander verknüpfen: A - die Darstellung der Aktionstherapie, B - die Begegnung mit dem Menschen Joop Krop auch in seiner kreatürlichen Fragilität und C - die Quellen der Aktionstherapie. Uns hat es bewegt, diesen Mann am Ende seines Lebens so offen, lebendig und zerbrechlich zugleich zu erleben. Die Geleitete Phantasie über sein Ende (s. S. 221) zählt sicher zu den ganz besonderen Momenten unserer Begegnung und dieses Buches.

In unseren Interviews wird deutlich, wie eine therapeutische Haltung in einer bestimmten Sicht auf die Welt oder Lebenshaltung begründet ist. Wenn Joop formuliert: „Die Essenz des Lebens ist die Suche", dann ist die Spur zu einer solchen Sicht auf das Leben vielleicht schon bei dem Vierjährigen auf den Straßen Amsterdams gelegt worden. Sein Vater ließ ihn „versteckte Hinweise" auf Entdeckungen finden, und Joop lernte auf diese Weise, dass die Welt ein Feld für Entdecker ist. Er machte die Erfahrung, dass nichts so ist, wie es beim ersten Augenschein zu sein scheint. Wir können das akademisch als „Einführung in die Phänomenologie" bezeichnen, die dem therapeutischen Tun der Verfahren der Humanistischen Psychologie als philosophische Grundhaltung innewohnt. Wir können es auch einfach als ein Bewahren kindlicher

Entdeckerfreude beschreiben. Diese Haltung, den Phänomenen der Welt möglichst offen zu begegnen, erklärt den partnerschaftlichen Therapiestil von Joop. Er ist nicht der große Erklärer oder Besserwisser, sondern ein mit dem Klienten Suchender. Daher ist er schnell bereit, eine einmal gewonnene Erkenntnis wieder zu verwerfen, wenn sie dem Klienten nicht dient. Da ist keine Arroganz und kein Guru-Gehabe zu entdecken. Das macht die Aktionstherapie und ihren Begründer so sympathisch und ihre Anwendung so lebendig und spannend.

Während der Interviews sind wir auf ein Phänomen gestoßen. Joop ist nie einer Therapierichtung ausschließlich gefolgt. Er ist ein „Eklektiker" oder ein „sturer Holländer", wie er selbst sagt. Das ist deshalb erstaunlich, weil die meisten anderen Therapeuten seiner Generation zu „Schülern" von Fritz Perls, Virginia Satir, Eric Berne, Bandler und Grinder u. a. wurden. Joop nicht. „Warum?" - haben wir uns gefragt und folgende Erklärung gefunden, die in seiner Biographie begründet ist. Joop ist in einem besonderen Viertel in Amsterdam aufgewachsen: dem Jordaan. In seiner Nachbarschaft und Verwandtschaft sind ihm viele, zwar arme, aber sehr originelle Menschen begegnet, die alle ihre ‚eigene Art' entwickelt hatten. Sein Vater hat schon früh in ihm die Neugier für die Welt geweckt, in der Montessori-Schule wurde dieser wache Forschergeist weiter gefördert. So hat sich Joop aus dem Arbeitermilieu empor gearbeitet und sich seine innere Unabhängigkeit bewahrt. Ganz selbstbewusst sagt er oft: „Ich habe das (gemeint ist ein Therapieverfahren) gesehen und das genommen, was zu mir passte." In der Darstellung der Begegnung von Joop mit den berühmten Männern und Frauen der Humanistischen Psychologie scheint dieses Selbstbewusstsein auf. Wir haben jeder Begegnung eine kurze Darstellung der betreffenden Therapierichtung angefügt. So entsteht ein Kompendium einiger Therapieverfahren der Humanistischen Psychologie. Der Leser bekommt einen Überblick über Gestalttherapie, NLP, Systemische Therapie, Transaktionsanalyse, Bioenergetik und vieles mehr. Die Darstellung der einzelnen Verfahren haben wir, ebenso wie die Biographie, als Quellen in die Beschreibung der Aktionstherapie eingearbeitet.

So entstand die Gliederung:
A - Darstellung der Aktionstherapie
B - Biographie von Joop Krop
C - Quellen der Aktionstherapie

Der Leser kann sich nun, seinem Interesse folgend, frei in diesem Buch bewegen, getreu Joops Motto: Die Essenz des Lebens ist die Suche.

Joop

Der Leser wird bei der Lektüre schnell merken, dass die wörtlichen Zitate von Joop kein wirkliches Hochdeutsch sind. Joop sprach in den Interviews mit uns Deutsch und Englisch und Niederländisch und je nach Tagesform auch alles in einem Satz. Wir haben uns nach einiger Zeit darauf eingestellt, und es macht den besonderen Charme dieser Sprache aus, dass manche Formulierung in ‚Niederländisch-Deutsch' viel weicher klingt als in Hochdeutsch. So hoffen wir, auch in der Sprache, diese besondere Begegnung eingefangen zu haben.

Ach ja, noch eine Bemerkung zu Joops Namen. Sein Name im Niederländischen ist Joop, im Deutschen wäre es Johannes, in den USA wird er zu John. In den biographischen Darstellungen des Buches verwenden wir den niederländischen Geburtsnamen ‚Joop'. In den mehr theoretischen Teilen, wenn die ‚Einbürgerung' in die USA ganz vollzogen ist, verwenden wir den dort gebräuchlichen Namen John.

Alle Teile der Biographie sind von Joop gelesen, und er hat dem Geschriebenen so zugestimmt. Es war für uns eine besondere Herausforderung, das Leben und Werk von Joop angesichts seiner schwindenden Kräfte in eine Form zu bringen, die Würdigung und Respekt für seine Lebensleistung ausdrücken und zugleich Joop als ‚Lehrer' zu Wort kommen zu lassen. Das Einzige, was er bedauert, ist die Tatsache, dass er zu wenige ‚students' in Aktionstherapie ausgebildet hat. Das wollen wir ändern, denn seine sehr bodenständige und klare Therapieform hat es verdient, den Weg in den ‚therapeutischen Handwerkskasten' all derer zu finden, die Menschen begleiten.

Wir werden uns irgendwann von Joop verabschieden müssen. Irgendwann wird ein Anruf aus den USA kommen und dann ...

Wir sind dankbar, dass er uns so offen empfangen hat und an keiner Stelle zu erkennen gab, dass ihm unser Interesse zu viel war. Im Gegenteil: Wir hatten den Eindruck, er hat seine Kräfte mobilisiert, um der Welt sein Vermächtnis mitzuteilen. Wir sind froh, dass wir dabei hilfreich sein können.

A Die Aktionstherapie - Eine Handlungsmethode I

1. Einführung in die Aktionstherapie

> *„Alles was ich sage, sei Gespräch, nichts sei ein Rat.*
> *Ich würde nicht so kühn reden, wenn man mir folgen müsste."*
> Erasmus von Rotterdam (ca. 1465 - 1536)

Aus zwei Gründen stellen wir dieses Wort des großen Humanisten Erasmus von Rotterdam der Darstellung von John Krops Aktionstherapie voran: Einerseits bezeichnet er sich auf Fragen nach seinem weltanschaulichen Hintergrund gerne selbst als Humanisten, und andererseits haben wir ihn in seiner praktischen Arbeit auch so erlebt: von grundsätzlichem Respekt vor dem Anderssein des Anderen durchdrungen, achtsam die Grenzen der Klienten berührend, eher immer einen halben Schritt hinter dem Klienten gehend den Prozess begleitend. Das wird im Folgenden auch in einigen Verbatims aus therapeutischen Gesprächen deutlich.

John Krop geht davon aus, dass wir alle in Glaubens-, Meinungs- und Wertesystemen leben, die wir über unsere Prägung erhalten haben: „Ich glaube, dass das Eis mich trägt; ich vertraue darauf, dass das Eis mich trägt; ich weiß, dass das Eis mich trägt; und ich habe die Erfahrung gemacht, dass das Eis mich trägt" (siehe: J. Krop „My Beliefs about Therapy"). Diese führen je nach den verschiedenen Erfahrungen zu unterschiedlichen Abstraktionen, Vorstellungen, verbalen Metaphern oder körperlichen Empfindungen. Diese wiederum bilden unterschiedliche innere und äußere (körperliche) Haltungen aus, legen Neigungen, in bestimmten Situationen entsprechend zu handeln, fest. Und wir investieren in diese Glaubens- und Wertesysteme, weil wir versuchen, der Welt einen Sinn zu geben, damit uns die Welt auf diese Weise sicherer und berechenbarer erscheint. Die Erschütterung des Glaubens- und Wertesystems eines Menschen im therapeutischen Prozess (therapeutisch induzierte Krise) führt folglich zu Verunsicherung. Solche Interventionen, ohne eine ausdrückliche und im Therapieverlauf auch fortlaufend erfragte Zustimmung des Klienten, sind für Krop inhuman. Der Respekt vor dem Gewordenen ist absoluter Leitfaden in John Krops Arbeit und führt oft zu einem vorsichtigen Tasten. Das wird besonders in seinen englischsprachigen Texten deutlich: Um einen Klienten zu fragen oder ihn um etwas zu bitten, benutzt man im Englischen das gleiche Wort: to ask. Dadurch kann das Fragen/Bitten die Stimmung der ganzen Therapiesitzung prägen, was folglich die Ängste der Klienten auf diese Weise reduziert (sie behalten das Gefühl der Steuerung/Kontrolle) und man findet im Verlauf der Sitzungen kaum nennenswerte Widerstände. Den Begriff Widerstand benutzt Krop auch kaum. Er spricht eher von eventuellen Zweifeln oder Ängsten der Klienten. Auch sonst geht er mit psychologischen Fachbegriffen sparsam um.

„Wir haben bei dem, wer wir sind und was wir tun, Wahlmöglichkeiten. Und eine Herausforderung in unserem Leben und der hauptsächliche Fokus für mich als Therapeut mit meinen Klienten ist es, darauf zu vertrauen. Ich kann zu meinen eigenen Wahlmöglichkeiten und Glaubens- und Wertesystemen stehen und sie, wenn es passt, meinen Klienten gegenüber zum Ausdruck bringen. Aber ich darf ihnen diese Wertesysteme und Wahlmöglichkeiten nicht überstülpen. Ich kann sie vor ihnen ausbreiten, vorausgesetzt, ich tue das in angemessener Weise, zur angemessenen Zeit und mit angemessener Absicht. Ehrlichkeit um der Ehrlichkeit Willen kann unbarmherzig oder gnadenlos sein." (J. Krop in „My Beliefs about Therapy", S. 1 - eig. Übersetzung der Verf.)

John Krop entwickelte seine Aktionstherapie, weil ihm während seiner Arbeit als Sozialarbeiter/Sozialpädagoge sowohl bei seiner Tätigkeit in Amsterdam als auch später im Distrikt Santa Clara in Kalifornien zunächst das praktische Handwerkszeug fehlte. Das Studium in Amsterdam und in Minnesota war psychoanalytisch orientiert. Über die Erfahrungen, die er unter Einfluss verschiedener Vertreter der sich zur damaligen Zeit in Kalifornien entwickelnden Humanistischen Psychologie sammelte, entstand dann dieses zunächst agogische Verfahren.

„Als ich 1984 mein Buch (das niederl. „Aktietherapie") schrieb, musste ich mich definieren, und da habe ich mich als Aktionstherapeut beschrieben. Aktion war allem gemeinsam: Gestalttherapie, Psychomotorische Therapie (Pesso), Bioenergetik, Psychodrama usw. Mein Anliegen war es immer, die Menschen vom ,Darüber reden' zum Tun zu bringen. Die Aktion ist das Wichtige." (aus den Interviews mit J. Krop im April 2011)

Somit wurde die Aktionstherapie in erster Linie eine Handlungsmethode, die im Prinzip in allen Bereichen der Sozialarbeit/Sozialpädagogik anwendbar ist. Als therapeutisches Verfahren ist die Aktionstherapie in der ursprünglichen Bedeutung des ,Therapierens' zu verstehen: nämlich als ,dienen' oder ,begleiten', nicht im engen heilkundlichen Sinne.

2. Die Metapher als Basis der Aktionstherapie

> *„Der Einsatz von Symbolen und Analogien ist eine*
> *wirkungsvolle Technik, um die nichtlinearen Prozesse*
> *in der rechten Gehirnhälfte zu beeinflussen."*
> Eric Marcus, „Die Logik des Unlogischen"

Was ist eine Metapher?

Ursprünglich leitet sich das Wort Metapher von dem griechischen Verb metaphorein (= übertragen, übersetzen, transportieren) ab. Eine Metapher ist zunächst eine rhetorische Figur, bei der ein Wort nicht in seiner wörtlichen, sondern in einer übertragenen Bedeutung gebraucht wird. Beispiele aus unseren Redewendungen verdeutlichen diesen Vorgang: Wüstenschiff - Kamel, Rabenmutter - Mutter, die ihr Kind vernachlässigt.

Joop weitet den Begriff der Metapher aus. Er benutzt ihn synonym für ein Bild. Die Metapher ist der zentrale Handlungsansatz in der Aktionstherapie. In der Metapher drücken sich Dilemma und Anliegen der Klienten bildlich oder figürlich übertragen aus. Die Metapher kommt während der Initialphase des therapeutischen Gesprächs in den Vordergrund. Was am Anfang vielleicht noch unbestimmt, undeutlich und noch unfertig wirkt, wird über die Metapher sowohl für den Klienten als auch für den Therapeuten sichtbarer und prägnanter und ist dadurch besser zu handhaben.

John Krop benutzt drei Formen von Metaphern:

- Metaphern auf der körperlichen Ebene = Body Architecture
- Metaphern auf der mentalen Ebene = Geleitete Phantasie und Imagination
- Metaphern auf der gegenständlichen Ebene = Arbeit mit Objekten

Wie entsteht eine Metapher?

Die Kreierung einer Metapher verläuft etwa so: Der Therapeut hört dem Klienten zu, bis er ein mögliches Anliegen erkennt.

Dann überprüft er: „So, Sie sind nach Ihrer Scheidung so deprimiert, ist das richtig?" - „Ja." -

„Wollen Sie das mal erforschen?" (Oder: „Wollen Sie mehr darüber wissen?" Oder: „Wollen Sie daran arbeiten?") -

„Ja."

„Nun, dann gehen wir damit weiter."

Jetzt hat der Therapeut einen Kontrakt und versucht auf dieser Basis eine Metapher zu kreieren. Dabei wählt der Therapeut die Form der Metapher und auf welcher der drei Ebenen der Klient arbeiten soll.

Wenn sich der Therapeut für die **Geleitete Phantasie** entscheidet, sagt er etwa: „Lassen Sie mal ein inneres Bild aufkommen, das Ihre Depression repräsentiert."

Innere Bilder entfalten ihre ganz eigene Kraft, denn ‚unsere Seele denkt in Bildern'.

Sie stellen eine ganz besondere Ressource dar, und der Zugang dazu ist für viele Menschen eine große Entdeckung.

Visualisierungen und *Geleitete Phantasien* sind eine wunderbare Möglichkeit, Zugang zu den inneren Prozessen eines Menschen zu bekommen (diagnostischer Ansatz) und Veränderungsprozesse einzuleiten (therapeutische Umsetzung).

Entscheidet der Therapeut sich für die **körperliche Ebene,** sagt er: „Stellen Sie sich vor, irgendwo hier im Raum eine körperliche Haltung einzunehmen, die Ihre Depression darstellt, so etwas wie eine Skulptur."

Ziel ist es, den Klienten über die Metapher in eine Aktion zu begleiten. Der sprachliche Ausdruck des Klienten hilft oft, eine treffende Metapher zu finden.

Hier ein paar Beispiele: „Ich fühle mich in die Ecke gedrängt", „Ich werde auf einen Sockel gestellt", „Ich fühle mich niedergeschlagen", „Ich bin dann blind vor Wut", „Ich bin erstarrt vor Angst", „Ich ziehe mich zurück." Das sind Formulierungen, die alle mit der körperlichen Ebene verknüpft sind und deshalb auch körperlich umgesetzt werden können. Diese Metaphern, in welcher Form auch immer körperlich dargestellt, machen den inneren Prozess des Klienten sowohl ihm selbst als auch dem Therapeuten gegenüber deutlicher, prägnanter. Diese erhöhte Prägnanz entfaltet die Kraft, die für eine spätere Lösung notwendig ist.

Wählt der Therapeut den Zugang über die **Arbeit mit Objekten,** bittet er den Klienten: „Vielleicht setzen Sie Ihre Depression mal in diesen Sessel und sagen ihr, was Sie ihr jetzt sagen möchten." Dies ist eigentlich eine Technik aus der Gestalttherapie. Die Arbeit von Fritz Perls mit dem „leeren Stuhl" war für ihn die Möglichkeit, alle nicht integrierten Teile einer Person real entstehen zu lassen. Durch Dialog, Identifikation im Rollentausch und Konfrontation kommt es schließlich zur Integration, dem Ziel des therapeutischen Bemühens in der Gestalttherapie. Die Arbeit mit Objekten hat auch den Vorteil, dass die inneren Prozesse des Klienten für ihn selbst und den Therapeuten in Form von Symbolen sichtbar nach außen gebracht werden: „Sie können sich weder für das Eine noch das Andere entscheiden? Dann wählen Sie doch bitte einmal einen Gegenstand als Symbol für das Eine und einen Gegenstand als Symbol für das Andere aus dieser Kramkiste (siehe S. 110 ff.)."

John Krops System kurz zusammengefasst:

1. Ich höre dem Klienten zu.
2. Wenn ich ein Anliegen erkenne, erforsche ich es weiter, bis eine genügende Prägnanz hergestellt ist.
3. Dann frage ich den Klienten, ob er mehr über sein Anliegen erfahren möchte, tiefer darauf eingehen, es besser begreifen will.
4. Wenn er zustimmt, haben wir einen Kontrakt. Der Kontrakt beinhaltet die exakte Benennung des Anliegens und ist Grundlage für die Kreierung einer Metapher. Ich lege sehr großen Wert auf den Kontrakt. Ein unklarer Kontrakt kann dazu führen, dass der Klient innerlich nicht die Verantwortung für den folgenden Prozess übernimmt, sondern sie dem Therapeuten zuschiebt.
5. Kann ich das Anliegen symbolisch ausdrücken, eine Metapher finden? Dazu haben wir ja die drei Möglichkeiten: Körper, Objekte, Geleitete Phantasie.
6. Wenn ich noch nicht weiß, welche von den drei Möglichkeiten ich wählen soll, exploriere ich weiter. Dabei arbeite ich ganz normal auf der sprachlichen Ebene: ‚Erzählen Sie bitte noch etwas mehr von Ihrem Anliegen'.
7. Wenn ich mich für eine der Möglichkeiten entschieden habe, kann ich sagen: ‚Ich möchte Ihr Anliegen mal körperlich ausdrücken. Setzen Sie sich bitte hier im Raum in einer deprimierten Haltung hin. Ich übernehme dabei das, was Sie herunterzieht oder herunterdrückt. Wo soll ich Sie herunterdrücken oder herunterziehen? Hier oder hier oder wo?' Dabei berühre ich ihn in verschiedenen Körperbereichen, z. B. an der Schulter.
   Damit ist eine Interaktion entstanden. Dann sehe ich ja, was passiert. Kollabiert er, bietet er Widerstand? Ich kann sagen: ‚Was wollen Sie zu dem, was Sie deprimiert sagen?' Später könnten wir auch einen Rollentausch machen. Dann kann ich sagen: ‚Wollen Sie nun einmal das/der Deprimierende sein?' Dann bin ich der Deprimierte, und er ist identifiziert mit dem Teil, dem er sich sonst ausgeliefert fühlt. Dabei geschieht einiges, was anschließend ausgetauscht werden kann.
8. Wenn ich mit Objekten arbeite, bitte ich z.B. den Klienten, seine Depression auf einen Stuhl zu setzen und mit der Depression zu sprechen. Oder ich schlage ihm vor, seine Depression im Sandkasten (siehe Jungscher Sandkasten S. 116 ff.) darzustellen, oder ich bitte ihn, ein Bild zu malen, das seine Depression ausdrückt.

9. Ich kann auch über eine Geleitete Phantasie mit ihm arbeiten. Dann
bitte ich ihn, in sich ein Bild aufkommen zu lassen. ‚Ich sehe einen
Bunker... und da sind Schlitze, und ich kann rausschauen, aber man
kann nicht an mich herankommen.' Dann arbeite ich ganz normal mit
den vier Phasen im Rahmen der Geleiteten Phantasie weiter."
(siehe ab S. 131)

B Biographie I

1. Einleitung

Es ist Freitag, der 8. April 2011. Wir drei Freunde, Arno, Gertrud und Lothar, sitzen in einem typisch amerikanischen Frühstücksrestaurant. „Southern Kitchen" in Los Gatos. Wir kämpfen mit der Speisekarte, dem schnellen, routinierten amerikanischen Englisch der Bedienung und den Anstrengungen der Reise. Ach ja, und ein bisschen aufgeregt sind wir auch. Um 10 Uhr sind wir mit Joop Krop verabredet. Als wir mit Joop am Telefon über dieses Projekt gesprochen hatten, erzählte er, dass er in einem Rollstuhl sitzt, kaum noch Kontrolle über seine Beine hat und seine Sprache nach einem Schlaganfall verlangsamt ist. Die Zeit drängte, wenn wir mit ihm sprechen wollten. Also Flüge gebucht, Technik klar gemacht und auf in die USA. Zehn Tage Kalifornien und die Geschichte eines ganzen Lebens erwarten uns. Deshalb sind wir aufgeregt. Wir hatten Joop schon vorab gebeten, uns sein Leben in groben Zügen zu schildern. Was wir da lesen, macht uns immer neugieriger. Wir verabreden, jeden Tag zwei Sitzungen mit ihm zu machen, wissen aber nicht, ob das überhaupt klappt, ob seine Kräfte das zulassen.

Das Frühstück, amerikanisch üppig, ist verzehrt. Jetzt geht es los. Wir suchen die Straße, in der Joop wohnt. Das ist in dem kleinen Ort Los Gatos, eine Autostunde von San Francisco entfernt, nicht sehr schwierig. Um 10 Uhr stehen wir vor einem Holzhaus in einer ruhigen Nebenstraße. Vor der Haustür steht ein älterer SUV mit dem Aufkleber „WAR is NOT the ANSWER" vom Friends Commitee on National Legislation (FCNL). Wir ziehen am Stab, der eine Klinge betätigt. Sofort ertönt Joops Stimme: „Kommt mal rein", ruft er auf Deutsch. Das tun wir.

Nach einer herzlichen Begrüßung mit Joop lernen wir Truus kennen, seine Frau. Hellwache Augen, gebeugte Gestalt und ein umwerfender Humor. Wir sind etwas geschockt, als sie gemeinsam mit der mexikanischen Haushaltshilfe den großen und immer noch kräftigen Joop aus seinem Rollstuhl in seinen Sessel hebt. Er hat einen breiten Riemen um seinen Bauch. An dem heben ihn die beiden Frauen hoch, so dass er mit schleifenden Beinen in seinen Sessel sinken kann. Seine Arme kann er kaum noch gebrauchen, sie zittern und sind sehr eingeschränkt in ihren Bewegungsmöglichkeiten. Lothar muss noch eine schwierige Klippe meistern. Joop hatte mit uns als Viererteam gerechnet. Lothars Frau Susanne, ebenfalls Gestalttherapeutin und seinerzeit Trainerin bei dem niederländischen Institut HEEL, ist im Oktober letzten Jahres an Bauchspeicheldrüsenkrebs verstorben. Das wollten wir Joop nicht am Telefon mitteilen. Jetzt sagt Lothar es ihm, und wir sehen, wie seine Gesichtszüge entgleisen. Das Schicksal von Susanne füllt für einige Augenblicke den Raum. Nur 14 Wochen nach der Diagnosestellung am 2. Juli stirbt sie am 17. Oktober. Hinter nüchternen Fakten scheint ein Leben auf, sie ist plötzlich ganz präsent. Wir spüren alle fünf, wie fragil menschliches Leben ist, und Joop spürt es besonders.

Dann beginnen wir mit unserer ‚Sitzung‘. Das Aufnahmegerät und die Kamera laufen, und wir stellen die ersten Fragen.

2. Joops Geburt und Kindheit im Amsterdam der zwanziger Jahre.

„Ich wurde am 5. Januar 1924 geboren, und es war kalt“, sagt Joop. „Ich hätte zu keinem ungünstigeren Zeitpunkt kommen können“, erzählt er weiter. Seine Mutter - Wilhelmina (Mien) van der Kruyf - ist erst 18 Jahre alt. Sie arbeitet in der Kantine einer Zigarettenfabrik. Sein Vater Marinus (Rinus) Krop arbeitet dort bis zu seiner Entlassung als Tischler. Die beiden jungen Leute lernen sich kennen und lieben. Als Rinus aufgrund der Wirtschaftskrise entlassen wird, bemerkt Mien, dass sie schwanger ist. Das ist ein Schock und in der damaligen Zeit eine Schande. Für die Vorhaltungen der zahlreichen Verwandtschaft hat Mien nur eine lakonische Bemerkung: „Wenn du so zusammen bist, bleibt es nicht beim Händchenhalten, und Rinus schien es zu mögen“. Ganz so leicht nehmen die beiden jungen Leute die Schwangerschaft aber nicht. Es ist Wirtschaftskrise. Mien arbeitet inzwischen als Putzfrau, um etwas Geld zu verdienen. Rinus ist arbeitslos. Mien ist verzweifelt und will das Kind abtreiben. Zunächst versucht sie es allein. „Aber schon damals war ich beharrlich und blieb drin“, sagt Joop. Dann gehen die beiden zu einem Mann, der Abtreibungen vornimmt. Doch weder der Mann noch sein schmutziges Haus flößen ihnen Vertrauen ein. Als sie wieder auf der Straße sind, sagen sie: „Nein, das nicht. Wir müssen heiraten“. So geschieht es, und das junge Paar bezieht eine Mansardenwohnung in der Simon Willem Straat 1. Die Verwandten helfen mit Möbeln. 1924 ist ein strenger Winter. Die einzige Heizmöglichkeit ist ein tragbarer Kerosinofen. Oft ist der Inhalt des Toiletteneimers morgens gefroren. Anfang Januar steht Mien auf einer Leiter, um die Fenster bei Juffrow Oud, der Besitzerin des Milchgeschäftes, zu putzen. Sie will „eben noch fertig machen“, als die Wehen einsetzen. Juffrow Oud schickt sie ins Krankenhaus. Eigentlich kommen Kinder damals meistens zu Hause mit Hilfe einer Hebamme zur Welt. Aber Mien und Rinus müssen ins Krankenhaus, weil sie kein Geld für die Hebamme haben. Doch als sie zu Fuß im Wilhelmina Ziekenhuis ankommen, schickt sie der Doktor wieder nach Hause. Joop will noch nicht das Licht der Welt erblicken. Nach zwei Tagen geht das junge Paar wieder ins Krankenhaus, weil die Wehen schlimmer werden. Der Arzt sagt: „Wir geben Ihnen eine Spritze, und wenn sie wach werden, ist das Kind da." So geschieht es. Joop wird mit einer Zange auf die Welt geholt. „Als Andenken habe ich einen platten Kopf", meint er mit einem Lächeln. Jetzt lebt die junge Familie zu dritt in der Mansarde. Vater Rinus bemüht sich erfolglos um Arbeit. Rinus wird die Arbeitslosenunterstützung verweigert. Impulsiv wirft er einen Stein durch das Fenster des Arbeitsamtes. Er wird verhaftet und zu 9 Tagen Gefängnis verurteilt. Aber er bekommt seine Unterstützung und die Geschichte wird später in der Familie als kleine Heldentat erzählt, wie Joop sich erinnert.

Die Wirtschaftskrise in Europa wirft ihre Schatten voraus. In Holland gehen die Textilarbeiter in einen langen Streik. Sie wollen eine Lohnsenkung von 10 Prozent nicht kampflos hinnehmen. Es ist die zweite Kürzung in zwei Jahren. Sie sollen entweder die Kürzung akzeptieren oder anstatt 48 jetzt 53 Wochenstunden arbeiten.

Ein Textilarbeiter verdient zu der Zeit 20 Gulden pro Woche. Baron Van Heek, ein echter Baron, erklärt sein Jahreseinkommen auf 1.248.177 Gulden, so viel verdienen 1200 Arbeiter.

Die Textilarbeiter verlieren den Kampf.

Ein ähnliches Schicksal haben die Metallarbeiter. Die hohe Arbeitslosigkeit und die damit verbundene Hoffnungslosigkeit schaffen eine gedrückte Stimmung.

3. Joop ordnet seine Geburt in das Jahr 1924 ein

Lenin stirbt und wird nicht von Trotzki beerbt, wie er es gewünscht hat, sondern von Stalin, dem Mann aus Stahl.

Hitler wird zu 5 Jahren Festungshaft wegen eines geplanten Umsturzes verurteilt. In seinen Verteidigungsreden betreibt er seine Nazi-Propaganda. Bevor das Jahr 1924 zu Ende geht, ist er wieder frei.

In Italien bekommt Mussolini 65 Prozent der Stimmen. Sein sozialistischer Gegenspieler Matteotti wird von den Faschisten ermordet.

Nach einer schweren Operation, die sein Leben bedrohte, ist Ghandi wieder frei.

Carson City in den USA erwirbt den zweifelhaften Ruf, „die humanste und schnellste Art" der Hinrichtung eines Gefangenen zu praktizieren.

Die Olympischen Sommerspiele finden in Paris statt und der Läufer Paavo Nurmi, der fliegende Finne, gewinnt 5 Goldmedaillen. Der Schwimmer Johnny Weißmüller (später der erste Tarzan-Darsteller) ist der Liebling des Publikums und vor allem der Frauen.

Genauso geht es Rudolf Valentino und Douglas Fairbanks. Die Welt lacht über die Komiker Buster Keaton, Charlie Chaplin und Felix the Cat.

1924 werden Männer wie Jimmy Carter, George Bush sen., Marlon Brando,

Sidney Poitier, Marcello Mastroianni geboren. Der Sänger Johnny Jordaan begeistert und lässt die Herzen der Amsterdamer und besonders des Wohnviertels „Jordaan" schmelzen.

4. Leben im Jordaan

Ein großer Teil der Familie von Joop lebt im „Jordaan", einem Wohnviertel in Amsterdam. Er selbst lebt mit den Eltern am Rande des Jordaan. Aber er identifiziert sich in Kindheit und Jugend mit dieser eigenen Welt und spricht auch „Jordaans". „Der Name Jordaan ist wahrscheinlich vom biblischen Fluss Jordan abgeleitet: So wie dieser die Grenze Israels markierte, bildete die Prinsengracht die Grenze zwischen dem Viertel der Reichen und der Armen. Der Jordaan wurde nicht völlig neu angelegt, vielmehr entsprach die Lage der Straßen und Grachten dem Verlauf schon bestehender Entwässerungskanäle. Die Straßen verlaufen dadurch eigenartig schräg zur Prinsengracht". (Christoph Driessen S. 47) „Als wollten sie dadurch verdeutlichen, dass hier auch immer ein ganz besonderer Menschenschlag gelebt hat, meint der Schriftsteller Cees Nooteboom." (ebd.) Diese Schilderungen beziehen sich auf das 17. Jahrhundert. „In dem relativ kleinen Bezirk wohnte bald jeder vierte Amsterdamer. Auch luftverpestende Industriebetriebe wurden dort angesiedelt, zum Beispiel Brauereien, Färbereien, und Seifensiedereien, Zucker-, Salpeter- und Schwefelraffinerien." (ebd.) Auch ein Vergnügungspark fand dort seinen Platz. „Er ist bereits auf den ältesten Plänen des Jordaan von 1625 eingezeichnet." (ebd.)
Durch die Jahrhunderte hat der Jordaan seine besondere Rolle im Konzert der Amsterdamer Wohnviertel gespielt. Heute wohnen dort Künstler, Intellektuelle und andere Menschen, die das Flair im Herzen Amsterdams lieben. Zu der Zeit von Joops Geburt war es noch das Viertel der armen Leute, Paradiesvögel gab es aber auch damals schon. (s. u. „Tante Ka und Ome Huub")
10 Blocks in der Länge und Breite bietet der Jordaan seinen Bewohnern einen Ort, ihren Zusammenhalt zu pflegen. Sie haben alle nicht viel an materiellen Möglichkeiten, aber ihre Solidarität ist groß. Man kennt sich im Jordaan. Man redet mit- und übereinander. Klatsch ist akzeptiert. „Besser eine schlechte als gar keine Geschichte". Man spricht sogar einen eigenen Dialekt: Jordaans. Im Rest des Landes wird diese Sprache belächelt, aber wer im Viertel nicht Jordaans spricht, macht sich zum Außenseiter. Joops Mutter Mien und eine ihrer Schwestern weigern sich, Jordaans zu sprechen. Sie bezahlen den Preis, lächerlich gemacht und als Snobs bezeichnet zu werden. Manchmal schämte sich Mien für die Mitglieder ihrer Familie, die betrunken auf der Straße laut lachten und in ihrem Jordaans-Dialekt derbe Scherze machten.

C Quellen der Aktionstherapie I

1. Gisela Konopka: Gruppenarbeit – eine Wurzel moderner Sozialarbeit

Gisela Konopka gilt als die „Mutter der Gruppenarbeit". 1910 als Gisela Peiper geboren, verbrachte sie ihre Kindheit und Jugend in Berlin. Obwohl die Eltern in bescheidenen Verhältnissen lebten und ihren Lebensunterhalt mit einem kleinen Gemüsegeschäft verdienten, durfte Gisela aufs Gymnasium gehen und ihr Abitur machen. Die Familie war jüdisch, der Vater Sozialdemokrat, und die junge Gisela hatte sich schon bald einer linken jüdischen Jugendgruppe angeschlossen. Nach dem Abitur ging sie nach Hamburg und arbeitete als Fabrikarbeiterin. Dort schloss sie sich dem Internationalen Sozialistischen Kampfbund an. Von 1929 - 1933 studierte sie an der Universität Hamburg Geschichte, Psychologie, Philosophie und Pädagogik/Sozialpädagogik. In ihrer Hamburger Zeit lernte sie den Facharbeiter Paul Konopka kennen. Da sie Kontakt zu Widerstandskämpfern hatte, wurde sie 1936 verhaftet und in das Konzentrationslager Hamburg-Fuhlsbüttel gebracht. In ihrer Autobiographie „Mit Mut und Liebe" schreibt sie: „Zum ersten Mal hatte ich das Gefühl, in dem abgeschlossenen Raum zu ersticken. Plötzlich wurde ich von Hass überflutet. Ich bekämpfte die Nazis aus einer heftigen Reaktion heraus, weil mir die Achtung vor dem Menschen so wichtig war. Ihre Taten hatte ich verabscheut, aber so persönlich, so tief von innen heraus und so furchtbar wie in diesem Augenblick hatte ich noch nicht gehasst... Ich hasste, ich hatte Angst, ich war voller Zweifel". (Gisela Konopka a.a.O. S. 147).
Nach einigen Wochen wird sie entlassen. Sie flieht über die Tschechoslowakei nach Österreich. Hier wird sie noch einmal verhaftet, wird wieder entlassen und kommt über Frankreich und Portugal schließlich 1941 in die USA. Zunächst verdient sie sich in New York den Lebensunterhalt durch Putzen. Sie beginnt ein Studium in „Social Group Work" an der School of Social Work in Pittsburgh. Sie arbeitet dann als Social Group Worker in einer Klinik in Pittsburgh und bekommt schon 1947 einen Ruf als Professorin für Social Work an die Universität von Minnesota in Saint Paul. Gisela Konopka ist beeinflusst von dem Begründer der Gruppendynamik Kurt Lewin. Sie fühlt sich, wohl aufgrund des eigenen Schicksals, sozial benachteiligten Jugendlichen verpflichtet. Ihr Anliegen ist es, die Soziale Gruppenarbeit in der Sozialarbeit bekannt zu machen, aber vor allem auch Sozialarbeitern ein gutes Handwerkszeug zu vermitteln. Sie kommt nach dem Krieg noch einige Male zurück nach Deutschland, um Vorträge zu halten. Sie spricht vor Führungskräften sozialer Einrichtungen der Heimerziehung und vor Dozenten der Sozialen Gruppenarbeit an den Fachhochschulen für Sozialarbeit/-pädagogik.

Gisela Konopka schreibt das Buch „Soziale Gruppenarbeit: Ein helfender Prozess". Es wird in den 60er Jahren in den USA und später auch in Deutschland zu einem Standardwerk für Gruppenarbeit. Für Gisela Konopka hat die Arbeit in der Gruppe eine heilende Wirkung. Sie arbeitet nicht konfrontativ, sondern nutzt die Kräfte, die in einer Gruppe wirksam sind für intensive Sozialisationsprozesse, besonders für junge Menschen, die aufgrund ihrer sozialen Situation besondere Schwierigkeiten haben. In der Gruppe gewinnen sie Selbstvertrauen, bauen ihre Defizite ab und werden so letztlich auch zu sozialen Wesen, die einander in Liebe begegnen können. In ihrem anderen Buch „Heime - Lückenbüßer oder Lebens-Chance?" (Hausschwalbach Wiesbaden 1971) schildert sie die Methoden der Gruppenarbeit mit Kindern und Jugendlichen im institutionellen Rahmen.
Heute sind diese Methoden aus der Sozialarbeit und Therapie nicht mehr wegzudenken. Zu ihrer Zeit war Gisela Konopka eine Pionierin.

2. Klientenzentrierte Gesprächsführung - Carl Rogers (1902 - 1987)

Der Psychologe und Psychotherapeut Carl Rogers wurde mit der Entwicklung seines Klientenzentrierten Ansatzes in der Psychotherapie zu einem der Begründer der Humanistischen Psychologie, die den Menschen von seinem Potenzial her betrachtet und ihn nicht durch Diagnosen pathologisieren will. Rogers erkannte in seiner Arbeit mit sozialschwachen Kindern und Jugendlichen, dass die Lösung eines Problems immer im Klienten liegt. Zu Beginn der therapeutischen Beziehung versucht der Klient, dem Therapeuten die Lösungsverantwortung zuzuschieben. Je mehr durch die Gesprächsführung jedoch deutlich wird, dass der Klient und seine Lösungskompetenz gestärkt werden sollen, entsteht ein Klima des Vertrauens, der Sicherheit, der Geborgenheit. In diesem Klima wächst das Zutrauen des Klienten in seine eigenen Fähigkeiten. Rogers spricht von einer „Aktualisierungstendenz", die jedem Menschen innewohnt. Er meint damit das Streben nach sinnhaftem Dasein und Selbstverwirklichung. Ziel der Klientenzentrierten Gesprächsführung ist die Unterstützung des Klienten bei der Entdeckung seiner Individualität und der Entwicklung seiner Ressourcen. Dabei sind die „Basisvariablen" des Beraters im Beratungsprozess geprägt von Echtheit/Kongruenz, Akzeptanz und Empathie. Der Berater verzichtet auf jede Bewertung oder Interpretation des Klientenverhaltens. Er legt alle Vorstellungen vom äußeren Bezugssystem ab. Er taucht vielmehr in die Welt des Klienten ein, versucht die Welt mit den Augen des Klienten zu sehen. Dafür ist es entscheidend, das innere Bezugssystem des Klienten zu übernehmen, den Klienten so zu sehen, wie er sich selbst sieht. „Wenn wir Verständnis dafür aufbringen können, wie der

Klient sich in diesem Augenblick selbst sieht, dann kann der Klient alles Übrige allein erledigen. (Carl Rogers, Die klientenzentrierte Gesprächsführung, Kindler Verlag, Regensburg 1972, S. 43) „Der Therapeut muss aufhören, sich mit der Diagnose zu beschäftigen, er muss seinen diagnostischen Scharfsinn ruhen lassen und den Wunsch aufgeben, professionelle Wertbestimmungen vorzunehmen; er muss aufhören, genaue Prognosen stellen zu wollen, und der Versuchung widerstehen, das Individuum insgeheim zu lenken." (ebd.) Es gibt drei Bezeichnungen für die von Rogers entwickelte Therapie. Zunächst nannte er sie „Non-direktive Gesprächsführung". In seinen Anfängen nahm sich Rogers in der Gesprächsführung völlig zurück, wiederholte das vom Klienten Gesagte und konzentrierte sich beim „Spiegeln" darauf, die emotionalen Anteile des Gesagten prägnant werden zu lassen. Weil viele seiner Schüler diese Methode sehr abstinent praktizierten und mit ihren eigenen Gefühlen außen vor blieben, entstand ein von Rogers gar nicht beabsichtigtes Gefälle im dialogischen Prozess. Aktives Zuhören wurde zum sog. „Rogern". Im nächsten Schritt nannte Rogers seine Methode „Klientenzentrierte Gesprächsführung". Der Begriff beschreibt den Fokus, der für Rogers immer beim Klienten ist (s.o.) Selbst der Begriff des „Klienten" symbolisierte für den späten Rogers noch ein Gefälle in der Berater-Klienten Beziehung. Deshalb versuchte er den Namen „Personenzentrierte Gesprächsführung" zu etablieren, was aber nicht gelang. Durchgesetzt hat sich die „Klientenzentrierte Gesprächsführung" als Basis-Verfahren in der Schulung z. B. von Mitarbeitern in der Telefonseelsorge, in der Einzel- und Paarberatung sowie in der Hospizarbeit. Doch hören wir noch einmal Carl Rogers. Zur Rolle des Beraters sagt er: „Er darf sich nur auf ein Ziel konzentrieren: Zu tiefem Verstehen und zur Akzeptierung der Einstellung zu gelangen, die der Klient in dem Augenblick bewusst einnimmt, indem er Schritt für Schritt in das gefährliche Gebiet eindringt, das er bislang seinem Bewusstsein gegenüber geleugnet hat." (a.a.O.) In der klientbezogenen Therapie findet der Klient im Therapeuten ein echtes Alterego, das ihm hilft, das wahrzunehmen, was mit dem Selbst nicht vereinbar oder eine Bedrohung wäre. „Klientbezogene Beratung kann, wenn sie wirkungsvoll werden soll, weder ein Trick sein noch ein Werkzeug. Sie ist keine subtile Art von Leitung des Klienten, bei der vorgegeben wird, dass man den Klienten selbst die Leitung überlässt. Um wirkungsvoll zu sein, muss sie echt sein." (Rogers a.a.O.)
Rogers war von einer großen Liebe zu den Menschen und zur Welt geprägt. Er engagierte sich für den Frieden von Irland bis Südafrika.
Joop lernte die Methode der Klientenzentrierten Gesprächsführung durch eine Kollegin, Ella Goubitz, kennen, als er nach seiner Rückkehr aus den USA im Büro für Gruppentherapie in Holland arbeitete. Ella hatte bei Rogers selbst studiert und Rogers war Ende der 50er Jahre der Stern am Himmel

der psychotherapeutischen Gesprächsführung. Hier war endlich jemand, der ihm zeigte, wie man mit Klienten in Kontakt kommen kann. „Ich sog diese Ausbildung richtig in mich auf", schreibt Joop. „Das war's endlich. Ich konzentrierte mich jetzt ganz auf das, was der Klient sagte und auf seine unausgedrückten Gefühle. Dabei konnte ich ganz bequem vermeiden, meine eigenen Gedanken und Gefühle zu äußern. In dieser Zeit waren wir alle nur der Resonanzboden für die Klienten. Später ging Rogers selbst zu einer Form der Begegnung über, in der der Therapeut dem Klienten seine Gefühle und Gedanken vorlegt, aber niemals überstülpt. Ich erinnere mich noch gut, wie aufregend es war, das Gespräch in dieser Weise zu öffnen. Jetzt war Gesprächsführung für mich endlich konkret. Großer Dank an Ella und an Carl Rogers. In meiner späteren therapeutischen Arbeit habe ich dieses Prinzip beibehalten. Ich lege meine Ideen dem Klienten vor, aber ich stülpe sie ihm nie über."

A Aktionstherapie II

Aktives Zuhören nach John Krop

Hier ein Beispiel wie John Krop die Methode der Klientenzentrierten Gesprächsführung nach Rogers für sich umgesetzt hat.

„Wenn ich dir zuhöre, kann ich das passiv tun, mit dem Kopf nicken und ‚mmh‘ und ‚aha‘ sagen. Wenigstens gebe ich damit zu erkennen, dass ich da bin. Und ich unterbreche dich nicht. Du wirst dich trotzdem fragen, ob ich wirklich höre, was du sagst, und ich werde mich gelegentlich fragen, ob ich wirklich weiß, was du meinst.

Um sicher zu gehen, dass ich dich verstehe und auch um dich wissen zu lassen, was ich verstanden habe, kann ich formulieren, was ich glaube, von dir gehört zu haben. Wenn du z.b. ein Mitglied meiner Gruppe bist und dich bei mir beklagst:

Du: ‚Und das ist zum wiederholten Male geschehen. Ich bin dabei, die Gruppe zu verlassen.‘

Ich: ‚Du erwägst, die Gruppe zu verlassen?‘

Du: ‚Nun, ich bin nah davor. Ich möchte nicht mehr die ganze Zeit kritisiert werden.‘

Ich: ‚Du hast es völlig satt, kritisiert zu werden.‘

Du: ‚Ja, ich will, dass sie aufhören, mich zu kritisieren und ich werde ihnen das auch sagen. Die Menschen machen das ständig mit mir. Sie denken, ich hätte keine Gefühle und machen mich fertig.‘

Ich: ‚Das passiert auch anderswo, aber dieses Mal sorgst du dafür, dass sie damit aufhören.‘

Du: ‚Das werde ich ganz sicher.‘

Mein aktives Zuhören hat dich ermutigt, weiter zu machen und zu einer eigenen Schlussfolgerung zu kommen.

Beim aktiven Zuhören gibt es verschiedene Ebenen.
a. Ich kann den **Inhalt** genau wiedergeben (‚Du wirst kritisiert.‘).
b. Eine bessere Art, zuzuhören, ist es, wenn ich auf **Tendenzen** oder Muster achte (‚Und das scheint dir immer so zu ergehen.‘). Eine Tendenz ist die Bereitschaft, auf bestimmte Situationen in einer bestimmten typischen Weise zu reagieren. Das basiert auf einem fast überall vorhandenen, ständigen Gefühl eines Menschen, das er überall herumträgt: ‚Niemand kümmert sich darum, was ich meine. Ich mache es immer falsch. Ich verliere immer. Sie scheinen nie Notiz von mir zu nehmen.‘ Und so weiter. Diese Tendenzen bestimmen

in einem hohen Grad, wie jemand in einer bestimmten Situation reagieren wird. Wenn wir diese Neigungen ansprechen können, bekommt unser Kontakt viel mehr Bedeutung. Wenn ich dir wiedergebe, was du gesagt hast und es neu formuliere, dann ist es wichtig, dieses in einem Tonfall zu tun, der zu verstehen gibt, dass ich das von dir Gesagte als für dich wahr akzeptiere. Wenn ich deine Darstellungen auf provokante Weise wiedergebe, werde ich höchst wahrscheinlich Abwehr hervorrufen und deinen Gedankenfluss stoppen.

> **Zum Beispiel:**
> Ich: „Glaubst du wirklich, dass sie dich kritisieren?"
> Du: „Natürlich tun sie das. Sogar gestern …"
> Und deine ganze Energie geht in die Verteidigung und Unterstützung deiner Darstellung.

Aktives Zuhören ist eine sehr wirksame Fertigkeit; besonders, wenn du über die Stufe des bloßen Nachplapperns plus der damit verbundenen Gefühle hinausgehst und stattdessen die **Bedeutung** des von deinem Klienten Gesagten zurück gibst.

Aktives Zuhören lernen

Am Anfang benutzt du vielleicht ein paar hilfreiche Redewendungen, um dein Feedback einzuleiten, wie: ‚Moment mal, habe ich dich richtig verstanden …‘ Oder: ‚Ich höre, dass du sagst …‘ Oder: ‚So weit es dich betrifft …‘ Oder: ‚Du verspürst …‘.

Später wirst du weniger mechanisch werden, das Wesentliche des Gesagten erfassen und dein Feedback so geben, dass der Fluss des Menschen, dem du zuhörst nur minimal unterbrochen wird. Etwa so: ‚Das bestürzt dich‘, ‚Das sollten sie dir nicht angetan haben‘, ‚Im Nachhinein würdest du es lieber anders gemacht haben‘. Ein Feedback ist immer ein Versuch. Es ist immer fragend gemeint ‚Geht es dir so damit?‘, anstatt zu sagen: ‚So geht es dir damit!‘ Wenn du unsicher bist, kannst du fragen: ‚Ist das richtig?‘ Oder: ‚Ist das so stimmig für dich?‘ Wenn dein Feedback von dem Menschen, dem du zuhörst, nicht akzeptiert wird, stecke keine Energie rein, um zu beweisen, dass du Recht hast. Erkläre auch nicht, warum du gedacht hast, dass dies oder jenes so gemeint war; selbst dann nicht, wenn du glaubst, dass du Recht hast. Frage stattdessen nach, was wirklich gemeint war.

Verfeinertes Zuhören

Beim verfeinerten Zuhören richtest du deine Aufmerksamkeit auf das, was dem Gesagten zugrunde liegt, z. B. die damit verbundene **Absicht**.

Du: ‚Das passiert mir immer.'
Ich: ‚Du würdest das gerne ändern.'
Neuformulierung einer unangenehmen Situation in eine wünschenswertere
aber noch nicht geschaffene.
Du: ‚Ich kann den Kleinen nicht ausstehen.'
Ich: ‚Du würdest gerne anders für ihn empfinden.'
Wenn du mit mir über Andere, und was sie mit dir machen, sprichst, habe
ich die Wahl, ob ich die Anderen oder deinen Anteil dabei aufnehme, z.B.:
Du: ‚Meine Eltern haben mich immer von vielen Sachen abgehalten. Sie
     hatten immer Angst, ich könnte in Schwierigkeiten kommen."
Ich: ‚Deine Eltern waren überbehütend.' (‚Sie' in den Blick genommen)
Im Gegensatz dazu:
Ich: ‚Du hast nie gelernt, etwas selbstständig zu machen.' (‚Dich' in den
     Blick genommen)
Die erste Herangehensweise könnte dich einladen, zu deinen Eltern zu ge-
hen und daraus eine ‚Ich Armer' - Geschichte zu machen. Das rückt deine
Hilflosigkeit in den Vordergrund. Die zweite Version nimmt mehr auf, was
du jetzt machst und spricht mehr deine Kraft und Stärke an.
Natürlich kann ich auch beides aufgreifen: ‚Deine Eltern waren überbehütend
und das führte dazu, dass du glaubst, du hättest noch nicht gelernt, genügend
für dich selbst zu tun.' Das gibt dir dann Gelegenheit, das für dich in diesem
Augenblick Wichtigste aufzugreifen und weiter zu verfolgen."

Body Architecture (Darstellung mittels des Körpers)

> *„Hinter deinen Gedanken und Gefühlen, mein Bruder,*
> *steht ein mächtiger Gebieter, ein unbekannter Weiser -*
> *der heißt Selbst. In deinem Leibe wohnt er, dein Leib ist er."*
> Friedrich Nietzsche, „Also sprach Zaratustra"

Das obige Zitat lädt uns zu zwei Anmerkungen ein. Einmal betont hier
Nietzche die Weisheit des Leibes und zum Anderen macht er auf eine sprachliche Feinheit aufmerksam: die Unterscheidung zwischen Leib und Körper.
Im deutschen Sprachraum benutzen wir umgangssprachlich meistens den
Begriff Körper. In der Gestalttherapie unterscheiden wir den Begriff Leib im
Sinne des beseelten oder zuständlichen Daseinsmodus vom Begriff Körper
als gegenständlichen Daseinsmodus. Diese Unterscheidung gibt es im an-
gloamerikanischen Sprachbereich nicht. Da sich aber der folgende Text zu
einem großen Teil auf englische Quellen Krops stützt, möge der Leser hier
„Body" und „Körper" immer im Sinne von „Leib" verstehen (Zur Vertiefung
dieses Themas: F.-M. Staemmler 2003)

Body Architecture bzw. Body Sculpting ist eine von John P. Krop entwickelte spezielle Form, den Körper als Metapher in der Begleitung von Menschen einzusetzen. Zunächst stellen wir die Verwendung dieses Ansatzes in der Einzeltherapie vor. In einem späteren Kapitel wird dargestellt, wie besonders effektiv diese Technik in der Paartherapie ist.

1. Was ist Body Architecture / Body Sculpting?

Mit Body Architecture (Körperdarstellen) wird der ganze psychotherapeutische Prozess bezeichnet: zunächst das Problem oder Anliegen zu benennen, dann das Problem/Anliegen als eine Skulptur bzw. Statue aufzubauen (Sculpting), diese zu besprechen, zu verändern und der ganze ‚Tanz‘, der sich aus solch einer Initialskulptur entwickeln kann. Wenn man Body Architecture als einen Film betrachtet, ist Body Sculpting (Körpermodellieren) nur ein Einzelbild in diesem Film.

2. Warum Body Architecture?

Wenn wir nur sitzen und reden, können wir eher vermeiden, eine Position zu vertreten. Wenn wir aufstehen, wird es schwieriger, keine Stellung zu beziehen. Die Körpersprache ist nicht zu leugnen und macht das Erkennen und den Ausdruck von Gefühlen und Impulsen prägnanter, als die verbale Sprache es vermag. Was aber noch wichtiger für Veränderungsprozesse ist: Bei den meisten Menschen wirken Interventionen, die auch den Körper mit einbeziehen, viel stärker als die nur verbalen. Das Tun greift tiefer und wirkt ganzheitlicher als das bloße Reden. Gabriel Marcel: „Das Wohlgefühl, die Ruhe sind sprachlos; Liebenden versagt die Sprache; Worte sind für die eigentliche Verfassung der Existenz stets unzureichend." (zit. in F.-M. Staemmler, S. 43)
Neuere Theorien (Bandler & Grinder, „The Structure of Magic II; dt. „Kommunikation und Veränderung: Die Struktur der Magie II") weisen auf, dass wir auf bestimmte bevorzugte Weise die Welt um uns erfahren und verarbeiten. Einige Menschen nehmen die Umwelt bevorzugt über ihre Ohren (auditiv), andere über ihre Augen (visuell) und wieder andere über ihren ganzen Körper (kinästhetisch) wahr. Wir erreichen den Anderen am besten, wenn wir von dessen bevorzugter Weise, die Welt wahrzunehmen, Gebrauch machen. Body Architecture spricht sowohl kinästhetische als auch visuelle Vorlieben an. Und wir können auch miteinander reden und einander zuhören.

3. Diagnostische und therapeutische Anwendung

Body Architecture kann als diagnostisches Instrument angewandt werden: Der Therapeut/Berater bittet seinen Klienten, eine Körperhaltung einzunehmen, die sein Problem/Anliegen darstellt. So bekommen Klient und Therapeut einen klareren und umfassenderen Eindruck - ein Bild, eine Metapher - vom Thema. Das geht über die mehr rationale Verbalisierung hinaus. Sie finden etwas heraus.

Im nächsten Schritt wird Body Architecture dann zum therapeutischen Werkzeug: Wenn z.b. ein Paar mit dem, was die Skulptur ihnen über ihre Beziehung mitteilt, unzufrieden ist, kann der Therapeut beide bitten, sie so zu verändern, dass etwas Angenehmeres dargestellt wird. Sie verändern. Die Veränderungen, durch die sie sich von der alten Form in eine neue, wünschenswertere Form bewegen, machen erlebbar, was in Gang kommen muss, um diese neue Situation zu erreichen.

4. Didaktische Anwendung

Die dargestellten Methoden sind auch im Lehrbereich anwendbar. In einem Paar-Workshop kann der Leiter ein Paar bitten, die in diesem Artikel beschriebenen Positionen einzunehmen, um dann den Prozess zu verfolgen, den die beiden miteinander aushandeln.

Man könnte auch in einem allgemeinen Workshop zum Thema Kommunikation einzelne Teilnehmer bitten, diese Übungen zu machen, damit sie gewahr werden, wie sie tendenziell Kontakt aufnehmen, sich durchsetzen, etwas in Bewegung bringen usw. Body Architecture ist nicht auf die Arbeit mit Problemen begrenzt. Sie kann auch dem Bewusstmachen offensichtlich eingespielter Mustern dienen. Fordern Sie z. B. in einer Gruppe die Teilnehmer auf, eine Faust zu machen und schauen sich dann die vielen dargestellten Möglichkeiten an. Könnten da verschiedene Möglichkeiten des Umgangs mit Aggression sichtbar und erlebbar werden?

Jeweils etwas abgewandelt kann Body Architecture sowohl im sozialtherapeutischen (z.B. in der Paartherapie und Supervision) als auch im tiefenpsychologischen Bereich in der Einzel- und Gruppentherapie angewandt werden.

5. Typen von Body Architecture:

Man kann zwei verschiedene Arten der Körperdarstellung unterscheiden:
a) aus dem Klienten heraus entstandene oder b) vom Therapeuten vorge-
schlagene/kreierte.

a) Der Therapeut bittet den Klienten, sich auf einen für ihn angenehmen Platz
im Raum mit einer solchen Haltung, Mimik und Geste zu stellen, wie es in
etwa seinem Thema entspricht. Evtl. kann der Therapeut sich selbst zuerst
als ‚Material' zum Modellieren zur Verfügung stellen.

b) Im Therapeuten taucht ein Bild auf, welches das Thema des Klienten
repräsentieren könnte. Dann kann er dieses Bild seinem Klienten mitteilen
und ihn fragen, ob er ausprobieren möchte, ob dieses Bild mit seinem Thema
übereinstimmen könnte, und ob er es so körperlich darstellen möchte.

6. Zusammenfassung:

Virginia Satir, John Krops langjährige Lehrerin, Supervisorin und Mentorin,
beschreibt in ihrem Buch „Peoplemaking" (dt. Titel „Selbstwert und Kommunikation") verschiedene Körperhaltungen, die spezielle Verhaltensmuster
ausdrücken: der Ankläger (mit ausgestrecktem Arm zielend), der Beschwich-
tiger (flehend auf den Knien), der Rationalisierer (steif, nur im Kopf aktiv),
der Ablenker (ungeordnet und zugleich in alle Richtungen agierend).

Bioenergetik-Therapeuten richten ihre Aufmerksamkeit auf gewisse Farb-
wechsel, Versteifungen, Vibrationen, Körperhaltungen, Stimmfärbungen,
Energiefluss und Atmung und ziehen daraus Folgerungen, was diese Beobachtungen ihnen über die Gefühle und die Verfassung der Person vor ihnen
sagen.

Im **Psychodrama** werden z. B. traumatische Szenen im Leben eines Menschen dargestellt, so dass der Protagonist realisieren kann, was damals genau
stattgefunden haben kann. Das Darstellen liefert eine viel stärkere Erfahrung
als eine bloße Beschreibung.

Al Pesso beachtet in der **Psychomotorischen Therapie** Bewegungen, Gestik
und andere Körperausdrücke und sieht sie als Ausdruck von Gefühlen, die
eine interaktionale Antwort erwarten.

Gestalttherapeuten bitten die Leute u. a., ihre Gesten zu verstärken, um sich
ihrer unausgedrückten Gefühle gewahr zu werden, fordern auf, zu Teilen
ihres Körpers zu werden und ihnen eine Stimme zu geben.

All diese therapeutischen Ansätze stützen sich auf die Grundannahme der Humanistischen Psychologie, dass Körper, Geist und Seele eine Einheit bilden. Alle drei Ebenen sind nicht voneinander zu trennen, jede wirkt auf die anderen ein. Daraus folgert, dass wir über jede dieser drei Ebenen Zugang zum ganzen Menschen bekommen können. Wir, als Therapeuten, können unseren Klienten helfen, sich ihrer Körperhaltungen und Gesten bewusster zu werden, damit prägnanter wird, was offensichtlich in ihnen vorgeht und noch mehr gelebt werden will.

Aus den langjährigen Erfahrungen mit verschiedensten ganzheitlichen Therapieformen heraus, die den psychodynamischen Zugang zum Klienten u.a. auch über den Körper suchten, entwickelte John Krop mit Body Architecture seine spezielle Form der Körperarbeit in der Begleitung von Menschen.

B Biographie II

1. Familienbilder - Tante Ka und Ome Huub

Tante Ka ist die älteste Schwester von Joops Mutter. Der kleine Joop liebt diese Tante sehr. Er beschreibt eine Besuchsszene: „Mutter hat Geburtstag. Die Familie kommt zu Besuch. Mutter ist besorgt: ,Ich hoffe Ka kommt nicht, sie sieht so komisch aus und dann ihr lautes ,Jordaans`.' Die Türklingel läutet. Ich öffne die Tür von oben, indem ich an einem Strick ziehe, der mit dem Riegel der Tür zur Straße verbunden ist. Rate mal, wer es ist? Es ist Tante Ka. Ich laufe nach drinnen und ruf laut: ,Tante Ka!' ,Jesus, es ist Ka', sagt meine Mutter zu den anderen.
Ich liebe es. Ich mag Tante Ka. Sie ist ein ,Charakter', eine Lebenskünstlerin. Und sie hat ein Herz aus Gold. Ich bin auch einen Schritt in der Verwandtschaftsbeziehung entfernt und kann mich von der Scham und der Aufregung distanzieren.
Tante Ka stolpert die Stufen herauf: ,He, netter Pimmel!' Ich wusste nie, wie ich das verstehen sollte, bis ich hörte, wie sie zu meiner Schwester Willy sagte: ,He, nette Möse'. Ich konnte nicht glauben, dass sie das so meinte, aber sie meinte es als Kompliment. Erdverbunden waren die Leute im Jordaan.
Tante Ka steht jetzt oben an der Treppe. Ihr Haar ist schwarz und glänzend, sie hat es schön gekämmt. Sie benutzt Asche, um es so aussehen zu lassen, das erzählt sie ganz stolz. Sie hat ihre besten Kleider an. Monströs: Perlen, Ornamente. Ka kauft ihre Kleider auf dem Waterloo Plein Flohmarkt.
Heute trägt sie auch ihre Strümpfe. Sie hält die Strümpfe mit Gummibändern. Aber die Bänder sind ihr zu eng, so trägt sie die Gummis unter ihren Knien, was bedeutet, dass ihre Strümpfe zu den Knöcheln herunterfallen. ,Ja, sie taten weh, so hab ich sie runter gemacht.'
Tante Ka verbringt die Hälfte ihres Lebens auf dem Waterloo Plein. An Sonntagen geht sie zur jüdischen Ecke, die nur zwei Blocks von ihrer Wohnung entfernt ist. Dann kommt sie mit Secondhand-Kleidung und beschädigten Nippesfiguren, die ihre Wohnung füllen, zurück.
Heute gibt sie meiner Mutter etwas, das in Papier eingewickelt ist. Es ist eine Nippesfigur. Meine Mutter hasst Nippes, das weiß ich. Sie sagt: ,Aber Ka, ich hab doch schon so viel von dem Mist!' Meine Mutter schießt scharf aus der Hüfte.
,Es ist ein Schäfermädchen', sagt Ka. ,Sie hat einen Arm verloren, aber wenn du sie zur anderen Seite drehst, sieht es ja niemand.' Ka stellt es auf die Anrichte. Meine Mutter schäumt, beißt sich aber auf die Zunge.
,Willst du etwas zu trinken, Ka?' Ka sagt nie Nein. Manchmal will sie Zitronenlikör, manchmal Oranje bitter, heute ist es Genever. ,Mit Zucker.' Als meine

Mutter fragt, warum ihr Mann - mein Onkel Huub - nicht mitgekommen ist, knurrt Ka: ‚Ich wollte nicht, dass der Bastard mitkommt.' Meistens streiten die beiden miteinander.

Ich liebe die raue Energie meiner Onkel und Tanten. Nichts Schlechtes über sie. Sie sagen, was sie denken. Ehrlichkeit zählt mehr als Nettigkeit. Das ist ein typischer holländischer Wesenszug, aber es wird im Jordaans intensiv praktiziert, gern mit viel Humor. Du musst immer mit einer Entgegnung rechnen, die witzig aber auch verletzend sein kann. Ich habe es aufgesaugt."

Joops Augen glänzen, als er uns die alten Geschichten erzählt. Der Mann, der die „Geleitete Phantasie" bekannt gemacht hat, taucht jetzt in seine inneren Bilder ein. Er ist wieder der kleine Junge und erzählt die folgende Geschichte von Onkel Huub mit einem kernigen Lachen:

„Onkel Huub hatte den Spitznamen ‚Menschenretter'. Er wohnte an einem der vielen Kanäle (Grachten), die Amsterdam durchziehen wie Adern den Körper des Menschen. Viele der Grachten haben zum Bürgersteig keine Absperrung, und deshalb fallen häufiger Betrunkene oder Kinder hinein. Dann riefen die Leute nach Huub. Und der kam angerannt in seinen Turnschuhen, die er ‚für alle Fälle' immer trug. Ohne zu zögern sprang Huub dann in das schmutzige Wasser der Gracht und tauchte bald mit dem Ertrinkenden wieder auf. Dann zogen ihn die anderen mit einem langen Haken an Land." Jetzt kommt Joop glucksend richtig in Fahrt: „Einmal rettete Huub ein Kind. Er kam aus dem Wasser und tastete mit fragendem Gesicht alle seine Taschen ab. Nichts. Er rief: ‚Meine Uhr, wo ist meine Uhr'. Und die Eltern des Kindes konnten nichts anderes tun, als ihm eine neue Uhr zu kaufen."

Wir schauen Joop irritiert an. Wo ist der Witz? „Das alte Schlitzohr hatte in seinem ganzen Leben keine Uhr", lacht Joop.

2. Kinderbilder einer versunkenen Zeit

Bis zu seinem zwölften Lebensjahr lebt Joop mit seiner Familie ganz in der Nähe des Jordaans. Joop spielt in seinem Viertel gern mit seinen Freunden auf der Straße. Man spielt Räuber und Gendarm oder Fußball mit einem Tennisball. Für einen richtigen Fußball fehlt das Geld. In der „Knickerzeit" wird mit Murmeln gespielt. Ein besonderes Vergnügen ist es, am Samstag sechs Wochen nach Ostern den „Faulpelz zu wecken". „Luilak" heißt der Tag. Ab morgens um 5 Uhr ziehen Jungs durch die Straßen des Jordaans und pochen mit ihren Stöcken an die Türen. Dabei singen sie: „Faulpelz, bist ein Bettsack, stehst erst um 9 oder 10 auf. Hat jemand den Faulpelz gesehen?" Natürlich ist der Spaß groß, wenn jemand Tür oder Fenster öffnet und die Jungs mit einem Eimer Wasser vertreiben will. Anschließend gibt es um 7 die „Faulpelz-Brötchen" beim Bäcker.

Die Tradition des Luilak stammt aus der Zeit, als junge Männer früh zum „Tau treten" gingen, um Blumen für ihre Liebste zu pflücken.

„Ich hatte eine gute Kindheit", beschreibt Joop diese Zeit. „Die Umstände waren schwer, aber trotzdem stellten meine Eltern unsere Armut niemals besonders heraus." Als die Familie ein WC mit fließendem Wasser bekommt, ist das ein großes Ereignis. Die Gasbeleuchtung der Wohnung war damals selbstverständlich. Als der kleine Joop losgeschickt wird, um einen neuen Glühstrumpf für die Lampe zu kaufen, können ihm die Eltern kein Geld mitgeben, und so bittet er darum, dass „angeschrieben" wird. Das ist eine auch in Deutschland zu der damaligen Zeit in Arbeiterkreisen verbreitete Methode, das knappe Familieneinkommen etwas zu strecken.

Nach kurzer Zeit werden elektrische Kabel durch die Gasrohre verlegt, und die Familie hat elektrisches Licht. Wenn man ein „Kwartje" (niederländische 25 Cent-Münze) einwarf, schien das Licht. Immer musste ein Kwartje auf dem Zähler liegen. Die Wohnung der Krops hat ein sonniges Wohnzimmer, ein Schlafzimmer für die Eltern und einen Alkoven ohne Fenster, in dem Joop schläft. Lebendig ist die Erinnerung in Joop, wie er seinem Vater beim Schreinern zuschaut, denn auch die kleine Werkstatt findet in einer Mansarde über der Wohnung noch Platz. Joop fühlt sich sicher und geborgen in seiner kleinen Welt. Nur wenn er Kohlen von der Mansarde holen muss, pfeift er vor Angst, sammelt die Kohlen und rennt wieder runter.

Jede Woche wird die Miete von einem Mann kassiert, der klingelt und ruft: „Die Miete, Frau Krop."

Die Mutter von Joop geht weiterhin putzen, und weil der Vater häufig arbeitslos ist, schreinert er zu Hause oder kümmert sich um den kleinen Joop. Zusammen gehen sie zur öffentlichen Bücherei, wo der Vater populärwissenschaftliche Sciencefiction-Bücher ausleiht. Joop schaut sich begeistert die Bilder der „Reisen durch das Universum" an. Der Vater erfindet bei diesen Gängen zur Bücherei viele Spiele für Joop.

„Siehst du die Spielkarte dort auf dem Bürgersteig? Berühr sie nicht mit deinen Fingern. Dreh sie vorsichtig mit einem Streichholz um. Das ist eine Botschaft. Was ist es?" „Sieben Spaten." (Pik Sieben) „Gut. Das heißt, wir werden sieben Dinge finden. Pass gut auf." Wenn sie „Dinge" finden, beginnt die Diskussion, ob eine leere Zigarettenschachtel ein „Ding" ist. Unweigerlich geht Joop irgendwann an einem Cent vorbei. „Hey, pass auf, was da liegt."

„Ich brauchte sehr lange, um zu begreifen, dass mein Vater immer wieder einen Cent deponiert hatte, damit ich ihn fand. Er war wunderbar kreativ." Diese Art, mit wacher Aufmerksamkeit durchs Leben zu gehen, hat sich Joop bis heute bewahrt. Sie ist auch bezeichnend für sein Verständnis von Therapie.

44

3. „Die Essenz des Lebens ist die Suche",

wird er später formulieren. Vielleicht wurden Spuren zu dieser Haltung in eine Kinderseele auf den Straßen von Amsterdam durch einen liebevollen Vater gelegt.

Der kleine Joop verdient sein „erstes Geld", als er bei einem seiner Spaziergänge mit dem Vater von einem Mechaniker gebeten wird, mit seiner kleinen Hand eine Schraube aus einem Gastank zu holen. Er findet Schraube und Mutter und ist so stolz, als er zwei „Kwartjes" als Lohn bekommt. Umso mehr schmerzt es, als er einige Zeit später eben diesen Lohn abgeben muss, weil er beim Fußballspielen eine Scheibe zerschossen hat. „Dabei hat sich der Mann noch nicht einmal eine neue Scheibe gekauft", empört sich Joop noch nach 80 Jahren mit blitzenden Augen über diese Ungerechtigkeit. Auch solche Erlebnisse hinterlassen Spuren in unserer Seele.

Manchmal, wenn der Vater genug Geld hat, kaufen die zwei auf dem Markt in Scheiben geschnittene Stücke Rinderherz. „Ein paar Stücke mit Salz und scharfem Senf direkt von einem Pappteller gegessen, treiben dir das Wasser in die Augen," erinnert sich Joop.

Joop wächst im Kreis seiner Verwandten auf. Die Tanten kümmern sich um ihn, denn seine Mutter ist das jüngste von neun Kindern der Familie, sein Vater das 7. von ebenfalls neun Kindern. Oma Krop wohnt auf der anderen Straßenseite. Opa Krop, nach dem Joop benannt ist, ist bereits verstorben, als Vater Rinus neun Jahre alt war.

Joop erinnert sich heute noch mit einem Gefühl der Dankbarkeit an seine Kindheit. Obwohl die Familie zeitweise von der „Fürsorge" leben muss, empfindet Joop durch die Armut keine Belastung. „Nur einmal, als ich schwarze Strümpfe mit roten Zehen anziehen musste, die wir vom Sozialamt bekommen hatten, dachte ich, jeder müsste mir ansehen, dass sie vom Sozialamt wären. Die meisten meiner Erinnerungen sind von einem sicheren Gefühl geprägt, die Unterstützung der engeren und weiteren Familie war tragend für mich."

„Zu Nikolaus", erinnert sich Joop, „gab es einmal eine besondere „Überraschung": „Ich bin zu Besuch bei Oma Krop, Tante Nel und Tante Riek. Mitten in der Feier plötzlich ein heftiges Klopfen an der Tür. Tante Nel öffnet und ruft in gespieltem Entsetzen: ‚Oh, schau dir das an'. Sie trägt eine lebensgroße Puppe herein. Einen Mann mit einer schrecklichen Maske. Ich bin total erschrocken und schreie mir die Seele aus dem Leib. Jetzt bin ich der Mittelpunkt: ‚Gib ihm ein Glas Wasser. Bring das Ding in die Küche. Jopie, es ist doch nur eine Puppe. Nichts vor dem du Angst zu haben brauchst.' Alle haben ihre Ratschläge und Lösungen. Meine Mutter bringt mich ins Schlafzimmer. Als ich ruhiger geworden bin, kann ich zusehen, wie die Puppe auseinander genommen wird. Sie enthält Geschenkpakete. Jeder Empfänger muss das Gedicht vorlesen, das er mit seinem Päckchen bekommt. Das Gedicht beschreibt in humorvoller Form die Eigenarten des Beschenkten."

Joop ist fünfeinhalb Jahre alt, als er für einige Tage zu Oma Krop gebracht wird. Auf dem Rückweg zu den Eltern erzählt ihm die Oma, dass er eine Schwester bekommen habe. Joops erste Frage ist: „Wo kommt die her?" Jetzt muss seine Tante Riek helfen. Sie erzählt ihm die Geschichte vom Storch. „Aber warum muss meine Mutter dann im Bett bleiben?" - „Der Storch hat sie gebissen, deshalb muss sie ein paar Tage im Bett bleiben." - „Wo hat er sie gebissen?" - „Ins Bein." - „Darf ich das mal sehen?" - „Nein, das ist nicht erlaubt." - „Wohin hat der Storch dich gebissen, Tante Riek?" Sie hatte vor 14 Tagen seinen Cousin Guido zur Welt gebracht. Sofort beginnt Tante Riek zu hinken, um zu demonstrieren, dass der komische Vogel sie auch nicht verschont habe. „Erst wirft er ein Baby auf dich und anschließend beißt er dich."

Joop braucht einige Zeit, um sich an die Schwester Willy zu gewöhnen. Den Rest seiner Jugend wird er dann ihr Beschützer. Mit ihr verbindet ihn bis heute ein herzliches Verhältnis. Sie lebt in Zaandam in den Niederlanden und hat ihn im Oktober 2010 in Los Gatos besucht.

Tante Riek liebt Geschichten, am liebsten sind ihr magische Bilder und Mythen. Von ihr lernt Joop: „Wenn du Salz verschüttest, musst du sofort eine Prise über die linke Schulter werfen, um das Unglück abzuhalten, das dich sonst unweigerlich befällt."

Es gibt auch andere Gründe, das Unglück anzuziehen: einen Regenschirm in der Wohnung öffnen, unter einer Leiter durchgehen, an der Ecke des Tisches sitzen (du wirst 7 Jahre nicht heiraten), die Schuhe auf den Tisch legen (Armut). Wenn ein Spiegel zerbricht, bringt das den Tod in die Familie. („Erinnerst du dich, eine Woche bevor Opa Krop starb, fiel der große Spiegel mit dem goldenen Rahmen in unserem Wohnzimmer herunter. Ehrlich.")

Das Waschen der Hände nach dem Toilettenbesuch lernt Joop mit dem Hinweis auf die Cholera, die ihn sonst qualvoll dahinrafft. Tante Riek weiß aber auch, was Glück bringt: verschütteter Zucker zum Beispiel oder wenn die Katze sich leckt, kommt Besuch. Wenn deine Ohren jucken, wird über dich gesprochen: linkes Ohr gut - rechtes Ohr schlecht. So wird Tante Riek zum beschützenden Engel seiner Kindheit.

Während seiner Grundschulzeit beginnt Joop mit seinem Freund Ton Oud durch Amsterdam zu stromern. Da gibt es für zwei kleine Jungen eine Menge zu entdecken. Sie besuchen die Märkte: Albert Cuyp, den Waterloo Plein und den jüdischen Markt. Am liebsten sehen sie den Markthändlern zu, die ihr Geschäft ankurbeln, indem sie eine große Szene mit dem Publikum spielen. Joop erzählt: „Einmal wurde ich der unfreiwillige Teil einer solchen

Szene. Ein Käsehändler verteilte Probierstücke seines Käses. Ich fing eins auf, steckte es schnell in den Mund, um ein anderes zu ergattern. Er kam auf mich zu, gab mir ein drittes Stück und sagte ganz laut: Hier sehen wir einen kleinen Kapitalisten - er hat schon viel und will immer mehr. Mir war das sehr peinlich, und ich grinste verlegen."

Manchmal setzen die beiden Jungen mit der Fähre über den Fluss Y und streifen durch die Werften. Auf dem Friedhof in Sloterdijk faszinieren sie besonders die Kindergräber. Es ist eine sorglose Zeit des Entdeckens und meistens völlig ungefährlich. „Nur einmal", erinnert sich Joop, „da hätte es böse enden können. In Kanälen wurden oft Flöße von Holzstämmen aufbewahrt. Sie wurden so gewässert, um dann als Pfähle benutzt zu werden. Die meisten Häuser in Amsterdam stehen auf solchen Pfählen. Mein Freund Ton und ich - ich war vielleicht 7 Jahre alt - sprangen von der Kade auf ein solches Floß. Ich sah einen Stock im Wasser treiben, den ich unbedingt haben wollte. So rannte ich ans Ende des Floßes beugte mich über den Rand und ... fiel ins Wasser. Das Holz der Stämme war glitschig, und ich rutschte ab. Ich hatte noch nicht Schwimmen gelernt. Ton rannte die Kade auf und ab und schrie sich die Lunge aus dem Leib. Schließlich erregte er die Aufmerksamkeit eines Mannes. Der nahm sich eine Holzstange, sprang auf das Floß und versuchte mir die Stange zu reichen. Zu kurz. Ich war schon zweimal untergegangen, und es gab die Mär: Wenn du dreimal untergehst, ertrinkst du. Wir glaubten das. Dann sah ich plötzlich die weiße Stange vor mir, griff zu und war gerettet. Der Mann war selbst in den Kanal gesprungen, um mich zu retten. Jetzt mussten wir nach Hause gehen. Mein Freund Ton, der Mann und ich - klatschnass. Das blieb natürlich nicht unbemerkt, und bald liefen mir die anderen Kinder mit Spottliedern hinterher. Glücklicherweise war meine Mutter zu Hause. Sie zog mir die nassen Kleider aus, trocknete mich ab, währenddessen verschwand der Mann. So konnte ich meinem Retter nicht einmal richtig danken. Ich bekam Salzwasser zu trinken, gegen die Keime des Kanalwassers. Tante Riek wusste sofort, dass ich andernfalls an der Ruhr sterben würde."

Niederländer fahren gern Fahrrad. So lag die Frage nah: „Sag mal Joop, wann hast du eigentlich Fahrrad fahren gelernt?" Joop erinnert sich ganz genau: „Ich war ungefähr 8 Jahre alt, als ich für ein paar Tage zu Besuch bei Tante Riek war. Einer der Nachbarjungen hatte einen richtigen Fußball, und wir spielten tagelang Fußball. Eines Tages sah ich meinen Vater auf seinem Fahrrad, wie er den Platz umkreiste. An der Hand führte er ein zweites Fahrrad mit sich. Ich lief zu ihm und fragte: ,Papa, wem gehört das Fahrrad?' Er: ,Ich halte das für einen Jungen fest, der hat mich darum gebeten'. Ich wusste, dass er mich ein bisschen auf den Arm nehmen wollte. Schließlich sagte er: ,Ja, es gehört dir'. Ich stieg sofort auf und fiel prompt hin. Das Fahrrad war auf ,Wachstum' gekauft worden. Meine Beine waren zu kurz und würden auch in nächster Zeit nicht lang genug sein, die Pedale zu erreichen. Mein Vater machte mir Holzklötze auf die Pedale, und ich konnte fahren. Allerdings waren die Kurven schwierig, dann musste ich die Füße still halten, damit die Holzklötze nicht über den Boden schrammten. Die Familie machte sonntags ausgedehnte Touren zu den zahlreichen Verwandten in der ganzen Umgebung: Hilversum, Zaandvort, Utrecht."

Die Arbeitslosigkeit des Vaters belastet die Familie, aber es gelingt den Eltern, Joop diese Belastung nicht spüren zu lassen. An seinem Geburtstag darf er sich eins seiner beiden Lieblingsgerichte wünschen: Gulasch oder einen leckeren Eintopf mit Zwiebeln und Fleisch. Als die Telefonzentrale von Amsterdam niederbrennt und wieder aufgebaut werden muss, bekommt der Vater endlich Arbeit.

Joop ist zwölf Jahre alt, als die Familie in einen der neuen Wohnblocks zieht, die die sozialdemokratische Stadtverwaltung für die Arbeiter bauen ließ. Jetzt hat Familie Krop ein Badezimmer und - ganz erstaunlich - warmes Wasser! So viel, wie sie wollen. Ein wahrer Luxus, der Joop heute noch strahlen lässt. Nur die kleine Küche fand die Familie nicht so schön. Die Mutter fand es gemütlicher, hier zu essen. Aber es war die Absicht der sozialdemokratischen Erbauer der Wohnungen, die Arbeiterfamilien dazu zu erziehen, im Wohnzimmer zu essen. Den Preis bezahlte Familie Krop sehr gern.

Die Wohnbedingungen in Amsterdam waren zu der Zeit katastrophal: Keller-Appartements, Alkoven als Zimmer, keine Toilette mit fließendem Wasser, zwei Familien in einer Wohnung. Viele Krankheiten und eine hohe Kindersterblichkeit waren die Folge. Die Sozialdemokraten beendeten diese Zustände. Arbeiterfamilien konnten jetzt unter menschenwürdigen Bedingungen leben.

C Quellen der Aktionstherapie II
Die Entstehung von Body Architecture:

1. Familientherapie - Virginia Satir

Virginia Satir, die Begründerin der Familientherapie, gab auf Einladung J. Krops in den 60er Jahren im Welfare Department (Sozialamt) des Santa Clara County ungefähr 20 Workshops in Familientherapie für Sozialarbeiter. Sie war zu dieser Zeit als Familientherapeutin einigermaßen bekannt und verdiente 100 Dollar pro Tag. Einmal, bei einer Weiterbildung in Familientherapie für Beamte des County, war auch der Abteilungsleiter anwesend. Dieser sagte am Ende des Tages zu Joop: „Warum geben wir der Frau 100 Dollar? Was sie macht, kann doch jeder." Als Joop ihr diese Geschichte später erzählt, lacht sie nur und sagt: „Ja, heute koste ich 1500 Dollar pro Tag." Da war sie schon berühmt. Joop nimmt an den Workshops teil und lernt auf diese Weise Familientherapie. Die Angestellten und Beamten bringen die problematischen Familien aus ihrer Arbeit ein, und Virginia Satir gibt erläuternde Kommentare und Hinweise für die Arbeit. Das ist wirkliches Training und endlich das, was Joop immer gesucht hatte.

Joop erinnert sich an seine Begegnungen mit Virginia Satir: „Ich bewunderte am meisten ihre entspannte Haltung. Sie war Virginia in ihren Workshops, bei ihren Demonstrationsarbeiten und auch privat. Virginia war sehr normal, sie hatte keine therapeutischen Attitüden. Sie war sehr natürlich, so dass ich ‚ich selbst' sein konnte.

Ich habe von ihr gelernt, nicht in das (Familien-) System hineinzugehen, und mich der Gefahr, parteiisch zu werden, auszusetzen, sondern es von außen anzuschauen und es zu deuten. Dann brauche ich auch nicht meine Meinung zurück zu halten, sondern kann sie mit empathischer Grundhaltung darlegen ohne sie ‚aufzudrücken'. Ich sage ‚Ich habe ein Bild von der Familie. Wollt ihr es sehen? - Ich sehe den Vater hier, die Mutter hier, den Sohn hier'. Virginia handelte so, dass jedes Familienmitglied sich gesehen und akzeptiert fühlte, besonders der Symptomträger (‚identified patient'), derjenige, der beschuldigt wird, für das Unglück des Systems verantwortlich zu sein: der Vater, der säuft, oder der Sohn, der rebelliert. Virginia war sehr gut darin, ihre Arbeit zu demonstrieren, aber sie war nicht so gut darin, andere selbst arbeiten zu lassen. Von Virginia lernte ich auch, destruktive Einstellungen und Ansichten zu ‚rephrasieren' (umzuformulieren), um eine konstruktivere zu finden. Wenn ein Mann seine Frau mit einer Axt bedrohte, konnte sie die Frau fragen: ‚Kannst du sehen, dass er zu dir kommen wollte?' Das ging mir zu weit. Ich habe dann eher den Satz angeboten: gute Absicht - Scheiß- Ergebnis („good intentions - shitty outcomes").

Ich habe von Virginia auch gelernt, den Klienten zu doppeln. Das Doppeln ist eigentlich eine Technik aus dem Psychodrama, bei der der Therapeut die verborgenen emotionalen Anteile des Klienten ausspricht. Die Dopplung eines wütenden Klienten durch den Therapeuten könnte etwa so aussehen: ‚Ich fühle mich so hilflos und verletzt, dass ich einfach auf ihn losgehen möchte‘. - Klient: ‚Ja, das ist es, total hilflos‘, Wenn ich bei meinem Doppeln nicht das getroffen habe, was der Vater, die Mutter oder Sohn ausdrücken wollten, sah ich das an deren Reaktion und sagte: ‚O.k., mach es richtig. Was willst du eigentlich sagen‘. So, ich war nicht Gott.“

Virginia hat die Familie auch aufgestellt. Dabei hat sie Berichtigungen durch die Familie akzeptiert... Joop schildert, wie eine Familie zu ihm in die Beratung kommt. Der Mann trinkt, die Frau und die beiden Kinder kommen mit zu der Sitzung. Nach einer kurzen Einleitung stellt Joop die Familie auf. Der Mann sitzt mit geballten Fäusten auf dem Sofa, die Frau steht in einigem Abstand und zeigt auf ihn, hinter ihr steht ihre Tochter, etwas abseits der Sohn. Es ist wichtig, nicht die Zuschreibungen der Frau zu übernehmen, sondern z. B. dem Mann durch das Doppeln seine Stimme zu leihen: ‚Ich bin sehr böse. Ich trinke, um diese Wut nicht mehr zu spüren. Meine Frau dominiert, ich habe nichts zu sagen.‘ Dann fragt Joop den Mann: „Willst du etwas ausprobieren? Willst du aufstehen und zu deiner Frau sagen: ‚Ich nehme das nicht an‘. Wie ist das, wenn du das sagst? Ist es gut, ist es schlecht?“
Der Mann: „Nein, es ist gefährlich.“
Joop: „Sag das zu deiner Frau: ‚Es ist zu gefährlich aufzustehen und zu dir zu gehen‘.“
Danach zur Frau: „Was willst du nun sagen?“
So bricht Joop mit dieser Arbeit die Rollenzuschreibungen in der Familie auf, weitet den Blick für neue Sichtweisen. Er sagt: „Ich war sehr gut im Doppeln, dabei habe ich die Erfahrungen aus der Bioenergetik genutzt, um in den Gesichtern und Körpern zu lesen.“ Auch Kinder haben auf diese Arbeit positiv reagiert. Wenn Joop sie gedoppelt hat, hat er vielleicht gesagt: „Ich bin bange. Ich habe Angst um meine Familie.“ Dabei arbeitet er gerne mit **unvollendeten Sätzen:** „Ich bin böse, wegen...“, wenn nichts kommt, kann er etwas sagen. Das ist eine besondere Spezialität in der Arbeit von Joop. Durch die unvollendeten Sätze bietet er dem Klienten eine Gelegenheit, bisher nur vorbewusstes Wissen zu formulieren. Er erzählt: „Wenn ich etwas probiere, habe ich die Hand auf der Schulter des Klienten. Dann spüre ich, ob es klappt. Wenn es nicht klappt, sage ich: ‚Kannst du es stimmig machen?‘ So wird deutlich, dass die Verantwortung für den Prozess beim Klienten bleibt.
Eine andere Möglichkeit besteht darin, die einzelnen Familienmitglieder zu bitten, das System nacheinander aufzustellen, um so die unterschiedliche Wahrnehmung sichtbar zu machen.

2. Psychodrama - Jacob Moreno

Das Psychodrama (gr. Psyche = Seele, Drama = Handlung) ist vom öster-reichischen Arzt Jacob Moreno (1890 - 1974) als Gegenentwurf zur Psycho-analyse entwickelt worden. Zunächst in der Gruppentherapie benutzt, wird es inzwischen auch im Einzelsetting eingesetzt. Der Protagonist baut sein intrapsychisches Szenario auf einer Spielbühne im Gruppenraum auf. Die anderen Gruppenmitglieder verkörpern die für den Protagonisten relevanten Personen. Er gibt ihnen ihre Rolle vor, indem er hinter sie tritt und in der 1. Person Singular das sagt, was sie wissen müssen, um die Rolle auszufüllen. Am Ende der Session ist es wichtig, die Mitspieler ganz formal aus ihren Rollen zu entlassen. Eine wichtige Technik im Psychodrama ist das Doppeln (s.o.). Beim Doppeln steht der Therapeut hinter dem Klienten und spricht die von ihm vermuteten unausgesprochenen Gefühle und Gedanken des Klienten aus. Wichtig für den Erfolg einer Psychodrama-Arbeit ist die Fähigkeit aller Mitspielenden und vor allem des Therapeuten, ihre Wahrnehmung im Hier und Jetzt genau zu präzisieren, denn es geht darum, dem Protagonisten durch Einfühlungsvermögen zu neuen Erkenntnissen und Erfahrungen zu verhelfen und nicht „sein Ding zu machen." Häufig werden alte Konfliktszenarien aus Elternhaus und Schule, die in die Kinder- und Jugendzeit zurückreichen, bearbeitet, da sie mit ihren Prägungen die Möglichkeiten des Klienten in seinem jetzigen Leben beeinträchtigen. Durch das Feedback (Rückmeldung, wie der Protagonist erlebt wird) und das Sharing (Mitteilen der eigenen durch die Arbeit hervorgerufenen Gefühle und Gedanken) der Mitspieler und Teil-nehmer bekommt der Protagonist die Möglichkeit, eine Szene zu entwickeln, die heilend für ihn wirkt und so Lösungen entstehen lässt.

Doch lassen wir Joop erzählen, wie er das Psychodrama kennengelernt hat:
„Es gab Workshops und auch eine Psychodramagruppe, die ich besucht habe. Moreno war in der Zeit leider schon ein bisschen dement. Er kam als der große Held und bekam Applaus. Dann setzte er sich hin und Zerka, seine Frau, machte die Arbeit. Sie war gut. Wenn einer sagte: ‚Ich denke, dass ich noch ein unerledigtes Geschäft mit meinem Vater habe. Er hat mich damals geprügelt.'- ‚O.k. wo ist dein Vater (mit Blick in die Gruppe)? Wie war dein Zimmer früher? Wie hast du auf die Umgebung damals reagiert?' Die Mit-glieder der Gruppe waren dann der Vater, die Mutter, die Brüder. Dann wurde die Aktion eingeleitet. Der Vater hat gesprochen, die Mutter hat gesprochen und der Protagonist hat auch gesprochen. Dann gab es eine Aktion, in der der Protagonist vielleicht dem Vater Vorwürfe macht, der Vater aber nicht ‚zurück haut', sondern mehr neutral bleibt. Das war sehr imposant. Es gab eine Gruppe in Palo Alto, die auch Psychodrama anbot. Da gab es eine Gruppe von Assistenten, wir nannten sie Wolfsrudel (wolf pack), die sehr konfrontierend

war. Sie parodierten die Teilnehmer, ahmten sie übertrieben nach, und die Leiter arbeiteten in dieser großen Gruppe, es waren ca. 50 Leute anwesend, mit den Teilnehmern. Manchmal hatten diese ein Anliegen formuliert und manchmal nicht, das war ihnen egal. Wenn ein Klient traurig wurde und weinte, dann haben sie eine Schallplatte aufgelegt, auf der ein Baby weinte. Das kam sarkastisch rüber. Wenn der Klient in der Lage war, zurück zu kämpfen, war es in Ordnung. Konnte er das aber nicht, dann gab es keine Hilfe, und ich habe erlebt, wie Menschen ganz erschüttert nach Hause gingen, weil sie sich nicht getraut hatten ‚Stop‘ zu sagen und die Gruppe vorzeitig zu verlassen. Es wurde viel ausprobiert in den 70er Jahren und manches ging eben auch mal schief. Nichtsdestotrotz hat mir Psychodrama gut gefallen, und ich habe Elemente davon in meiner Therapie gern benutzt."

3. Bioenergetik - Al Lowen, Stanley Keleman u. a.

Joop hat eine vierjährige bioenergetische Ausbildung gemacht. Dabei hat er verschiedene Trainer kennengelernt, u. a. Alexander Lowen und John Pierrakos, die beiden Gründer des International Institute for Bioenergetic Analysis. Seine erste Erfahrung beschreibt er so: „Am ersten Tag stand ich mit zwei Anderen in Badehose vor der Gruppe und wurde von Stanley Keleman analysiert: ‚Typischer europäischer Bau, instinkthafte Unsicherheit, viel Energie im Besonderen im Oberkörper. Er zieht sich aus seinem Körper‘. Ich fühlte mich nackt. Die Gruppe wurde nun aufgefordert, in Prozenten festzustellen, wie viel schizoide, orale, masochistische und viel rigide Charaktereigenschaften sie in uns sahen. Das war scheußlich. Das empfand ich als 100% pathologisierend. Später konnte ich den Nutzen dieser Entwicklungsstufen mehr würdigen. Die pathologische Orientierung konnte ich nicht würdigen. Ich habe sie aber für mich neu interpretiert. Und zwar habe ich es als Nicht-Vollenden einer Wachstumsphase begriffen."
Für vier Charaktertypen aus bioenergetischer Sicht, schizoid, oral, masochistisch und rigide, hat Joop vier Fragen formuliert. Wenn sie nicht ausreichend beantwortet werden können, deutet das auf eine tiefe innere Blockade hin. Der Mensch kreist dann auf unbewusster Ebene immer um diese Fragen.

Für den **Schizoiden:** Bin ich existenziell gegründet? Stehe ich zu mir?
Wenn man nicht zu sich stehen kann, kann man das im Leib sehen. Man kann sehen, dass jemand nicht gegründet ist. Diese Menschen müssen lernen, sich zu gründen. Es kann sein, dass durch das Gründen starke Gefühle im Klienten aufkommen, was zunächst bedrohlich für ihn ist. Er hat nicht gelernt, mit diesen Gefühlen umzugehen, deshalb vermeidet er sie. Weil er befürchtet, dass er mit ihnen in Berührung kommt, wenn er sich wirklich auf

einen Kontakt zu einem anderen Menschen aber auch zu sich selbst einlässt, vermeidet er, zu sich zu stehen, wirklich anwesend zu sein, sich zu gründen. Bereits der Augenkontakt kann bedrohlich sein, weil er als „Eindringen" in die eigene Welt erlebt wird.

„In einer Übung habe ich das oft so gemacht", erzählt Joop. „Der Klient muss sich hinstellen und sagen: ‚Ich bin hier'. Dann frage ich wiederholend: ‚Weißt du das sicher?' Für ihn war ja das *da* Sein traumatisch in seinem früheren Erleben. Wenn er da war und vielleicht weinte, wurde er bestraft. So wurde er ängstlich. Das Trauma war so stark, dass er beschloss, nicht da zu sein. In der Übung konnte er den Schmerz noch einmal erleben. Er erlebt sich als verwundbar, aber er kann seine Reaktion verändern. Etwa: ‚Ich bin da, was du sagst, ist mir gleichgültig.' Er lernt, sich im Kontakt abzugrenzen. In einer anderen Übung stellt sich Joop vor den Klienten und sagt, dass er ihn anschauen soll. Dann sagt er, indem er ihn auch anschaut: ‚Ich bin für dich da.' Im nächsten Augenblick geht er aus dem Augenkontakt und sagt: ‚Ich bin nicht da.' Das wiederholt der Therapeut ein paar Mal. Dann werden die Rollen getauscht. Jetzt hat der Klient die Wahl zu sagen: ‚Ich bin da, ich bin nicht da.' Joops Kommentar: „Ich habe in der Auswertung dieser Übung oft erlebt, dass die Klienten erzählt haben, wie sicher sie sich gefühlt haben, wenn sie ‚nicht da waren.'"

Für den **Oralen**: Werden meine Bedürfnisse befriedigt?

Diese Menschen müssen lernen, zu bitten, damit ihre Bedürfnisse befriedigt werden können. Das heißt, sie übernehmen auch die Verantwortung für ein Bedürfnis, äußern es und erwarten nicht länger, dass die Umwelt ahnt, was sie brauchen.

Joop erinnert eine Übung für die „Oralen". Der Klient legt sich mit dem Rücken auf die Matte und hebt die Arme. Dann wird gewartet was kommt. Wen will er etwas fragen, was will er fragen oder sagen. Der Therapeut geht zu ihm und sagt: ‚Ich werde für dich da sein'. Dann geht er weg, kommt wieder und sagt: ‚Ich werde nicht für dich da sein.' „Das ist eine sehr tiefe emotionale Erfahrung", sagt Joop, „die wir dann hinterher aufgearbeitet haben. Der Klient muss sagen, was er will. So lernten Menschen mit einer oralen Struktur, dass man ohne Versorgung als erwachsener Mensch dennoch bestehen kann. Ein Teil der Übung wird durch Fragen nicht beantwortet", ergänzt Joop, „du bekommst nichts - und niemand stirbt."

Für den **Masochisten**: Muss ich leisten, um geliebt zu werden?

„Meine Übung für den Masochisten: Er legte sich auf die Matratze und wurde von mir mit einer Hand gestreichelt (‚bekommt Liebe'). Sagte: ‚Ich liebe dich, ich bin da für dich.' Mit der anderen Hand gab ich einen Druck auf seine Brust und verstärkte den Druck, während ich weiter mit der anderen Hand und verbal ‚Liebe gab'.

Der Klient wurde verwirrt, wusste nicht, was er denken sollte. Er hatte nicht den Mut, die Hand mit dem Druck wegzustoßen. Denn er fürchtete, die Hand mit der Liebe zu verlieren. Die hätte ich dann auch zurückgezogen. Die Person wurde verzweifelt, aber auf diese Weise erlebte sie den zentralen inneren Konflikt ihres Lebens. Diese Klienten mussten lernen zu sagen: ‚Ich will deine Liebe mit beiden Händen, also ganz.' Oder sie mussten lernen, die Beziehung aufzugeben, wenn sie nur unter diesen schmerzlichen Bedingungen gestaltet wurde. Die Lösung kreierten wir dann, indem der Klient sagte: ‚Dies ist nicht die Beziehung, die ich will. Mach es anders.' Dann konnte ich fragen: Wie? Dann fanden wir gemeinsam eine gute Lösung."
Für den **Rigiden**: Kann ich mich verletzlich zeigen?
Hier bietet sich besonders die Arbeit mit Geleiteten Phantasien oder mit Objekten an, erklärt uns Joop. Eine spezielle Übung habe er für diesen Typus nicht entwickelt.

„So habe ich die bioenergetische Methode für mich umgesetzt und die Klienten gefragt, ob sie damit weiter arbeiten wollen. Ich habe aber die feste Zuschreibung (Etikettierung) herausgenommen.

Ich habe viele Trainer gesehen, die bioenergetische Analyse gemacht haben, aber ich selber fühlte mich nicht in der Lage dazu. Wenn ich z. B. Klienten gebeten hätte, sich für eine bioenergetische Sitzung zu kleiden, dann hätte ich auch nur bioenergetisch arbeiten können. Ich hätte dann keine Geleitete Phantasie machen können.
So bin ich nie ein Gestalttherapeut, Bioenergetiker, Transaktionsanalytiker oder Therapeut einer Richtung geworden. Ich habe dankbar ihre Methoden gelernt und in meine Arbeitsweise integriert. Sturer Holländer.
Von der Bioenergetik habe ich die genaue Beobachtung des Körpers, vor allem der nonverbalen Signale, gelernt. Das hat mir beim Poker und Bridge spielen oft geholfen. Wenn ich am Körper eines Klienten etwas wahrgenommen habe, wie z. B. ein chronisches Halten in der Brust, habe ich ihm das gesagt und ihn gefragt, ob er das weiter erforschen will."
Der eigentliche Begründer der Bioenergetik, Al Lowen, hat Joop nicht so sehr beeindruckt. Er hat im Rahmen seiner Ausbildung vier Workshops bei ihm gemacht. „Wir mochten ihn, aber er war nicht der beste Trainer", erinnert sich Joop. „Er imponierte uns sehr, wenn er Leute analysierte. Ich war beeindruckt, aber ich war nicht in der Lage, es selbst zu tun. Ich konnte nicht so viel sehen wie Al Lowen oder Keleman. Ich habe, wie gesagt, Elemente aus der Bioenergetik benutzt. Ich hatte z. B. eine Matratze und bat die Menschen, sich darauf zu legen. Dann drückte ich auf die Brust und wartete, was passierte. Die Gefühle kamen zum Ausdruck, und ähnlich arbeitete ich auch mit dem Würfel, auf den die Klienten schlugen, um ihren Ärger auszudrücken. Aber nach einiger Zeit habe ich diese Methoden nicht mehr so oft gebraucht,

weil ich bemerkte, dass der Ausdruck allein, z. B. von Ärger, nicht wirklich verändernd in den Menschen wirkt." Und er ergänzt: „Es ist bedauerlich, dass Al Lowen die Begrifflichkeit der Psychoanalyse zur Beschreibung seiner Charakterstrukturen benutzt hat. Eric Berne hat gesagt: ‚Die Psychoanalyse und ich sind als Freunde auseinander gegangen.' Al Lowen hätte das Gleiche sagen können. Ich wünschte, er hätte es getan."

Die Arbeit von Stanley Keleman war anders. Er forciert nicht so sehr den ‚großen Ausbruch', sondern fragt z. B. bei einem aggressiven Impuls zum Schlagen: ‚Mach es mal ganz langsam. Spürst du, wo dieser Impuls entsteht?'

„Keleman wirkte sehr gegründet", erzählt Joop, „er machte keine Show wie Perls oder Simkin. Perls schickte die Klienten ja zurück auf den Platz, wenn sie keine ‚richtige Show gegeben hatten'. Er hatte immer ein Auge auf das Publikum. Keleman war anders. Ich vertraute ihm."

Bioenergetik

Die Bioenergetische Analyse, kurz Bioenergetik genannt, ist ein psychotherapeutisches Konzept, das von dem amerikanischen Arzt Alexander Lowen seit 1947 entwickelt wurde. Als Patient und Schüler von Wilhelm Reich übernahm er dessen Charakteranalyse, die auf der Körperanalyse basierte. Reich wiederum war in seinem Denken der Psychoanalyse Freuds verhaftet und ‚verkörperte' dessen intrapsychische Analyse. Der Ausspruch: „Verdrängung ist durch Muskelkraft geleistete Arbeit", wird Wilhelm Reich zugeschrieben. Allerdings meint sein Energie-Begriff die funktionelle Einheit von Körper-Seele und Kosmos. In den Charakterstrukturen verkörpern sich Gefühle (vgl. Stanley Keleman „Verkörperte Gefühle"). Die Charakterpanzerung entsteht nach Reich durch die Verdrängung von Gefühlen, Begierden, Trieben und den Schutz vor Reizen der Umwelt. „Wir formen uns hin zu dem Zweck, dem wir dienen wollen", sagt Stanley Keleman. Lowen übernahm die psychoanalytische Diagnostik und ergänzte sie um am Körper beobachtbare Phänomene. Ein psychisches Trauma führt zu einer körperlichen Veränderung - Panzerung. So entstand das Body Reading. Der Therapeut ‚liest' am Körper des Klienten die psychischen Traumata und verdrängten Gefühle. Lowen übernimmt in seiner Einteilung der Charakterstrukturen die Theorien von Freud und Reich und ergänzt sie durch eigene Beobachtungen:

Schizoid

Der schizoide Mensch ist, wie der Name nahelegt, gespalten in seinem Denken und Fühlen. Er zieht sich eher nach innen zurück, wenn ihm der Kontakt zu bedrohlich wird. Bedrohlich wird es immer dann, wenn tiefe Gefühle geweckt werden. Ebenfalls abgespalten ist beim schizoiden Typ der Kontakt zum Körper und seinen Gefühlen. Er hat einfach ein schwaches Selbst-Gefühl und kann sich schwer abgrenzen, deshalb meidet er Beziehungen, in denen tiefe Gefühle entstehen. Ähnlichkeiten zum schizoiden Typ nach Riemann („Grundformen der Angst") sind evident.

Oral

Die orale Charakterstruktur ist eine lebenslange Fortsetzung der oralen Lebensphase im Babyalter. Der Mensch will versorgt werden, ohne Verantwortung zu übernehmen. Aggressionen sind ihm fremd. Er will gehalten, versorgt und behütet werden und klammert sich gern an den Partner. Innerlich haben oral fixierte Menschen das Gefühl einer großen Leere, intensive Sehnsuchtsgefühle und große Wünsche an ‚die Welt'. Manchmal kompensieren Menschen mit oraler Charakterstruktur ihre innere Not durch eine übertriebene Abgrenzung. Stimmungsschwankungen zwischen Depression und Hochgefühl erinnern an bipolare Störungen. Ähnlichkeiten mit der gestalttherapeutischen Kontaktstörung der Konfluenz sind sehr deutlich.

Psychopathisch

Der Mensch mit einer psychopathischen Charakterstruktur leugnet Gefühle. Dabei sind es besonders sexuelle Gefühle, die negiert werden. Stattdessen geht es dem Psychopathen nach der bioenergetischen Analytik um Macht und damit den Wunsch, andere Menschen zu beherrschen. Seine Mittel der Wahl sind die Tyrannei oder die Verführung. Er will sein Umfeld im Griff behalten, fühlt sich für alles verantwortlich und traut anderen wenig zu. Angst hat er vor Erlebnissen des Kontrollverlustes und der Hilflosigkeit. Eigentlich verleugnet er seine tiefen Bedürfnisse, versorgt zu werden oder anders gesagt seine starken oralen Bedürfnisse.

Masochistisch

Das Verhalten des masochistischen Menschen ist sehr different von seiner inneren Gestimmtheit. Äußerlich gibt er sich sehr angepasst, fast unterwürfig. Dabei hat er innerlich eine beharrliche Abwehr und einen fast trotzigen Widerstand, den er unter äußerem Druck offenbaren muss. Der masochistische Charakter hat in sich starke Hassgefühle, er fühlt sich auch ‚eigentlich' oft überlegen. Wenn ein emotionaler Ausbruch droht, wird er durch eine starke Struktur der Muskulatur verhindert. Durchsetzen kann sich dieser Typ nicht.

Aggressiv ist er gar nicht. Er neigt zum Klagen und Jammern. Die Opferrolle nimmt er gern ein. Lowen beobachtet noch, dass das Essen und auch die Defäkation eine besondere Rolle spielen. Es fällt die Nähe zur Retroflektion der gestalttherapeutischen Neurosenlehre auf.

Rigide

Den rigiden Charakter kennzeichnet eine stolze Haltung. Er will eine gewisse Unnahbarkeit signalisieren. Dabei ist er sehr auf der Hut, dass er nicht ausgenutzt oder manipuliert wird. Er will sich um jeden Preis durchsetzen und tritt deshalb oft aggressiv, manchmal auch verletzend auf. Er ist egozentrisch, liebt es sich mit anderen zu messen.

Lowen unterteilt den rigiden Charakter in zwei weitere Kategorien:

phallisch

Bei diesem Typ dreht sich viel um die sexuelle Potenz. Er ist aggressiv-verletzend und oft auch ungeduldig.

hysterisch

Der hysterische Typ nach Lowen neigt zu einem übertriebenen Verhalten. Er will Aufmerksamkeit um jeden Preis. Seine übersteigerten gefühlsmäßigen Reaktionen spiegeln sich im vegetativen körperlichen Bereich. Dabei wird die Sexualität eher als eine Abwehr benutzt, um sich gegen ein tiefes Einlassen zu schützen.

4. Psychomotorische Therapie - Al Pesso

„Pesso hat mich sehr beeindruckt", sagt Joop und schildert uns eine Arbeit, die er mit Pesso in den siebziger Jahren gemacht hat. Albert Pesso war ursprünglich ein Tänzer. Wenn er als Trainer in seinen Workshops arbeitete, forderte er die Teilnehmer auf, eine Struktur entstehen zu lassen.
„Als Ausbilder war er nicht so gut", meint Joop, „er konnte es nicht ertragen, seine Studenten Fehler machen zu lassen. Er übernahm es immer selbst. Er selbst war überragend in der Arbeit mit einer ,Struktur'".
Struktur meint die Einzelarbeit in der Gruppe. Eine Struktur dauert ungefähr 50 Minuten. Zunächst schildert der Klient sein Anliegen, und der Therapeut führt ihn durch gezielte Fragen zu alten Gefühlen und Reaktionsmustern (old map), die in Beziehung zum aktuellen Anliegen stehen.
Wenn wir sehr in unseren alten Prägungen und Bildern von Beziehungen verhaftet sind, übertragen wir sie in der Regel auf unsere aktuellen Beziehungen. Freud nannte dieses Phänomen „Übertragung". Pesso nennt diese alten Prägungen und damit verbundenen Gefühle „wahre Szene". Sein Ziel ist es, den Klienten diese „wahre Szene" in ihrer Gefühlsqualität empfinden zu las-

sen. Dann tauchen automatisch Assoziationen und Erinnerungen an Szenen in unserer Lebensgeschichte auf, die mit der „wahren Szene" in Verbindung stehen. So gelangt Pesso nach der erzählenden Ebene einen Schritt weiter in eine therapeutische Tiefung und exploriert mit dem Klienten die „historische Szene". Diese historische Szene wird dann mit Rollenspielern genau so auf die Bühne der Struktur gebracht, wie der Klient sie damals erlebt hat. Das erinnert uns an die Arbeit des Psychodramas nach Moreno. Im Durchleben der „historischen Szene" tauchen natürlich starke Gefühle im Klienten auf. Gefühle, die er damals nicht ausdrücken konnte. Durch die Erfahrung von Schutz und Gehaltensein kann er so in Kontakt mit seinen wirklichen Bedürfnissen kommen und sie ausdrücken. Jetzt geht es um die Reaktion der Umwelt. Zum einen der Umwelt von damals, in der Regel die Eltern, und dann um ein „ReProgramming" der alten Erfahrung durch „ideale Eltern". Diese Rolle nimmt der Therapeut mit Unterstützung der Gruppenteilnehmer ein. So entsteht eine heilende Gegenszene (Antidot). Durch das tiefe Erleben dieses Geschehens auf Gefühls- und Körperebene kann eine neue mentale Programmierung geschehen. Wir finden hier den gleichen erlebniszentrierten Ansatz wie in der Gestalttherapie wieder, die sagt: „In jedem wirklichen zweiten Erleben geschieht Heilung." Pesso war der Respekt vor der Freiheit und damit auch der Autonomie des Klienten ein großes Anliegen, darin stimmt er mit Joop Krop ganz überein. Der Klient bestimmt, ebenso wie jeder Rollenspieler ganz allein, wie weit er in seinem Prozess geht.

Doch hören wir jetzt Joop weiter zu:

„Ich hatte noch persönlich eine Erfahrung mit Pesso. Die Leute konnten mich nicht als negativen Vater wählen, weil ich zu stark war. Pesso dachte, dass ich dem nicht zustimmen würde. Aber das war nicht das Problem.

Ich war damals schon Leiter des Centers und besuchte mehrere Workshops von Pesso in Amsterdam und dann auch in Monterey. Pesso war eigentlich in den USA, aber er ging auch nach Holland, um dort Workshops zu geben. Man kann nicht sagen, dass die Psychomotorische Therapie auf eine andere Therapie aufgebaut ist. Er ist damit auf den Markt gekommen, und hat es ganz genial verbreitet."

Frage: „Sag mal Joop, was würde passieren, wenn ich mit einem Anliegen in einer Gruppe von Pesso wäre?"

Joop: „Er würde die Teile deines Anliegens benennen lassen. Wenn es ein Problem mit dem Vater wäre, würde er jemanden aus der Gruppe bitten, der Vater zu sein. Aber er würde einen negativen und einen positiven Vater wählen. Dann würde eine Interaktion passieren. Natürlich funktioniert das Ganze auch mit der Mutter. Wenn es eine Mutter geben würde, würde er fragen, welche speziellen Sätze sie gesagt hat. Die werden der Vertreterin dann eingegeben.

Bleiben wir beim Vater. Zuerst wird mit dem negativen Vater abgerechnet. Man geht in ein Gefecht mit ihm. Aber der Rollenspieler des negativen Vaters wird nicht zum Schauspieler. Er bekommt die Sätze, die er sagen soll, vom Klienten. Der Therapeut fragt: ‚Was würde er nun sagen?' Am Ende dieser Sequenz wird der negative Vater aus dem Raum geschickt. Er bleibt draußen, bis die Struktur abgeschlossen ist. Der Klient sagt dann: ‚Ich hab dich nicht mehr nötig, lass mich in Ruh.' Der Vater kann aber auch noch Widerstand leisten: ‚Du hast mich nötig.' Wenn er weg ist, ist da eine Erleichterung aber auch ein Bedauern. Der Vater fehlt. Man gibt dann Zeit, um zu bedauern, dass man keinen Vater mehr hat. Ich muss es in meiner Seele mitkommen, ich muss spüren, wie es ist, ohne Vater zu sein. Man kann dann eine Weile dasitzen und dann fragen: ‚Ist es nun Zeit für den positiven Vater? Bist du nun bereit dafür? Wo soll er sitzen, wo willst du sitzen?' Das ist eine ganz emotionale Situation. Der positive Vater spricht auch nicht selbst. Er bekommt seine Sätze von dem Klienten. Der Therapeut fragt: ‚Was wird er nun sagen?'. ‚Was willst du nun hören?' Wenn der positive Vater das sagt, wird Zeit gegeben: ‚Kannst du das hören?' ‚Nein.' ‚Willst du das noch mal hören?' ‚Ja.' ‚Ich liebe dich wirklich.' ‚Wirklich?' ‚Ja, ich liebe dich wirklich.' Das geht so lange, bis der Klient es akzeptiert und genug gehört hat. ‚Willst du noch mehr hören? Bist du fertig. Danke deinem positiven Vater. Kann der nun aus der Rolle gehen?' ‚Ok, ich bin nicht länger dein positiver Vater. Ich bin wieder Joop, dein Therapeut.'

Wenn die Struktur beendet ist, kommt auch der negative Vater wieder herein. Aber es kann schon ein bisschen schwierig sein, wenn der negative Vater wieder herein kommt. Er muss dann ebenfalls aus der Rolle entlassen werden. Die meisten Strukturen wurden mit den Eltern ausgearbeitet.

In der Gestalt hat man bei Perls nur den Vater hinausgeschickt, aber dann hat man keinen mehr."

Jetzt kehrt Joop wieder zu seiner Arbeit mit Pesso zurück. „Ich hatte mich in Truus in Holland verliebt. (s. u.) Sie war in einer meiner Supervisionsgruppen, die ich 1974 in Holland gab. Sieben Gruppen mit sieben Leuten. Ich lud Truus in die USA ein. Sie wollte eigentlich nur sehen, wie ich lebte. Aber ich machte ein sehr ambitioniertes Programm mit ihr. Mexiko, Monterey und so. Ich wollte ihr zeigen, wie schön es hier ist. Aber sie entschied sich hierher zu kommen, weil meine Kinder hier waren.

Mir hat Pesso in der Situation geholfen. Ich war in einem Workshop mit ihm, und es war meine Zeit, um zu arbeiten, eine Struktur zu machen. Ich erzählte, womit ich beschäftigt war und er gab der Gruppe den Auftrag: Ihr seid Truus, ihr seid die Kinder, ihr seid die Berge und Täler Kaliforniens, ihr seid Holland. Ich stellte sie auf, und ich sagte ihnen, was sie zu sagen hatten. Die Berge und Täler von Kalifornien sagten: ‚Wir sind hier für dich. Komm.'

Von Holland die sagten: ‚Du bist hier aufgewachsen. Komm.'"
Jetzt ist Joop ganz eingetaucht in die Erinnerung Tränen stehen in seinen Augen und mit belegter Stimme spricht er weiter.
„Und Truus sagte: ‚Ich liebe dich. Ich will tun, was du willst.'"
Joop kommen Tränen und erzählt weiter: „Ich war sehr aufgeregt. Mir half das, zu verstehen, was ich nun wirklich wollte. Ich endete in Kalifornien mit Truus. Das war mein Wunsch."
Frage: „Wie hast du das gespürt, Joop? Wie hast du das Feeling dafür bekommen?"
Joop: „Ich bin auch auf die verschiedenen Plätze gegangen und habe gespürt, wie es sich anfühlt. Ich habe dann auch zu den verschiedenen Vertretern etwas gesagt. Und die Kinder haben zum Beispiel gesagt: ‚Wir wollen dich hier.' Ich habe vorher mit einem Gestalttherapeuten gearbeitet. Der hat gesagt: ‚Setz Holland auf diesen Stuhl und Kalifornien auf diesen Stuhl. Und mach einen Dialog. Das wirkte auch. Irgendwie. Aber Pesso war total beeindruckend für mich. Mir war dann klar, was ich wollte. Aber dennoch war es entscheidend, was Truus wollte. Eine gute Freundin von Truus war auch in dem Workshop. Und ich bat sie, Truus zu sein. Sie hat Truus erzählt, was in der Struktur geschehen ist.
Von Pesso habe ich gelernt, wie gearbeitet wird, wenn es ‚schlechte Eltern' bei einem Klienten gab. Es wurde erst die Arbeit mit den ‚schlechten Eltern' gemacht. Dann kamen die guten Eltern herein. Und er fragte, was willst du von den guten Eltern hören? Und sie sagten es. So wie ich es euch erzählt habe. (s.o.)
   In meiner Therapie habe ich den Rat von Pesso befolgt: ‚Sei als Therapeut nie das schlechte Elternteil. Du kannst das gute Elternteil sein, nicht das negative. Für den negativen Teil, nimm jemanden aus der Gruppe.' Wenn ich allein arbeitete, habe ich den negativen Vater auf den Stuhl gesetzt (wie in der Gestalttherapie). Und dann die Frage: ‚Wo willst du deinen negativen Vater haben?' Und dann konnte ich den Stuhl nehmen und ihn hinaustragen. ‚Was willst du nun hören, das wichtig für dich ist? Ich will nun dein idealer Vater sein. Ich bin dein idealer Vater. Was willst du hören?' Meistens wollten die Klienten dann auf dem Boden sitzen. Und dann sagte ich es: ‚Ich liebe dich. Unbedingt. Du brauchst nicht immer gut zu sein.' Alle Dinge, die sie hören wollten. Dann am Ende: ‚Hast du genug gehört?' Dann gehe ich wieder aus der Rolle. ‚Ich bin nicht mehr dein idealer Vater, ich bin Joop, dein Therapeut.' Das war wichtig. Also die negativen Eltern in den Stuhl und die positiven Eltern in den Vollzug der Therapie. Ich habe die Methode von Pesso ein wenig verändert. Ich habe immer alles genommen, und habe es genommen, wie ich es brauchte. I did it my way. Ich war Eklektiker."

A Die Aktionstherapie III
Body Architecture in der Einzeltherapie/Einzelsupervision

1. Die Rolle des Therapeuten – ein Beispiel aus der Einzelsupervision

Bei der Arbeit mit Body Architecture in der Einzeltherapie und Einzelsupervision muss der Therapeut oft eine Doppelrolle einnehmen. Mal ist er Antagonist (Gegenspieler), mal ist er Therapeut.

Hier ein Beispiel aus der Einzelsupervision:
Dora beklagt sich, dass immer wieder Kollegen in ihren Arbeitsbereich kommen, um mit ihr zu plaudern. Das ist in Ordnung, aber manchmal wird es ihr zu viel, speziell, wenn sie viel zu tun hat.
Th.: „Sie kommen in deinen Bereich, und das ist manchmal o.k. und manchmal nicht. Und dann ist es für dich schwierig, ‚nein‘ zu sagen?"
Dora: „Ja"
Th.: „Dann schlage ich dir vor, damit ein Experiment zu machen, einverstanden?"
Dora: „Wie?"
Th.: „Diese Hälfte des Raums ist dein Bereich, wo dein Schreibtisch steht. Und ich bin dein Kollege oder deine Kollegin, der/die plaudern will. … Ich komme jetzt".
Der Therapeut betritt ihr Gebiet (in der Rolle des Kollegen), und sie setzt dem keinen Widerstand entgegen. Das besprechen nun beide (der Therapeut in seiner originären Rolle), und anschließend wird das Experiment so lange wiederholt, bis sie mit ihrer Reaktion zufrieden ist.
Beispiele aus der Einzeltherapie: „Ich fühle mich so deprimiert, so niedergedrückt."
Der Therapeut bittet den Klienten irgendwo im Raum eine Haltung einzunehmen, die sein ‚Deprimiertsein‘ symbolisiert. Er setzt sich mit gebeugtem Kopf in eine Ecke mit dem Gesicht zur Wand.
Th.: „Ich bin jetzt der Teil von dir, der dich niederdrückt."
Er drückt den Klienten noch weiter nach unten und sagt Sätze, die er vorher von ihm gehört hat: „Du bist unwürdig, du kannst nichts, bist unfähig." Und er nimmt wahr, wie der Klient reagiert. Wird er ärgerlich oder beklagt er sich, nimmt es aber hin; reagiert er böse und richtet sich auf. Nach der Auswertung kann der Therapeut anbieten, selbst die Haltung des Klienten anzunehmen und dieser wird zum Unterdrücker.
Beim Zuhören kann im Therapeuten oft ein Bild auftauchen. Hört er vom Klienten: „Ich bin überlastet!", kann er auf die Idee kommen, diesem in die

nach vorne ausgestreckten Arme einen Stuhl zu hängen und zu warten, wie er mit der Zeit reagiert. Kommt irgendwann „Jetzt reicht es aber! Jetzt habe ich die Nase voll!", dann kann er den Klienten bitten, diesen Satz zu verstärken, ihn lauter und mit mehr Nachdruck auszusprechen. Kommt lange keine Reaktion, obwohl dem Klienten anzusehen ist, dass er am Rande der Erschöpfung steht, kann er ihn bitten, zu sagen: „Bevor ich aufgebe werde ich lieber...", oder noch stärker „Lieber breche ich zusammen, als dass ich ...".

Klienten können vergessen, was in einer Sitzung besprochen wurde, nie aber eine solche Skulptur mit ihren Folgen.

2. Die vier Phasen der Sitzung

Der Verlauf einer solchen therapeutischen Sitzung kann in vier Phasen unterteilt werden. Hier ein Beispiel:

Deskriptive Phase
Der Therapeut bittet den Klienten, in wenigen Worten sein Problem zu beschreiben.

> **Ein Beispiel:**
> Klient: „Am Arbeitsplatz habe ich Schwierigkeiten, mit anderen in Kontakt zu kommen. Sie sagen, dass ich alles in mich hineinfresse."
> Zusammengefasst heißt das: Ich bin anderen Menschen gegenüber verschlossen und daraus entstehen Konflikte.

Darstellungsphase
Der Therapeut kann jetzt den Klienten fragen, ob er aus ihm (dem Therapeuten) eine Statue machen will, die ‚Verschlossen-Sein' ausdrückt. Gelingt diese Darstellung, bittet der Therapeut den Klienten, seinen Platz einzunehmen. Ziel ist es, dass der Klient sich so gut wie möglich mit dem Bild der Verschlossenheit identifiziert. Die Darstellung ist ‚fertig', wenn der Klient meint, dass er seinem Ausdruck von Verschlossenheit nichts mehr hinzufügen kann.

Vertiefung
Klient und Therapeut versuchen nun im Gespräch gemeinsam eine Bilanz zu ziehen aus dem, was sie erfahren haben. Z.B.:
Kl.: „Anfangs versuchte ich, eine Statue zu machen, bei der die Hände vor den Augen sind. Aber das ist es nicht, was in der Realität passiert. Wenn ich verschlossen bin, fühle ich vor allem Spannung in mir. Deshalb versuchte ich, das Gespannt-Sein zu betonen und machte ein straffes Bild. Anfangs fand ich das schwierig. Ich fand es auch sonderbar, dass ich dich (den Therapeuten)

modellieren musste. Aber als ich erst einmal damit zugange war, bekam ich Freude daran. Es war dann einfach, als Statue der Verschlossenheit deinen Platz einzunehmen."

Th.: „Was hast du körperlich gespürt, als du die Statue warst?"

Kl.: „Die Verschlossenheit war besonders in meinem Gesicht und in meinen Augen."

Th.: „Was passiert, wenn du dich im Alltag verschlossen fühlst?"

Kl.: „Ich habe den Eindruck, dass ich dann auf einen Punkt starre, und dass auch meine Gedanken sich fixieren."

Th.: „Achte mal auf deine Schultern und auf deinen Atem. Versuche noch mal, in die verschlossene Haltung zurückzukehren."

Kl.: „Meine Schultern gehen nach vorn, und mein Atem wird flacher."

Th.: „Lass das geschehen. Wenn du da etwas länger drin bleibst, was kommt dann in dir hoch?"

Kl.: „Das fühlt sich nicht angenehm an; ich fühle mich ängstlich und verlegen."

Th.: „Wenn ich dich noch mal bitten würde, eine Statue zu machen, was würdest du dann aussuchen, das Bild der Angst oder das Bild der Verlegenheit?"

Kl.: „Das der Verlegenheit."

Th.: „Dann tu es mal."

Der Klient setzt zuerst den Therapeuten und dann sich selbst auf die Kante eines Stuhls und wendet dann sein Gesicht zur Seite.

Th.: „Was geht in dir vor?"

Kl.: „Dieses Bild kenne ich sehr gut von mir aus der Zeit, als ich noch ein Kind war, aber auch als Erwachsener bei Gelegenheiten, wenn viele Menschen zusammen sind. Bei Feiern fühle ich mich nie wohl."

Th.: „Hast du etwas an dir, was du selbst nicht angenehm findest?"

Kl.: „Früher hatte ich eine Hasenscharte. Daran bin ich mit Erfolg operiert worden; man sieht fast nichts mehr davon. Dennoch quälte man mich in der Schule; man nannte mich ‚Kaninchen' und ich blieb am liebsten im Hintergrund."

Th.: „Was würdest du jetzt ändern wollen?"

Kl.: „Ich würde gerne etwas lockerer auf Menschen zugehen."

Th.: „Stell dich mal gegen die Wand. Nimm die verschlossene Haltung an. Mach dich ganz langsam los und versuche, das Gegenteil von Verschlossenheit auszudrücken. Dann kommst du langsam zu mir. Übertreibe ruhig deine Haltung."

Der Klient tut das und kommt mit ausgestreckten Armen auf den Therapeuten zu. Sein Gesicht bleibt dabei starr.

Th.: „Bist du jetzt zufrieden? Wie fühlt sich dein Gesicht an?"

KL.: „Mein Gesicht ist immer noch straff. Ich werde mal versuchen, zu
lächeln. Ja, das fühlt sich viel besser an, aber ich finde es doch noch sehr
gemacht und unecht."

Th.: „Versuche es noch mal, aber bewege dich jetzt so, wie du dich am
wohlsten fühlst."

Der Klient kommt mit ruhigen Schritten auf den Therapeuten zu; seine
Arme sind locker, und er sieht frei im Zimmer umher.

Th.: „Ich habe das Gefühl, dass du dich so o.k. fühlst. Stimmt das? ... Geh
dem mal nach, was sich alles bei dir geändert hat."

Kl.: „Ich fühle mich weniger straff, weniger gespannt. Ich fühle mich
locker, und das finde ich angenehm. Ich spüre mich jetzt mehr. Ich konnte mich frei im Zimmer umsehen. Das bin ich nicht gewohnt; meistens
schaue ich auf einen Punkt und sehe dann eigentlich nichts."

Th.: „Vielleicht kannst du das für dich selbst etwas mehr üben."

Kl.: „Das möchte ich jetzt schon."

Er geht durch den Raum und schaut sich um.

Kl.: „Merkwürdig, ich sehe jetzt schon viel mehr Sachen im Raum, die ich
zuerst nicht gesehen habe. Das will ich gerne üben."

Th.: „Ich kann mir ein solches Gefühl sehr gut vorstellen. Manchmal habe
ich den Eindruck, dass ich auch zu wenig wahrnehme. Ich habe den
Eindruck, dass wir gemeinsam etwas erlebt haben."

Kl.: „Das finde ich auch."

Rückblick

Das Geschehen ist ein Prozess, der eine bestimmte Einstellung erfordert. Die
deskriptive Phase ist wichtig, weil in ihr das, was relevant ist, herausgestellt
werden muss - je deutlicher und konkreter, umso besser. In der Darstellungsphase treten oft Hemmungen auf. Hat der Klient den Eindruck, eine Leistung
erbringen zu müssen, fühlt er sich (mehr oder weniger) unter Druck gesetzt.
Manchmal ist dann eine Vorübung nötig, z B.:

„Stell dir vor, ich (der Therapeut) sei aus Wachs oder aus Ton - und stell dir
vor, du seist ein Bildhauer. Nun verändere etwas an dem Wachs."

Der Therapeut lässt sich modellieren und der Klient bekommt jetzt ein Gefühl
dafür, auf diese Weise etwas darstellen zu können.

Die Einstellung des Therapeuten ist dabei so, dass er ganz unbefangen dem
Prozess folgt, ohne den Eindruck zu vermitteln, er wisse schon was dabei
herauskommen wird.

Das gilt auch für die Phase der Vertiefung. Der Therapeut geht nicht normativ
an die Arbeit; die Darstellung ist nicht ‚gut' oder ‚schlecht', ‚verrückt' oder
‚gewöhnlich'. Der Klient bekommt keine Note dafür, sondern der Therapeut

fragt: „Stimmt das so? Bist du damit zufrieden? Siehst du etwas darin?"
Auf diese Weise bekommt der Klient das Gefühl, selbst das Steuer in der
Hand zu haben. Diese Arbeitsweise erfordert eine demokratische Einstellung
des Therapeuten. Die therapeutische Beziehung ist intersubjektiv und keine
Subjekt-Objekt-Beziehung. Klient und Therapeut erleben u. U. im Prozess
etwas Unterschiedliches. Dann hat jeder seine subjektive Wahrheit. Keine ist
‚richtig‘, jedoch ist die Wahrnehmung des Klienten wichtiger. An ihr orientiert
sich der Therapeut.
Es kann geschehen, dass eine Darstellung nicht zustande kommt, oder dass
nichts dabei heraus kommt. Dann muss der Therapeut sich gestatten, auch
einmal scheitern zu dürfen.
Kernpunkt dieser Methode ist die Übersetzung der Metapher. Was hat diese
Metapher im täglichen Leben zu bedeuten?
   Abgesehen davon, dass es manchmal schwierig ist, die richtige Metapher zu
finden, gibt es noch viele Faktoren, die den Prozess nachteilig beeinflussen
können.
Der wichtigste Faktor ist das In-sich-verschlossen-Halten dessen, was wirklich
los ist. Wenn der Klient sein eigentliches Anliegen nicht veröffentlicht, dann
kann der Therapeut ‚daneben‘ liegen und wird den Misserfolg akzeptieren
müssen.
Beispiel: Da kommt ein etwa 40jähriger Mann in die Praxis mit dem Problem, noch nie eine sexuelle Beziehung gehabt zu haben. Es dauert ein paar
Sitzungen, in denen sich der Therapeut unwohl, unsicher und hilflos fühlt,
bis dann das eigentliche Problem zum Vorschein kommt: der Klient ist ho-
mosexuell und hat Angst, dazu zu stehen und sich zu outen. Von da an ist
der Therapeut in seiner Kraft.

Body Architecture in der Paartherapie
(nach John P. Krop „The Use of Body Architecture in Couple Therapy" 1981).

> *„Die Abkehr von der Paarbeziehung im Namen der*
> *Selbstverwirklichung hat meist mehr mit unbewusster*
> *und berechtigter Empörung gegen den Partner*
> *an Stelle der Eltern zu tun... als mit Selbstverwirklichung."*
> Wolf Büntig, Zentrum für Individual- und Sozialtherapie 1989

   Body Architecture kann außer in der oben beschriebenen Einzeltherapie
auch in jeder Form von Gruppenarbeit eingesetzt werden, d.h. in der Paartherapie (die kleinste der möglichen Gruppen), der Gruppensupervision,
Selbsterfahrungsgruppen und der Familientherapie.

1. Ein Beispiel

Wir beginnen mit einem Beispiel, wie die körperliche Darstellung (Body Architecture) in der Paartherapie eingesetzt werden kann. Anhand dieses Beispiels soll der Arbeitsprozess bei einem Paar deutlich werden in der Hoffnung, dass die Berater und Therapeuten unter den Lesern diese Methode in ihre eigene therapeutische Praxis aufnehmen können.

Ein Paar kommt in die Praxis. Beide erzählen, wie sie sich auseinander gelebt haben, und dass sie ihre Kommunikationslücke, die sich entwickelt hat, überbrücken wollen; und dass sie Angst haben, es könne zu spät oder zu schwierig sein. Nun könnte der Therapeut mit ihnen darüber reden, was passiert ist und was zu ihrem Auseinanderleben geführt hat usw. Stattdessen kommt ihm ein Bild, das bei Umsetzung in eine Aktion den Prozess prägnanter machen und ihn abkürzen könnte: Er sieht die Partner sich im Raum gegenüberstehen, sich dabei anschauen ohne zu wissen, was sie tun sollen. Er teilt ihnen mit, dass er ein Bild von ihnen in ihrem gegenwärtigen Kampf habe und fragt sie, ob sie sich sein Bild anschauen wollen. Sie stimmen zu.

Er bittet sie, aufzustehen und sich in entgegengesetzten Ecken des Raums hinzustellen und sich anzusehen. Er erinnert sie: „Ihr fühlt euch weit auseinander und erwägt, wieder näher zusammen zu kommen. Geht los." Er macht widerstrebend einige Schritte; sie bleibt wo sie ist; er hält an, schaut sie an; sie vermeidet es, ihn anzusehen und verschränkt ihre Arme. Der Prozess stockt. Der Therapeut kann jetzt fragen, was bisher geschehen ist oder bei der Stockung bleiben, zum Beispiel indem er einen von ihnen oder beide doppelt. Das Doppeln durch den Therapeuten kann für die Partner sehr effektiv sein. Er sollte nur achtgeben, dass er es für Beide macht, um den Eindruck zu vermeiden, parteiisch zu sein. Oder er kann sie bitten, den Satz „Bevor ich mich dir öffne …" zu vervollständigen. Ein Prozess hat begonnen, der in kurzer Zeit mehr enthüllt als ein langes Gespräch.

2. Der Prozess

Initialphase:

Zu Anfang stellt das Paar vielleicht einen Konflikt dar, den beide haben. Der Mann sagt, dass er bestimmte Ideen davon habe, wie es mit ihnen weitergehen sollte, aber seine Frau widersetze sich diesen Ideen. Er könne sie nicht überzeugen, sodass ständig Spannung zwischen ihnen sei. Die Frau stimmt zu, dass es Spannung zwischen ihnen gäbe, aber das sei weil er immer ausgehen wolle und sich nicht genug in die Beziehung einbringe, indem er Dinge zu Hause erledige. Für den Therapeuten ist es noch nicht prägnant genug, welche Beziehungsdynamik vorliegt. Er fragt, ob sie bereit wären, ein Experiment zu machen, welches aufklären würde, was offensichtlich zwischen ihnen vorginge. Sie sind einverstanden. Er bittet beide, aufzustehen. Dann fragt er sie, wer zuerst der „Künstler" sein wolle und eine Skulptur ihrer Beziehung formen wolle. Das bedeutet, dass, wenn z.b. die Frau beginnt, würde sie ihren Mann in eine Pose stellen, die zeigt, wie sie ihn sieht und dann würde sie sich so dazu stellen, wie sie sich im Verhältnis zu ihm sieht. Die Frau meldet sich freiwillig. Sie stellt ihren Mann mit dem Gesicht zum Fenster und bittet ihn, mit dem Finger aus dem Fenster hinaus zu zeigen. Sie stellt sich hinter ihn, hält mit beiden Händen seine andere Hand und zieht ihn in die andere Richtung, weg vom Fenster in den Raum hinein. Der Therapeut fragt sie, ob sie so die Beziehung sieht, was sie bejaht. Der Therapeut fragt den Mann, ob er sich mit diesem Bild identifizieren kann, und er sagt auch „ja", außer dass er bisher nicht wusste, dass sie so angestrengt mit ihm kämpfe, wie sie es jetzt auszudrücken scheine.

Die Skulptur ‚melken':

Der Therapeut stellt jetzt Fragen, die klären sollen, was da genau abläuft. Er stellt der Frau die Anfangsfrage, da sie die Bildhauerin ist: „Wohin zeigt er?" Sie sagt, dass er auf all die interessanten Dinge zeige, die es zu lernen gilt. Er zeige auf die Selbsterfahrungsgruppen, zu denen er geht; er sage ihr, dass sie auch zu einer Gruppe gehen und an sich arbeiten solle. Der Therapeut fragt sie, in welche Richtung sie ihn ziehe. Sie sagt „Ich möchte, dass er uns als Familie mehr Beachtung schenkt." Therapeut zum Mann: „Ich nehme wahr, dass ein Fuß von dir zum Fenster und der andere zurück auf deine Frau weist. Was sagt der Fuß, der zum Fenster weist und was sagt der Fuß, der zu deiner Frau zeigt?" Der Mann erklärt „Der Fuß Richtung Fenster sagt „Ich möchte zu Selbsterfahrungsgruppen gehen und mich weiterentwickeln." Der Fuß zu meiner Frau sagt „Ich möchte bei dir bleiben und mit dir zusammen sein." Der Therapeut fragt die Frau „Was sagen deine Füße?" Die Frau sagt „Sie sagen: Ich widersetze mich, ich stemme meine Füße in den Boden." Th. fragt: „Und was sagen deine Hände?" Die Frau antwortet „Ich möchte nicht, dass du gehst, ich habe Angst, dich zu verlieren."

Jetzt teilt der Therapeut ihnen seine eigene Beobachtungen mit: „Ich habe wahrgenommen, dass du abwechselnd aus dem Fenster und zu deiner Frau geschaut hast, und dass du (zur Frau) total deinem Mann zugewandt und ganz auf ihn fokussiert warst." Er fragt beide, ob sie sich dessen bewusst wären, und ob das zu ihnen passen würde. Der Mann sagt „Ja, das passt, und ich mag das nicht, weil ich möchte, dass sie etwas Eigenes zu tun hat, wenn ich weg bin, und manchmal möchte ich, dass sie mitkommt. Aber stattdessen verwendet sie viel Energie darauf, mich vom Gehen abzuhalten." Der Therapeut fragt die Frau, wie es ihr mit ihrer Skulptur gehe. Sie sagt, sie habe sich erschreckt; sie habe Angst, ihn zu verlieren. Das Ergebnis sei, dass sie klammere. Weiter sagt sie „Ich weiß, dass das nichts nützt, aber ich weiß nicht, was ich sonst tun soll."

Der Therapeut hat jetzt eine Anzahl von Möglichkeiten: Er könnte beide bitten, eine Skulptur zu bilden, die für eine Weise steht, die sie lieber hätten; er könnte auch noch einige andere Möglichkeiten erforschen, die anscheinend da sind. Er kann sie z.B. bitten, los zu lassen und zu schauen, was passiert. Oder er kann ihn bitten, auf das Fenster zu zugehen und zu schauen, was passiert; oder ihn bitten, seinem rechten Fuß zu folgen und sich seiner Frau zuzuwenden, um zu schauen, was dann passiert. Er kann auch vorschlagen, dass der Mann jetzt an der Reihe sei, eine Skulptur ihrer Beziehung zu bilden. Er entscheidet sich, sie zu bitten, ihren Mann loszulassen und sich zu setzen, um zu sehen, was geschieht. Sie lässt ihn mit etwas besorgtem Blick los. Er geht zum Fenster und schaut eine Weile hinaus. Sie ist gespannt auf ihn fokussiert und macht nichts, außer dass sie beobachtet. Dann dreht er sich um, kehrt zu ihr zurück und setzt sich zu ihr. Er sagt, er wolle mit ihr über die Erfahrung, die er ‚draußen' gemacht hatte, sprechen.

Der Therapeut hat jetzt die Möglichkeit, ihn zu bitten, das tatsächlich zu tun. Er kann auch beide fragen, was in den letzten Minuten, als er wegging und zurückkam, in ihnen vorging. Er entscheidet sich für das letztere. Sie sagt, sie hätte sich Sorgen gemacht und Angst gehabt, dass er sich ihr entfremden würde; sie hätte darauf gewartet, dass er bald zurück käme, und sie wäre daran interessiert zu hören, dass er sich um sie sorge und dass er froh sei, zurück zu sein. Das wollte sie mehr hören als das, was geschehen war, als er gegangen war. Der Mann sagt jetzt, dass er enttäuscht sei, dass sie so empfinde; das führe dazu, dass er sich schuldig fühle, wenn er aus dem Haus gehe, und er wolle sich nicht schuldig fühlen, nur wenn er mal aus dem Haus gehe.

Der Therapeut fragt nun beide, ob sie bereit seien, das bevorzugte Bild der Frau auszuprobieren und bittet ihn, sich ihr zu zuwenden und bei ihr zu sein. Das macht er, und sie setzen sich zusammen auf den Boden und schauen sich an. Es scheint, dass sie warme Gefühle füreinander haben. Der Therapeut lässt das eine Zeit lang wirken und fragt dann beide, wie sie sich jetzt fühlen. Sie sagt, dass sie sehr zufrieden ist. Es geht ihr sehr gut damit, Zeit mit ihm zu verbringen. Ihm geht es auch gut, aber er kann sich nicht vorstellen, das unbegrenzt zu tun. Er wird ungeduldig, möchte was machen, an Leben und Treiben teilnehmen. Der Therapeut fragt ihn, ob er sich noch Zeit nehmen könne, um sich von ihr zu verabschieden und dann etwas zu unternehmen. Das macht er, und es scheint, dass es viel weniger Spannung gibt, wenn er etwas macht, wenn sie vorher in Kontakt gewesen sind.

Auswertung:

Jetzt bittet der Therapeut, sich zusammenzusetzen und zu besprechen, was sie von den verschiedenen Skulpturen gelernt haben. Sie stimmen überein, dass die letzte Skulptur sich am besten angefühlt hat. Der Frau war es wichtig, dass er ihr zuerst Beachtung geschenkt hat, bevor er ging. Das bedeute für sie, dass sie für ihn an erster Stelle steht. Nachdem sie bekommen hat, was sie braucht, hat sie kein Problem damit, ihn gehen zu lassen um was anderes zu tun. Sie fühlt sich oft so ausgeschlossen, was dazu führt, dass sie klammert, was die Sache noch schlimmer macht. Wenn er ihr mehr geben könne, ohne dass sie ihn darum bitten müsste, würde sie sich viel wohler fühlen. Er stimmt ihr zu, aber glaubt nicht, dass sie ihn so einfach gehen lässt. Sie hätte das hier in der Sitzung gemacht aber zu Hause sähe das sicher ganz anders aus.

Umsetzung:

Das führt zur letzten Phase, in der das Paar diese gemachte Erfahrung in eine ‚reale' Erfahrung zu Hause, während der Woche zwischen dieser und der nächsten Sitzung überträgt. Der Therapeut fragt beide, wie sie das, was sie heute gelernt haben, in der kommenden Woche in den Alltag umsetzen könnten: Kann er eine angemessene Zeit mit seiner Frau verbringen, und können sie eine angenehme Zeit miteinander verbringen? Kann danach jeder etwas für sich selbst ohne den Anderen tun? Und könnten sie dann wieder in einem neuen ‚Hier und Jetzt' zusammen kommen? Ich sage, dass ich in der nächsten Sitzung gerne etwas über dieses Experiment von ihnen hören würde.

3. Schritte im Prozess:

Das obige Beispiel zeigt, was durch den Einsatz von Body Architecture in einer Sitzung mit einem Paar geschehen könnte.

Die Schritte im Prozess:
1. Der Therapeut bemerkt etwas. Etwas fällt ihm auf. Das kann etwas Positives oder Negatives sein.
2. Er teilt dem Paar seinen Gedanken in nicht wertenden Worten mit. „Ich habe bemerkt, dass du dich von deiner Frau weggedreht hast." oder „Ich habe bemerkt, dass ihr euch einander angeschaut habt und es schien, dass eine Menge Wärme zwischen euch hin und her geflossen ist."
3. Er fragt sie, ob sie seiner Beobachtung zustimmen. Wenn das nicht so ist, fragt er beide, wie es für sie war.

4. Er fragt auch, ob das für sie ein typisches Muster sei, oder es eher zufällig war.
5. Wenn es typisch ist, fragt er sie, ob sie mit diesem Muster zufrieden seien (dient es euch?).
6. Wenn es ihnen dient, schlägt er vor, dass sie auf diese Weise weitermachen könnten. Wenn einer oder beide glauben, dass es ihnen nicht dient, fragt er, ob sie es ändern wollen.
7. Wenn es so ist; wie wollen sie es ändern?

Häufig haben die Menschen keine Idee, wie sie ihr Muster verändern könnten. Und meistens schlägt der Aktionstherapeut ihnen an diesem Punkt ein Experiment vor, bei dem er Body Architecture oder eine andere Aktionsmethode einsetzt. Das Experiment macht dann auf einer eindringlicheren emotionalen Ebene klarer und offensichtlicher, wie sie ihre Unzufriedenheit gestalten. Diese intensivierte Wahrnehmung kann ihnen dann auch annehmbare Alternativen liefern.

Um Erlaubnis bitten

Wenn ein Aktionstherapeut mit einem Paar eine darstellende Architektur der Beziehung aufbaut, bezeichne er das gewöhnlich als Experiment und bittet beide um die Erlaubnis für ein Experiment. Wenn sie das ablehnen oder Fragen haben, was sie da machen sollen oder warum sie das machen sollen, respektiert er das. Er gibt so viele Informationen wie er kann, ohne das Überraschungselement der Body Architecture zu gefährden. Wenn er ihnen nichts weiter dazu sagen kann, weil es sonst den experimentellen Charakter der Aktion gefährden könnte, fragt er sie, ob sie bereit seien, sich mit blindem Vertrauen auf das Experiment einzulassen. Wenn sie zu zögern scheinen, fragt er, ob sie es lieber nicht tun würden. Die Bitte um Erlaubnis setzt voraus, dass sich der Therapeut mit so einem Experiment selbst wohl fühlt. Es ist ebenso wichtig, dass er sich auch dann wohl fühlt, wenn einer oder beide Partner das Experiment nicht machen wollen. Wenn er fest entschlossen ist, es unbedingt zu machen und durchzuziehen, kann er mit viel mehr Widerstand rechnen. Die Zeit, über das Pro und Kontra zu reden, ist also gut angelegt. Wenn sie letzten Endes ‚Nein‘ sagen und fragen, ob das was ausmache oder gespannt sind, was jetzt passiert, sollte der Therapeut etwa sagen können: „Nicht viel. Es dauert auf andere Weise vielleicht nur ein bisschen länger.“ Denn das ist die Wahrheit. Wenn er beschließt, das Paar zu bitten, selbst die Skulptur zu gestalten, fragt er, wer zuerst der Künstler sein möchte. Manchmal hat er selbst eine Vorliebe und fragt „Möchtest du das, worüber du sprichst, in eine Skulptur übertragen?“

Praktische Hinweise:

Sobald ein/e ‚BildhauerIn' seine/ihren PartnerIn formt, sagt der Therapeut möglichst wenig. Wenn der ‚Bildhauer' fertig zu sein scheint, kann es sein, dass er fragt, ob sie bzw. er einen besonderen Gesichtsausdruck oder etwas mit seinen Händen machen soll. Diese Ermutigung ist dann hilfreich, wenn er das Gefühl hat, dass solche Teile fehlen. Er bittet dann den Künstler, selbst eine entsprechende Haltung zu dem von ihm Geformten einzunehmen. Manchmal fügen sie schon selbst unwissentlich eine entsprechende Position hinzu. Zum Beispiel kann es sein, dass sie ihren Partner anschauen und sich am Kopf kratzen - was für sie eine zutreffende Haltung sein kann. Nachdem der Therapeut den Künstler gefragt hat, ob er denkt, dass er fertig ist, fragt er den so geformten Partner, ob er/sie sich mit dieser Haltung identifizieren kann. Wenn nicht, bittet er sie/ihn, so erst mal weiter zu machen und später eine eigene Skulptur zu formen. Wenn der Therapeut zu dem was er sieht Fragen stellt, sollte er versuchen, so exakt wie möglich die Körperhaltungen und was gewisse Körperteile auszudrücken scheinen, zu benennen. Wie die Füße gewandt sind. Wie die Hände sich berühren. Wie viel oder wie wenig Augenkontakt sie haben. Wie sehr sie einander zugewandt oder abgewandt sind. Er beachtet auch jede Veränderung, die sie machen. Unbewusst könnten einer oder beide sich etwas zurückziehen, die Hände fallen lassen oder den Blickkontakt unterbrechen. Er beschreibt diesen Prozess, weil er möglicherweise genau das wiedergibt, was die Partner in ihrem eigenen, besonderen Muster Schritt für Schritt ständig leben.

Durch den Tonfall oder die Art in der der Therapeut die Frage stellt, vermeidet er, eine eingenommene Haltung zu kritisieren. Das Paar muss selbst beurteilen, ob etwas für sie wirksam ist.

Wenn sich die beiden in einer geformten Haltung befinden, sind sie sehr exponiert und verwundbar, und es wäre sehr unklug, sie jetzt ‚anzuschießen' oder ‚vorzuführen'. Es ist auch hilfreich, nicht ausschließlich das Problematische in der Interaktion zu fokussieren. Deshalb sollte der Therapeut die gleiche Aufmerksamkeit sowohl darauf richten, wie sie Zärtlichkeiten austauschen, wie sie sich gegenseitig beachten, wie sie berührt sind von den Gefühlen des anderen, oder wie sie ihr Zusammensein genießen als auch auf das, was da an Spannung, Ärger Zurückhaltung und Abwendung sichtbar ist.

Da es sich hier um ein Experiment handelt, muss der Therapeut mit der Konstruktion nichts beweisen oder erreichen; alle Beteiligten entdecken nur etwas. Alle können etwas entdecken, was etwas bewirkt oder nicht. Wirklichkeit ist, was wirkt. Alle können auch entdecken, dass das, was sie soeben auf diese Art und Weise im Experiment machen, sie zum Schluss sehr böse aufeinander sein lässt. Wenn das passiert, haben sie offensichtlich gelernt, dass genau dieses Muster zu bösem Blut führt. Das kann von unschätzbarem

Wert für das Paar sein, um dadurch eine kreativere Umgangsmöglichkeit miteinander finden zu können.

Eine Körperskulptur enthält meistens eine Anzahl Alternativen zur Klärung von Situationen. Wenn eine Alternative sichtbar wird, kann der Therapeut fragen, wie es ihnen damit geht. Wenn es ihnen damit besser geht, kann er fragen, was dazu geführt hat. Er sagt z.B. zu dem Mann: „Ich habe gesehen, dass du deinen Zeigefinger hast sinken lassen, dann hat deine Frau ihren schützenden Arm gesenkt. Du hast ihr die Hand gereicht und sie hat darauf reagiert." Wenn sie dem beipflichten, fragt er, ob es so sei, dass, wenn er aufhören würde, ‚mit dem Finger auf sie zu zeigen', sie weniger in Verteidigungsstellung gehe und ihm erlauben würde, näher zu kommen. Bei einer Zustimmung kann er sie bitten, sich dieser Möglichkeiten in der nächsten Woche bewusst zu sein. Da diese Sequenz den Mann für den ersten Schritt verantwortlich macht, und der Therapeut aber nach dem Prinzip arbeitet, dass beide Partner für die Lösung, den Schlüssel in der Tasche' haben, kann er beide bitten, die Originalskulptur wieder einzunehmen, um dann die Frau zu fragen, was jetzt ihr erster Impuls sei. Sie zögert, lächelt und ergreift seinen Zeigefinger usw.

Sobald der/die eine PartnerIn seine/ihre Sequenz beendet hat, kann der Therapeut den/die Andere/n bitten seine/ihre eigene Skulptur zu formen. Das ist besonders wichtig, wenn der/die PartnerIn der Skulptur des/der Anderen als angemessene Darstellung ihrer Situation nicht zugestimmt hat.

Wenn das Paar oder der Therapeut genug getan haben, setzen sich alle drei zusammen und besprechen das Experiment. Zum Schluss fragt der Therapeut das Paar, wie sie das Gelernte in der nächsten Woche im Alltag umsetzen wollen. Es hat sich gezeigt, dass, wenn ein Paar gebeten wird, exakt nur eine Sache innerhalb der nächsten Woche auszuprobieren, sie eher zustimmen, als wenn sie gebeten würden, etwas von jetzt an zu verändern. Eine experimentelle Periode von z.B. einer Woche gibt beiden die Gelegenheit, ein paar Sachen zu riskieren, und in der Woche danach können sie wieder kommen und das Geschehene besprechen.

4. Die Haltung des Therapeuten

Zum Schluss sei betont, wie wichtig die Anerkennung des Klienten durch den Therapeuten ist. Jedes Mal, wenn einer der beiden etwas über sich oder seinen/ihren Prozess mitteilt, sollte der Therapeut reagieren mit ‚o.k.' oder ‚Ich habe verstanden' oder ‚gut', sodass sie sicherer werden, alles für sie Wichtige auszusprechen. Wenn der Therapeut sofort das, was sie mitteilen, hinterfragt, werden sie vorsichtiger und zensieren sich selbst, bevor sie etwas mittteilen. Deshalb ist die Haltung angebracht: ‚Egal was passiert - alles ist in

Ordnung'. Der Therapeut befürwortet keine besondere Art und Weise, wie etwas abzulaufen hat. Die Auswertung dessen, was passiert und wie es sich auf das Paar auswirkt, ist deren und nicht seine Sache. Er sieht seine Rolle in erster Linie darin, etwas, was ist, heraus zu arbeiten und die beiden dann beschließen zu lassen, ob sie es dabei belassen oder verändern wollen. Er äußert vielleicht Ideen, welche Veränderungen sie machen könnten, aber drängelt nicht. Er äußert seine Beobachtungen versuchsweise ohne darauf zu bestehen, dass er Recht habe. Wenn sie mit seinen Beobachtungen nicht einverstanden sind, fragt er, wie sie es sehen und übernimmt, was sie sagen. Wenn der Therapeut darauf bestehen würde, Recht zu haben - selbst wenn es so wäre - er hätte verloren.

Body Architecture durch den Therapeuten gestaltet

In der Praxis der Paartherapie stößt man wiederholt auf besondere Muster, welche die Paare im Laufe ihrer Beziehung entwickelt haben. Die beiden haben mehr oder weniger bewusste Gewohnheiten entwickelt, wie: wer die Initiative übernimmt, wer sich durchsetzt und zu welchem Preis, wie sie Kontakt herstellen und ihn unterbrechen, wie viel Privatsphäre sie einander erlauben können, und in welcher Weise sie geben und nehmen. John Krop hat eine Serie von mehr oder weniger standardisierten Skulpturen entwickelt, die dazu dienen, ein Schlaglicht darauf zu werfen, wie die Paare genau diese Situationen miteinander austragen.

Wenn der Therapeut mit einem Paar ein Themengebiet herausgearbeitet hat, auf dem sie übereinstimmend Fortschritte machen wollen, kann er ihnen ein Experiment vorschlagen, das klären könnte, was im Vordergrund steht. Das nennen wir ‚Prägnanz herstellen'. Nachdem das Paar dem Experiment zugestimmt hat, bringt er beide in eine Position, die den Konflikt darstellt. Von da an beobachtet er, wie sie die Situation gestalten. Der Rest des Prozesses ist ähnlich, als wenn das Paar selbst die Skulptur kreiert hätte.

Einige Beispiele spezieller Paarprobleme und möglicher Skulpturen:

1. „Immer muss ich die Initiative übernehmen".

Bei der Arbeit mit einem Paar, das Schwierigkeiten damit hat, wer die Initiative übernimmt („Immer muss ich die Dinge anstoßen"), kann das folgende Experiment nützlich sein:

Die Partner werden gebeten, sich einander gegenüber zu stellen und sich anzuschauen. Der Therapeut legt eine Seite einer Zeitung längsseitig zwischen sie und bittet dann beide, sich zusammen auf das Papier zu stellen und beobachtet, wie sie es tun. Wenn sie in eine scheinbar stabile Position gekommen sind, fragt er, ob sie damit zufrieden sind. Wenn sie Ja sagen, bittet er sie, zurück zu treten, um es noch einmal zu machen, genauso wie vorher. Er bittet sie, laut auszusprechen, was dabei in ihren vorgeht. Er kann den Partner, der zuerst auf das Papier gegangen ist, fragen: „Wie kam dein Entschluss, zuerst das Papier zu betreten, zustande?" Und er kann den anderen fragen: „Was ist in dir vorgegangen, dass du gewartet hast, bis dein Partner zuerst auf dem Papier war?" Das Paar macht jetzt deutlicher, was anfänglich ungenau und unausgesprochen da war.

Das Experiment gibt dem Therapeuten die Möglichkeit, einige Aspekte der Verhaltensweisen von beiden zu beobachten:

a. Wer fängt an: Es ist sehr leicht zu entdecken, wer zuerst das Papier betritt, und er kann fragen, ob das ihre übliche Weise sei, die Initiative zu übernehmen; ob das typisch für das Paar gewesen sei. Wenn sie das bejahen, kann er fragen, ob sie damit zufrieden seien. Wenn nicht, kann er sie bitten, es anders zu machen. Z.B. kann er die andere Person bitten, den ersten Schritt zu machen, um zu sehen, was dann passiert.

b. Wie verhandeln sie: Im Prozess des Aushandelns sieht man, wie sie geben und nehmen. Zum Beispiel: Ein Partner kann das Papier betreten, dort starr verharren und darauf warten, dass der/die Andere sich bewegt, und den zur Verfügung stehenden Platz einnimmt. Man kann beobachten, dass eine/r nur einen Zeh aufsetzt und die Bereitschaft, etwas zu beginnen andeutet und dann darauf wartet, der/die andere den nächsten Zug macht. Bei einem anderen Paar kann ein Partner auf das Papier springen, als wolle er/sie sagen „O.k. ich bin drauf. Wage es nicht, mich da runter zu bringen!"

c. Wie ‚stehen‘ sie in ihrer Beziehung: Interessant ist auch, wie sie ‚landen‘. Z.B. kann der Mann breitbeinig, und so ziemlich stabil, stehen und die Frau ihre Füße zwischen seinen einpassen. Da die Frau dann unstabil steht, muss er sie dann halten, damit sie nicht hintenüber fällt. Akzeptieren sie das als für sie typische Haltung? Protestiert die Frau dagegen, zwischen die Füße ihres Mannes gequetscht zu sein, oder würde sie lieber einen Platz neben dem Mann haben oder die Füße anders herum? Wenn sie das will, bekommt sie dann ihren Platz? Das kann zu einer Diskussion über die Grundlage ihrer Beziehung führen. Ist er der Stabile und sie die Unstabile? Glaubt er, sie immer hochhalten zu müssen, oder möchten beide eine ebenbürtige Beziehung haben, die dargestellt werden könnte, indem sie beiden den Platz teilen. Möchte eine/r ein gleichwertiges Verhältnis und der/die andere nicht? Manche beenden das Experiment Rücken an Rücken oder ein Partner schaut den anderen an, während dieser wegsieht. Oft wissen die Partner nicht, was sie tun sollen, wenn sie sich so nahe sind und verhalten sich unbeholfen. Das ist manchmal so, weil sie sich von mir beobachtet fühlen und manchmal, weil sie wirklich nicht damit umgehen können, sich so nahe zu sein. Oder eine/r der Partner macht nach einiger Zeit einen Schritt zurück. Dann kann nachgefragt werden, ob es in Ordnung sei, den Kontakt abzubrechen, ob eine/r von ihnen genug habe und etwas Eigenes machen wolle. Man kann fragen, wie sie sonst mit diesem Phänomen umgehen.

d. Wie sie mit gemeinsamen Aufgaben umgehen: Schließlich ist es interessant, wie gewissenhaft eine Aufgabe ausgeführt wird. Einige achten genau darauf, dass ihre Füße genau auf dem Papier stehen und sie ihre Sache gut gemacht haben. Häufig werfen sie Blicke auf den Therapeuten, um sich zu vergewissern, auch alles richtig gemacht zu haben. Andere Paare stellen sich auf das Papier, ohne darauf zu achten, ob sie drauf, daneben oder halbdrauf stehen. Hauptsache, sie machen es zusammen. Miteinander eine wichtige Erfahrung zu machen und Spaß zu haben, ist ihnen offensichtlich wichtiger, als die korrekte Durchführung. Andere fragen, was bei diesem Experiment von ihnen erwartet würde. Gewöhnlich sollte der Therapeut darauf nicht darauf eingehen, sondern abwarten, was sie machen. Später kann er sie fragen, ob sie immer konkrete Anweisungen brauchen, wenn sie sich in einer für sie neuen, unsicheren Situation befinden. Die meisten akzeptieren die Begrenzung durch die Zeitung. Einige wollen sie auf die doppelte Größe entfalten oder wollen mit dem Therapeuten erörtern, dass sie zu klein sei, um beide darauf stehen zu können. Einige glauben, mehr Raum für ihre Beziehung haben zu müssen oder beginnen erst, wenn ihre Bedingungen erfüllt sind, während andere mit dem loslegen, was vorhanden ist. Das kann eine Metapher für ihre ganze Beziehung sein.

Das vorige Experiment kann auch in einem zweiten Schritt verschärft werden, indem der Therapeut die ausgelegte Zeitung auf die Hälfte faltet, die Situation für das Paar also ‚enger‘ wird. Und wie reagiert das Paar, wenn die Zeitung noch einmal gefaltet wird?

2. „Du willst immer deinen Willen durchsetzen"

Dieses Experiment beschreiben wir detaillierter, um ein klareres Bild davon zu geben, was bei dieser Art von Body Architecture geschehen kann.

Gearbeitet wird mit einem Paar, dessen Problem darin besteht, wer sich durchsetzt. Der Mann sagt, dass er im Allgemeinen die Führung übernimmt, beklagt sich aber darüber, dass seine Frau nicht mit ihm zusammen arbeitet. Die Frau meint, dass das, was sie macht, von ihrem Mann nicht geschätzt wird. Nach ein paar klärenden Fragen bittet der Therapeut um ein Beispiel und fragt dann, ob sie bereit sind, ein Experiment zu machen, um weiter zu erkunden, was in ihrer Beziehung rund um dieses Thema abläuft. Sie sind damit einverstanden. Er bittet sie, aufzustehen und einander anzuschauen, und sagt: „Jeder von euch wird Gelegenheit bekommen, zu führen und zu folgen." Wer will mit dem Führen beginnen, und wer will zuerst folgen?" (Diese Fragestellung macht schon gleich offensichtlich, wer führt und wer folgt, denn der Mann sagt: „Ich fange mit dem Führen an." Er überprüft nicht, ob das für sie o. k. ist. Sie stimmt passiv zu.) Der Therapeut bittet nun die führende Person, Bewegungen zu machen und die andere Person diese Bewegungen zu spiegeln. Er fängt an, sich zu bewegen, und seine Frau spiegelt seine Bewegungen. Nach einer Weile werden beide gebeten, zu stoppen. Hin und wieder stoppen Paare von selbst. Der Therapeut fragt ihn, wie er sich als Führender und sie sich als Folgende fühlt. Danach könnte er seine eigenen Eindrücke äußern. Aber in diesem Fall ist es so, dass der Mann zu seiner Frau sagt: „Du hast sabotiert". Sie antwortet: „Du bist verrückt, du hast es viel zu schnell gemacht. Da kann doch niemand mithalten." Die Reaktion des Therapeuten ist die Frage an den Mann: „Wusstest du, dass du für sie zu schnell warst?" Er sagt: „Ich bin überhaupt nicht zu schnell gewesen." Diese Intervention ermutigt beide, sich über ihre unterschiedlichen Wahrnehmungen auseinander zu setzen. Der Therapeut stellt fest: „O.k., deiner Meinung nach bist du nicht zu schnell gewesen und meinst, dass sie dir hätte folgen können. Offensichtlich stimmt ihr da nicht überein. Ist das richtig?" Er könnte jetzt mit ihnen darüber sprechen, dass sie offensichtlich ein Kommunikationssystem haben, indem nur eine/r Recht haben kann, und dann kann er dem nachgehen. Er beschließt aber, beide zu bitten, den Versuch zu wiederholen, aber dieses Mal langsamer, um dann zu sehen, was dann passiert. Der Mann macht alles noch einmal, jetzt aber bewusst langsam. Sie folgt ihm gut, schaut aber dabei nicht glücklich drein. Frage: „Wie war das?" Sie sagt: „Ich konnte gut mithalten, aber ich glaube, er ist beleidigt." Der Therapeut überprüft das bei ihm: „Ist das so, Jack?" Jack antwortet: „Ich bin stocksauer, weil ich immer kritisiert werde, egal, was ich tue." Therapeut: „Da hast du die Wahl, langsamer zu sein und keinen Spaß zu haben oder schnell zu sein und dich darüber zu ärgern, dass Erica nicht mit dir mithalten kann; und wenn Erica dir ein Feedback zu deinem Tempo gibt, erlebst du das als Kritik. Wie siehst du das?" Jack erklärt: „Ich mache es nie richtig." Es gibt hier schon einiges zu besprechen, aber der Therapeut beschließt, es dabei zu belassen und sagt: „O.k., bist du bereit, es noch ein drittes Mal machen, oder möchtest du jetzt Erica einmal führen lassen?" Jack beschließt, dass Erica jetzt dran ist. Jetzt führt Erica. Sie macht es mindestens so schnell wie er und hat offensichtlich das Bedürfnis, ihn erleben zu lassen, wie es ist, folgen zu müssen, selbst wenn man es wirklich nicht so schnell kann. Jack stoppt und schaut Erica vorwurfsvoll an, und Erica wird langsam. Sie macht die Bewegungen so, dass Jack nachkommt. Jack folgt ihren Bewegungen, und es scheint, dass sie nun miteinander eine recht gute Erfahrung machen. Der Therapeut fragt jetzt Erica, wie es für sie als Führende war. Sie sagt, dass sie es gerne gemacht habe. Sie hatte das Bedürfnis, Jack zu zeigen, dass man es nicht so schnell machen kann, ohne dass ziemlich schnell der Spaß daran verschwindet. Sie möchte mit Jack zusammen mehr Spaß haben. Sie wolle sicher sein, dass Jack ihr folgen könne. Jack bestätigte, dass es ihm auch so gegangen sei, und er sich wohl gefühlt hätte, als sie langsamer wurde. Auf die Frage, ob beide das typisch für sich fänden, dass alles besser liefe, wenn Erica die Führung hätte, sagt Jack: „Ja, wenn sie führt, gibt es keinen Verdruss, solange ich ihr folge." An diesem Punkt könnte jetzt eine weitere Runde mit Erica in Führung eingeleitet und Jack dabei gebeten werden, nicht ganz das zu tun, was Erica vorgibt und zu schauen, was dabei herauskommt. Man könnte auch zum dritten Teil des Experiments gehen. Da würden beide gebeten, ihre Finger miteinander zu verschränken und um die Macht zu kämpfen. Das ruft im Allgemeinen einen starken Wettkampf hervor. Normalerweise ist der Mann körperlich stärker und kann die Frau beherrschen wie er will; und manchmal macht sich die Frau zu Nutze, verletzt oder zu schwach zu sein, um ihn zu beherrschen. Nicht so stark wie der Mann zu sein, kann eine Menge Gefühle bei der Frau hervorrufen. Auch bei dem Mann können Gefühle auftauchen, denn weil er stärker ist, muss er rücksichtsvoll sein und einlenken.

Im vierten Teil des Experiments bittet man die Partner, sich anzuschauen, sich an den Händen zu berühren und sich so zu bewegen, dass sie beide führen und folgen. Diese Aufgabe ruft gewöhnlich mehr zarte und sanfte Gefühle hervor und erfordert von jedem größere Feinfühligkeit. In dieser Situation können sie sich synchron bewegen oder beschließen, abwechselnd zu führen. Je nach Konstellation lässt man eine Person beginnen, und sie handeln miteinander die Wechsel aus.

Die Erfahrung zeigt, dass man bessere Ergebnisse erzielt, wenn man jeden Teil des Experiments mehrmals wiederholen lässt und danach mit allen vier Sequenzen hintereinander abschließt. Manchmal ist es angebracht, nur mit der ersten Sequenz zu arbeiten und sie 3-5 Mal zu wiederholen, bis das Paar eine eigene befriedigende Weise für sich entwickelt hat.

Danach setzen sich wieder alle drei zusammen und erörtern, was sie im Experiment gelernt haben, und wie das Paar seine Entdeckungen während der nächsten Woche umsetzen könnte. Es bekommt die Hausaufgabe, dass jede/r einen Tag lang die Führung übernimmt. Jeder der beiden strukturiert einen Tag lang, was immer er/sie will. Der/die Andere soll sich dem anpassen. Dadurch kann jeder etwas über die Art und Weise des anderen und wie jeder „tickt" herausfinden. In einer späteren Sitzung kann man jeden bitten, einen

Tag auszusuchen, den er/sie leitet und so strukturiert, wie es der Partner gerne hätte. Mit anderen Worten schenken sie ihrem Partner einen nach vermutlich seinem/ihrem Geschmack gestalteten Tag.

3. „Ich mache dicht."

Wenn einer der Partner bedrückt ist oder sich ‚verschlossen' fühlt (z.B. sexuell desinteressiert), und beide wollen das erforschen, kann man folgende Übung vorschlagen.

a) Der betreffende Partner wird gebeten, sich in einer Haltung auf den Boden zu setzen, die das ‚Verschlossen-Sein' darstellt und tief in das Gefühl der ‚Niedergeschlagenheit' oder des ‚Verschlossen-Seins' hinein zu spüren.

b) Der andere Partner wird gebeten, in das Gefühl von ‚Ausgeschlossen-Sein' zu gehen.

c) Nach einer Weile werden beide gefragt, ob sie die Isolation auflösen wollen - und wenn ja, dann wie.

d) Nach einer kurzen Pause: "Schau jetzt, ob du etwas ausprobieren willst."

e) Nachdem sie in der letzten Phase angemessen viel Zeit für eine Erfahrung hatten, lässt man das Paar das Experiment stoppen und sich über die gemachten Erfahrungen austauschen.

f) Wenn nötig, kann das Experiment auf andere Weise wiederholt werden.

Oft ist ein Rollenwechsel methodisch sinnvoll. Der verschlossene Partner spielt jetzt die ausgeschlossene Person und zeigt, in welcher Weise er/sie eine Annäherung in einer solchen Situation möchte. Zum Abschluss können sie gebeten werden, ihre Erfahrung in die nächste Woche hinein zu nehmen.

4. „Ich bekomme keine Luft"

Wenn jemand glaubt, in der Beziehung „keine Luft zu bekommen", kann man den Partner, der angeblich dem Anderen „die Luft nimmt", bitten, seine Arme um diesen zu legen und feste zu zudrücken. Das kann von vorne oder von hinten geschehen. Dann beobachte man die Luftnot des Betroffenen, und wie er damit umgeht. Wirkt er schlaff, bewegungs- oder atemlos? Wehrt er sich aktiv dagegen, oder zeigt er nur Anzeichen von Unwillen, bleibt aber in dieser beengten Haltung. Wie kommt das bei dem „luftabschnürenden" Partner und bei ihm selbst an?

Bei allen diesen Experimenten ist es wichtig, dass der Therapeut kein besonderes Ziel im Kopf hat. Wenn er meint, dass eine Person, die „keine Luft bekommt", kämpfen muss, um sich zu befreien, drückt er dem Paar seine spezielle Lösung auf. Er sollte nur zuschauen, wie sie selbst damit umgehen. Wenn der derzeitige Weg sie nicht zufrieden stellt, kann er sie fragen, ob es für sie noch einen anderen gibt. Dieses Experiment kann auch auf andere Weise ausgeführt werden: Man kann den Betroffenen bitten, sich auf den Rücken zu legen und dann den „Luftabschnürer" auffordern, ihm das Haar zu streicheln und gleichzeitig mit der anderen Hand auf seinen Brustkorb zu drücken, um ihm das Atmen zu erschweren. Das entspricht der Konfusion, die auftritt, wenn jemand so „nett" betreut wird, dass ihm die Luft abgeschnürt wird. Das ist eine Skulptur, die man auch in der Arbeit mit Einzelklienten anwenden kann. Der Therapeut handelt dann als Antagonist, indem er sowohl behütet und umsorgt, als auch die Luft abschnürt. Dann wechselt er in die Rolle des Begleiters für den Klienten, um herauszufinden, was bei ihm abgelaufen ist, und wie er damit umgegangen ist.

Es müssen nicht immer Lösungen gefunden werden. Manchmal reicht es ihnen aus, dass etwas nicht stimmt und es jetzt noch keine Lösung gibt. Die Klienten sind selbstverantwortlich für ihre Muster und Möglichkeiten. Der Therapeut ist ihr Berater, der ihnen helfen kann, ihre Beziehungen aus einem anderen Blickwinkel zu betrachten. Allenfalls kann er ihnen einige Vorschläge machen aber sie nicht für sie umsetzen.

5. „Wir haben uns auseinander gelebt"

Wenn ein Paar mit dem Thema kommt, es hätte Schwierigkeiten, sich einig zu werden oder etwas zusammen zu machen, lässt man sie sich auf entgegengesetzte Seiten des Raums stellen. Dann bitte man beide, zu schauen, wie sie zusammenkommen können. Vielleicht schauen sie erst einmal den Therapeuten an, verwirrt und auf weitere Anleitungen wartend. Wenn er keine weitere Anleitung mehr gibt, werden sie damit beginnen, irgendwie aufeinander zuzugehen. Vielleicht wird eine/r bis zur Mitte kommen, oder zweidrittel des Weges zurücklegen und dann stehen bleiben. Und wenn sich keine/r bewegt, sollte der Therapeut nicht versuchen, sie in Bewegung zu bringen. Er sagt besser: „Ich sehe, dass sich keiner bewegt, was bedeutet das für dich und für dich?" Auch das Doppeln kann hier Sinn machen, z. B. mit einen unvollständigen Satz: „Bevor ich auf dich zugehe ...".

Manchmal kommt ein Paar nahe zusammen, ohne aber wirklich Verbindung aufzunehmen. Dieses Beispiel ist bereits am Anfang dieses Buches vorgestellt worden.

6. „Es ist für mich vorbei"

Ein Paar mit Trennungsabsichten kann man bitten, sich mit dem Rücken zueinander zu stellen. Dann gibt man ihnen die Anleitung, sich entsprechend ihres Trennungsvorhabens voneinander weg zu bewegen. Der Therapeut beobachtet, was sie machen. Gehen sie geradewegs auseinander oder schauen sie nach hinten oder weigern sie sich zu gehen? Zum Schluss fragt man beide, wie es für sie war, aus der Beziehung zu gehen. Danach könnte man das vorherige Experiment („Wir haben uns auseinander gelebt") machen und beide bitten, aufeinander zuzugehen und zu erleben, wie sich das anfühlt. So wird ihnen über das Experiment deutlich, was für sie stimmig ist.

7. „Ich bin total sauer auf dich"

Wenn jemand wütend auf den anderen ist, bitte man dieses durch Heben einer Faust zu verdeutlichen - oder in dem Fall, dass die Frau viel kleiner ist als der Mann, soll sie sich vor ihren Mann stellen, beide Fäuste heben und sagen: „Ich bin total wütend." Der Therapeut formt den Mann in eine Haltung, in der er seine Arme oder Hände schützend vor sich haltend nur die Frau anschaut oder sich von ihr weg dreht. Das hängt davon ab, wie er sich zum Ärger seiner Frau zu verhalten scheint. Dann beobachtet man, wie sie damit umgehen. Alternativ dazu könnte man ihn bitten, zu ihr zu gehen, ihre Hände zu nehmen, sie zu halten und zu sagen: „Ich sehe deinen Ärger", oder was immer für ihn sinnvoll ist. Es ist oft der Fall, dass der Ärger des Partners sich verändert oder abnimmt, je mehr er ihm zugestanden wird.

8. „Ich möchte, dass du ..."

Wenn zu ahnen ist, dass ein Partner etwas möchte, aber Schwierigkeiten hat, es auszudrücken, kann man beide bitten, sich mit ausgestreckten Armen gegenüber zu stellen. Der Therapeut beobachtet den bittenden Partner, und wie der Andere darauf reagiert. Dann kann er die Rollen tauschen lassen. Er kann auch beide bitten, die Arme zueinander auszustrecken. Er kann jegliche Haltung benutzen, die nach seiner Meinung genauestens die Art und Weise darstellt, in der sie sich zueinander zu verhalten scheinen.

9. Geben und nehmen

Oft hat der Therapeut das Gefühl, besonders in der Sexualtherapie, dass es um Probleme im Rahmen von Geben und Nehmen geht. In solch einer Situation kann er vorschlagen, dass Einer dem Anderen eine Gesichts-, Hand- oder Fußmassage gibt. Er gibt dem die Massage nehmenden den Auftrag, dafür zu sorgen, dass er/sie die gewünschte Massage bekommt. Er sollte anfangs dazu keine exakte Anleitung geben und nur beobachten, wie sie die Aufgabe durchführen. Später kann er vorschlagen, dass der/die Nehmende über das, was er/sie möchte Rückmeldungen gibt - nicht darüber, wie er/sie es nicht möchte. Eine andere Möglichkeit ist es, mit den eigenen Händen einen Hinweis zu geben, wie er/sie gerne behandelt werden möchte. Zum Schluss lässt man beide dann wechseln. Es scheint einen Zusammenhang zu geben zwischen der Art und Weise, wie die Partner sich gegenseitig massieren und ihrer körperlichen Liebe.

10. „Wir kommen nie zusammen und haben wirklich Kontakt."

Wenn ein Paar sich keine Zeit für seine Beziehung nimmt, kann man folgendes vorschlagen: „Setzt euch gegenüber, schaut euch an und sagt nichts." Oft lenkt Reden von den wirklichen Gefühlen ab. Das Abschalten von Worten kann dem Paar helfen, sich intensiver seiner Gefühle gewahr zu werden, wenn sie sich nur anschauen. Dann kann ein breites Spektrum von Gefühlen auftauchen, wie Angst, Weichheit, Ärger, Übelnehmen, Wärme oder Liebe. Wenn erforderlich, kann man beide bitten, so etwas wie „Jetzt gerade fühle ich..." zu sagen, evtl. sogar in einem Kontinuum.

11. Haltungen wortwörtlich genommen

Um eine Skulptur zu formen, kann man sich oft die Sprache der Menschen zunutze machen, z.B.: ‚Ich fühle mich in die Ecke gedrängt', - ‚Er sitzt mir im Nacken', - ‚Sie macht sich so abhängig', - ‚Sie stützt sich so sehr auf mich', - ‚Bei ihr geht es drunter und drüber, und ich soll der Fels in der Brandung sein', - ‚Er hat mich auf einen Sockel gesetzt', - ‚Sie versucht, immer mir eins voraus zu sein'. All diese Ausdrücke kann man benutzen, das Paar in eine körperliche Ausgangsstellung zu bringen, um dann zu schauen, wie sie damit umgehen. Wenn beide sich erst einmal in einer speziellen Position befinden, die von ihnen als angemessen zu ihrer realen Situation akzeptiert ist, macht es keinen großen Unterschied, wer diese Skulptur initiiert hat. Das Paar scheint in einem speziellen Muster verkeilt zu sein und geht immer auf gleicher Weise damit um. Der Therapeut kommentiert den Prozess mit seiner Wahrnehmung, lässt sie alles anschauen und fragt, ob es ihnen so gefällt, oder ob sie etwas verändern wollen.

Phasen der Beziehung

„Um mich selbst zu verstehen,
muss man von einem anderen verstanden werden.
Um von einem anderen verstanden zu werden,
muss man den anderen verstehen."
Thomas Hora In Watzlawick, „Wie wirklich ist die Wirklichkeit"

In der Entwicklung einer Paarbeziehung kann man verschiedene Phasen unterscheiden:

1. Verliebtheit (romantische oder symbiotische Phase)
In dieser Phase wird das Gemeinsame betont und das Unterschiedliche bleibt unbeachtet. Es gilt nur das bedingungslose Ja, ein Nein findet kaum einen

Platz. Stimmen von außen, die auf Unterschiede oder mögliche Differenzen hinweisen, werden ignoriert bzw. abgewehrt. In dieser Phase wird der Mythos gelebt: WIR SIND EINS. NICHTS KANN UNS TRENNEN! Viele Menschen verlassen diese Phase nur widerwillig. Um ihn möglichst immer (wieder) zu leben, wechseln einige lieber den Partner anstatt den gelebten Mythos zu überprüfen (Liz Taylor).

Diese Phase entspricht der frühen Mutter/Kind-Beziehung. Das Kind kann ohne die Mutter nicht leben. Die Trennung wäre eine existenzielle Bedrohung für das Kind. Viele Schlagerschnulzen beziehen sich auf diese Phase: „Ohne dich kann ich nicht sein." Wenn die Eltern in der Trotzphase oder in der Pubertät ihres Kindes das jetzt für dessen Individuation notwendige Nein als ,Nein gegen die Liebe' verstehen, könnten ihre Reaktionen zu einer fatalen Prägung für die spätere Beziehungsfähigkeit des Erwachsenen führen.

Wenn die Phase der Verliebtheit zur Liebe wachsen und aus einem klammernden ,Wir' ein ,Ich und Du' reifen will, muss zu dem symbiotischen ,Ja' ein differenzierendes ,Nein' hinzukommen. Dieses Nein in der Liebe wird aber oft als Nein gegen die Liebe verstanden und aus diesem Grunde oft auch nur zögerlich geäußert.

Dennoch kommt das Paar mit der Zeit nicht daran vorbei, die immer deutlicher werdenden Unterschiede anzusprechen. Das bringt das Paar in die nächste Beziehungsphase:

2. Kampf/Streit/Konflikt

Werden jetzt die Unterschiede angesprochen, kommt zu dem bedingungslosen ,Ja' das befürchtete differenzierende ,Nein'. Jetzt werden Herr und Frau Wunderbar jeweils in Frage gestellt. Nun brauchen beide für den weiteren Prozess eine Rückversicherung, dass diese Entwicklung völlig normal für den Reifungsprozess in der Beziehung und keine Katastrophe zu befürchten ist.

Wenn jedoch eine/r oder beide nicht über die jetzt gefragten Kommunikations- oder Problemlösungsfähigkeiten verfügen oder z.B. durch frühe Erfahrungen verunsichert sind, kann es schwierig werden. Der in dieser Phase gelebte Mythos ist: ICH KANN MEINEN PARTNER ÄNDERN! Diese Phase kann in einer Sackgasse enden, wo keiner der Beiden mehr weiter weiß. Die jetzt auftretenden Schwierigkeiten können zu tumultartigen Situationen führen, die das Paar vor die Entscheidung stellen: Paartherapeut oder Scheidungsanwalt. Beide können glauben, alles sei vorüber, sie hätten den verkehrten Partner gewählt. Dann ist es beruhigend, zu hören, dass dieser Konflikt ,normal' ist.

Die Krise kann auch zur Trennung führen und jeder lebt mit einem neuen Partner das alte Spiel noch einmal, statt mit dem alten Partner ein neues Spiel zu entwickeln (siehe Diagramm).

Hat das Paar jedoch das nötige Potenzial, was noch meistens der Fall ist, besteht die Lösung in der:

3. Verhandlung

Die Unterschiede (z.B. Schlafmuster, sexuelle Bedürfnisse, Angewohnheiten) werden angesprochen. Fertigkeiten, Probleme zu lösen, wie Aktives Zuhören und andere in diesem Buch erwähnten Möglichkeiten, sind jetzt und im weiteren Verlauf der Beziehung gefragt. Der Mythos in dieser Phase lautet: ENDLICH FRIEDEN!

Jedoch die gefundenen Lösungen gelten nicht für immer, und somit werden immer wieder Probleme auftauchen. Der FRIEDEN ist eine Täuschung. Es handelt sich nur um einen WAFFENSTILLSTAND; es sei denn, dass das Paar diesen Mythos FRIEDEN als feststehende Größe behandelt und alle weiteren zukünftigen Differenzen unter den Teppich kehrt. Dann wird die ausgehandelte Ruhe zur Friedhofsruhe und die Beziehung wird in diesem Sinne und mit dieser Qualität weiter verwaltet, bis zum biologisch gesetzten Ende.

So könnte es aber weiter gehen:

4. Bindung

Ist das Paar über ein mehr oder weniger konstruktives Streiten zu einer Lösung und einer Akzeptanz des Andersseins des Anderen gekommen (F. Perls „Ich bin ich und du bist du"), fühlt sich das Paar in der Beziehung sicherer. Wenn es in dieser Phase einen Mythos geben würde, könnte er WIR SIND DIE BASIS FÜR ALLES („Us is all there is") lauten.

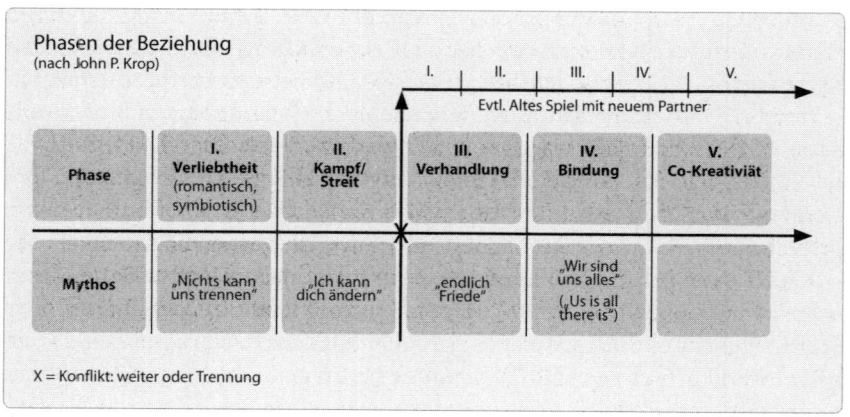

Möglicherweise gibt es noch eine weitere Phase, die:

5. Co-Kreativität

In dieser Phase steigt das Paar in ein Gemeinschaftsprojekt ein. Unterschiede sind, wie sie sind. Das ist nicht mehr wichtig. In den Vordergrund kommt bei jedem der Beiden ein neuer Impuls: Was kann ich tun, damit es uns miteinander gut geht. Dabei wird nicht aufgerechnet, wer mehr dazu beiträgt, jede/r tut seins/ihres. Diese Phase **hat** keinen Mythos, sie **ist** es vielleicht.

Die Phasen sind nicht rein chronologisch zu sehen und schließen nicht mit dem Auftreten der nächsten Phase ab. Sie erscheinen zwar im Laufe der Beziehung mehr oder weniger deutlich, tauchen jedoch immer wieder auf. Die Phase der Verliebtheit endet z. B. nicht mit Eintritt der Phase II, sie ist nur nicht mehr die beherrschende. Sie bleibt auch immer eine mögliche Ressource für das Paar.

Der Begleiter in einer Paartherapie sollte diese Phasen während des therapeutischen Prozesses im Auge haben.

Anhand der Phasen kann er erkennen, ob und wo er oder sie in ihrer persönlichen Individuation eine destruktive Prägung für das Leben von Beziehungen erhalten haben und entsprechend intervenieren.

Wir gehen mal davon aus, dass ein Paar nicht in der ersten Phase, sondern erst dann zum Therapeuten geht, wenn der Tumult am heftigsten ist und nicht ausreichende Ressourcen für konstruktive Verhandlungen zur Verfügung stehen. Jetzt sind die Fähigkeiten des Therapeuten als Mediator und Katalysator gefragt.

B Biographie III

1. Schulzeit - der Horizont weitet sich

Als Joop dreieinhalb Jahre alt ist, muss eine Entscheidung über seinen Schulbesuch fallen. Seine Tante Nel, die mit Waisenkindern arbeitet, rät der Mutter, ihn auf die Montessori Schule zu schicken. „Was für ein glücklicher Gedanke", meint Joop noch heute. Die Mutter stimmt zu, und so geht der kleine Joop mit einem etwas beklommenen Gefühl in die neue, unbekannte Welt eines Montessori Kindergartens und anschließend auf die Elementarschule. Die Kinder sind stolz auf „ihre Schule", in der es im Gegensatz zu den „Lernfabriken" z. B. keine Pause im Unterricht gibt. Als die Kinder fragen, warum das so ist, antwortet die Lehrerin: „Ihr braucht keine Pause, weil euer Lernen spielerisch ist." Und so war es. Joop entdeckt die Welt der Zahlen, die Buchstaben, Lesen, Schreiben, alles in seinem eigenen Rhythmus, seinem Interesse folgend. Noch heute ist zu spüren, wie diese Art des Lernens sein ganzes Leben prägt, letztlich auch seine Arbeit.

Im Klassenraum sitzen die Kinder an ihren Tischen, aber sie können sich frei bewegen und mit anderen sprechen. Sie folgen ihren Impulsen und lernen, was sie interessiert. Viele Experimente wecken das Interesse der Kinder. „Hier ist ein kleines Rad, mit dem du Entfernungen messen kannst. Führe es auf einer Karte und entdecke die Entfernung nach Utrecht." Sein Lehrer Herr van Wageningen liebt die Natur. Einmal, erinnert sich Joop, sammelt er Pilze in den Wäldern hinter dem Haus seiner Tante Cato. In der Klasse macht er eine kleine Ausstellung und erklärt die Besonderheiten der Pilze. „Der ist giftig. Niemals berühren!" So erforscht Joop mit wachem Blick die Welt.

Mit elf Jahren muss er die Schule wechseln. Sein Lehrer rät der Mutter, ihn auf eine weiterführende Schule zu schicken, aber das Gymnasium war für ein Arbeiterkind damals unerreichbar. So geht Joop auf die „Mittelschule". Um seine besten Schüler auf die neue Schule vorzubereiten, gibt ihnen Herr van Wageningen Extra-Stunden, und sie bekommen Hausaufgaben, die sie vorher nicht kannten.

Als Joop schließlich mit elfeinhalb Jahren auf die neue Schule kommt, treten die vorhergesagten Schwierigkeiten nicht auf. Mit ihm kommen drei Montessori Kinder in seine Klasse. Und noch heute schwingt Stolz in seiner Stimme mit, wenn er erzählt, dass sie in der Leistungsbewertung die Plätze 1, 3 und 10 eingenommen haben. Und das, obwohl ihnen der Ruf vorausging, sie hätten in der Montessori-Schule nur gespielt, hätten keine Disziplin und insgesamt viel zu wenig gelernt. „Wir brauchten keinen Stock", sagt Joop, „wir taten einfach, was zu tun war."

Die Ausrichtung der „Mittelschule" war mehr akademisch. Der Stundenplan ähnlich einer deutschen Realschule umfasste Mathematik, Französisch, Englisch, Deutsch und Naturwissenschaften.

Die Schule ist langweilig, vorbei die Zeit des neugierigen Entdeckens und eigenen Forschens. Nach vier Jahren besteht Joop die Abschlussprüfung. Die Frage: was nun? beschäftigt ihn. Der Lehrer sagt: weiter lernen. „Joop, du hast das Zeug dazu." Er ist fünfzehneinhalb Jahre alt, für eine weiterführende Schule mit anschließendem Studium fehlt das Geld. Was tun? Sein Vater Rinus hat inzwischen eine feste Anstellung bei Siemens. Er installiert Schaltzentralen für Telefone. Rinus ist gut in seinem Job, den er bis 1965 ausführt und steigt zum Chef der Installationsabteilung auf. Rinus denkt, dass Elektrotechnik eine Zukunft hat, und so schickt er seinen Joop auf die Elektrotechnische Schule (ETS). Joop ist noch heute dankbar für all die handwerklichen Fertigkeiten, die er hier lernt. 1941 schließt er die Schule mit Erfolg ab und geht zur Firma IBM, wo er lernt, Büromaschinen zu reparieren. Bald wird er in die Abteilung für Computer versetzt und bestaunt die großen, für heutige Verhältnisse noch nicht sehr leistungsfähigen Maschinen. Seine Aufgabe wird das Energiemanagement für die Computer. Nach eigener Einschätzung war Joop kein „gewaltiger Monteur". Es war nicht das, was er machen wollte, aber ein genaues Ziel hatte er auch noch nicht gefunden. Im Rückblick beurteilt Joop diese Zeit so: „IBM war gut zum Personal, und ich verdiente gut, so dachte ich an nichts anderes."

2. Jugendzeit - „Ons Huis"

Die Erinnerung an die Ausbildungszeit weckt in Joop keine tiefen Gefühle. Ganz lebendig wird er, als er von einem anderen Projekt erzählt.

Zu seinem großen Glück findet Joop Kontakt zu einem „Nachbarschaftshaus" mit Namen „Ons Huis" (Unser Haus). Hier lernt er die Spielregeln sozialen Verhaltens, die ihn fürs Leben prägen werden. Mit vierzehn tritt er der Jugendgruppe von „Ons Huis" bei. Es war wieder Tante Nel, die seine Mutter und ihn auf diese Möglichkeit, seine Freizeit zu verbringen, aufmerksam macht. Tischtennis, Schach, Diskussionsrunden und dann noch das Tanzen. Volkstänze und dann nach ein paar Monaten: Standardtänze allein mit einem Mädchen. Sie wühlen den jungen Joop mächtig auf. Er lernt in dieser Gemeinschaft alle wichtigen Umgangsformen, um sich in der Welt zurecht zu finden. In einem Alter, in dem andere Jugendliche richtig schwierig werden, entwickelt sich Joop zu einem einfühlsamen jungen Mann. Bestimmte Züge seiner therapeutischen Arbeit scheinen hier ihre Wurzeln zu haben: der unbedingte Respekt vor dem Weg des Klienten, aber auch die eher dienende Funktion des Therapeuten im Prozess.

Sein Engagement in der Gruppe entwickelt sich rasant. Er nimmt an einem Jugendlager teil, und erinnert folgende Szene, den vielleicht ersten therapeutische Durchbruch seines Lebens. In einem Theaterstück soll er einen Zeitungsjungen spielen. „Täglich neuste Nachrichten!", soll er laut rufen. Joop traut sich nicht, er ist so schüchtern, denkt, dass alle ihn auslachen. Sein „Regisseur" Wout springt auf die Bühne, brüllt: „Täglich neuste Nachrichten" und zieht dann Joop auf die Bühne. „O.k., Joop, lass es uns jetzt zusammen tun." Und es funktioniert. Joop wird ein richtiger Zeitungsjunge. Was für ein Durchbruch! „Ich fühlte, dass etwas Wichtiges passiert war. Ich hatte mir erlaubt spontan zu sein. Und niemand hat gelacht!"

Für drei Gulden kauft er sich eine alte Gitarre und ein kleines Lehrbuch. Es wird viel gesungen im Jugendzentrum. Als Joop und 4 Freunde Cowboylieder für sich entdecken, entsteht eine kleine Band „Die Happy Cowboys". Beim monatlichen Treffen der sechs Jugendzentren in Amsterdam tragen alle zum Programm des Abends bei. Aber es entsteht eine große Diskussion über die Frage, was Kultur ist. Cowboylieder etwa auch? Erst der große Erfolg der „Happy Cowboys" vor den über 200 Teenagern überzeugt auch die Leiterin. Cowboylieder werden Teil des Programms.

Es ist schwer, genau zu sagen, welchen Einfluss diese Zeit im Jugendzentrum auf Joops Entwicklung hat. Er selbst sagt: „Ons Huis war für meine Entwicklung entscheidender als meine schulische Ausbildung, und Wout Meyer, mein Jugendleiter, hatte mehr Einfluss auf mich als alle meine Lehrer." Die Freundschaften von damals überdauerten mehr als 50 Jahre.

1942 muss sich die Leitung von Ons Huis entscheiden, ob sie ein Schild mit der Aufschrift „Juden unerwünscht" aufhängt oder das Haus schließt. Sie entschließt sich, das Haus geöffnet zu halten und das Schild aufzuhängen. 1943 wird Joop deportiert. Ons Huis war für ihn nicht mehr länger da.

C Quellen der Aktionstherapie III

Transaktionsanalyse - Eric Berne

Als „Director of Training" im Center for Human Communikation kann John Krop weiter Kontakte zu den damaligen Größen der Therapieszene knüpfen und sie zu Seminaren einladen. „Ich hatte ein anständiges Budget, um das zu tun", sagt er mit gewissem Stolz in der Stimme und erzählt weiter: „Einer der Ersten war Eric Berne, der Begründer der Transaktionsanalyse (s. u. „Transaktionsanalyse"). Berne hatte u.a. das Buch „Games People Play" (dt. „Spiele der Erwachsenen") geschrieben. Ich weiß nicht, ob ich zuerst sein Buch gelesen oder an einem Workshop bei ihm teilgenommen habe. Ich habe ihn in Carmel (in der Nähe von Monterey) besucht, wo er wohnte. Berne war Professor, aristokratisch, sehr intellektuell, nicht so viel mit Gefühlen. Mit Eric konnte ich mich nicht verhalten. Zu Frauen war er galanter. Er hatte ja diese Theorie entwickelt, dass es drei Dimensionen in uns Menschen gibt: das Kind-Ich, das Erwachsenen-Ich und das Eltern-Ich. Das schloss für mich die Kategorien des Ich, Es und Über-Ich in der Freudschen Analyse ein, war aber viel konkreter. Berne sagte, dass er seine Arbeit auf Tonband aufgezeichnet habe, das wollte ich mal hören. Aber dazu kam es nicht.

Im Anfang dachte ich, dass das Eltern-Ich verkehrt sei, nicht gut für uns. Später ist mir klar geworden, dass das Eltern-Ich der Teil ist, der dich beschützen will, der dir sagt, was du machen sollst. Man kann ein gutes Eltern-Ich haben, man kann ein schlechtes Eltern-Ich haben. Das Kind-Ich hat eine fordernde Sprache: ‚Ich will, ich muss'. Das Eltern-Ich sagt: ‚Du sollst', es hat eine Sprache, die man auch am Klang klar erkennen kann. Genauso kann man auch das Kind-Ich und das Erwachsenen-Ich am Klang heraushören. Das Erwachsenen-Ich fragt: ‚Was geht, was ist nun, was soll geschehen?' Das war die Dimension, in der ich arbeiten wollte. Nicht: ‚Denkst du nicht, dass ... ', das ist das Eltern-Ich. ‚Was denkst du', wäre das Erwachsenen-Ich. Man kann den Ich- Modus auf drei Weisen erkennen: Sprache, Stimmlage und Körpersprache.

Ich fand heraus, dass ich viel in meinem Eltern-Ich arbeitete und begriff, dass es wichtig ist, von Erwachsenem zu Erwachsenem zu arbeiten. Das war sehr neu und sehr aufregend für uns. Berne war gut darin Spiele zu analysieren. ‚Ich will dir nur helfen.'

Als wir am Anfang mit der Methode arbeiteten, fanden wir es schlecht, im Eltern-Ich zu sein und wiesen uns immer wieder darauf hin: ‚Du bist in deinem Eltern-Ich.' Therapie heißt in diesem System, dass der Therapeut in seinem Erwachsenen-Ich in Kontakt mit dem Erwachsenen-Ich des Klienten geht. Der Therapeut fragt den Klienten: Was willst du nun machen? Wie ist das für dich? Kannst du das auch etwas anders denken?' Wenn der Therapeut aus seinem Eltern-Ich sprechen würde, würde er sagen: ‚Es ist nötig, dass du...' Dann reagiert der Klient als Kind. Er ist empört oder fordernd, oder er quengelt oder ist angepasst: ‚Joop, kannst du was für mich tun?' Es funktioniert nicht.

Deshalb ist es wichtig, dass der Klient in seinem Erwachsenen-Ich vom Therapeuten angesprochen wird. Dann schauen sie die Beziehung des Klienten zwischen seinem Erwachsenen-Ich und seinem Kind-Ich an. Das Kind-Ich ist ja auch immer da. Es kann Spaß machen, kann es leichter machen.

Berne hielt seine Workshops, arbeitete an Veröffentlichungen und machte Therapie. Einmal war ich zu einer Party bei ihm eingeladen. Zu uns Männern war er immer sehr distanziert, als aber die Damen kamen, lernte ich seine galante Seite kennen. Ich konnte mich amüsieren, wie er provozierte, angegriffen zu werden, um dann den Angreifer lächerlich zu machen. Erics Kind-Ich gewann.

Ich habe Transaktionsanalyse bei ihm gelernt, ihn auch als einen der ersten in das Center for Human Communication eingeladen. Später habe ich mit anderen Therapeuten hier in der Umgebung zusammengearbeitet. Mir gefiel bei denen so gut, dass sie Gestalttherapie und Transaktionsanalyse zusammenführen wollten. Die Transaktionsanalyse stand in dem Ruf, eher abstrakt und intellektuell zu sein und die Emotionen zu vernachlässigen. Deshalb suchten wir die Verbindung zur Gestalttherapie. Ich war ein Teil dieser Bewegung. Wir besprachen neue „Games", die wir gefunden oder erfunden hatten, und es machte richtig Spaß. Wir trafen uns alle vierzehn Tage bei den Gouldings, sprachen über TA und Gestalt und präsentierten neue ‚Erfindungen'. Mary und Bob Goulding entwickelten aus der Verknüpfung von Gestalt und TA ihre ‚Redecision Therapy' (dt.: Neuentscheidungstherapie, siehe S. 90).

Dazu hatte ich auch eine persönliche Erfahrung: Meine Mutter sagte ‚Der Joop, der schafft es schon'. Ich übernahm das als Lebensmotto, und das gab mir Vertrauen. Doch als ich etwas nicht schaffte, hatte ich ein Problem. Ich hatte mein Motto gebrochen. Und um das wieder gut zu machen, musste ich Andere oder die Umstände verantwortlich machen. Und damit kam ich nicht zurecht. Ich machte eine Neuentscheidung und änderte mein Motto in ‚Gewöhnlich schafft der Joop das schon'. Das passte, und ich habe es noch als Motto. Es macht es möglich, Fehler zu machen und doch erfolgreich zu sein.

Zu Beginn des Kontaktes hatte ich bei Mary Edwards einen Workshop besucht. Damals war mein Anliegen, mein Eltern-Ich „rauszuschmeißen". Ich lernte dann, wie ich schon gesagt habe, dass das Eltern-Ich auch ein wichtiger Teil ist, der uns beschirmt und beschützt. Vorrangig ist, dass das Erwachsenen-Ich entscheiden kann, was jetzt in der Situation nützlich ist."

Joop hält inne und sagt dann mit veränderter Stimme: „Mir fällt gerade auf, dass all die Leute, über die ich spreche, inzwischen tot sind. Ich bin einer der Wenigen, die überlebt haben und noch lebendig sind. Wenn man das lebendig nennen kann", fügt er mit einem Lachen hinzu. Dann nimmt er den alten Faden wieder auf: „Die Kollegen hier waren nicht intellektuell. Von Eric Berne konnte ich das Buch lesen oder ihn hören. Es war das Gleiche. Er war nicht erfahrungsorientiert. Mary Edwards und ihre Kollegen hatten, was ich wollte. Es war ein Erfahrungslernen mit ihnen."

An dieser Stelle scheint wieder ein ganz wichtiger Baustein in Joops Denken auf: er liebt es, Menschen Erfahrungen machen zu lassen, aus denen sie dann Schlüsse ziehen können, Lösungen finden oder was sonst für ihr inneres Wachstum nötig ist. Er stellt sich mit seiner Intuition als Therapeut für diesen Prozess zur Verfügung, ist aber keinesfalls der, der die Lösung eines Problems für den Klienten bereit hat. Das wäre wieder Eltern-Ich: ‚Du sollst ...'.

Joop weiter: „Als Eric an Herzversagen starb, gab es eine Gedenkfeier. Da realisierte ich, dass viele Leute versucht hatten, näher an ihn heran zu kommen. Eric Berne war ein einsamer Mensch. Und er war ein Genie. Er machte die Psychologie für viele Menschen, Profis und Laien, besser verstehbar. Und was er über die Psychoanalyse sagte: Psychoanalyse und ich sind als Freunde auseinander gegangen (‚Psychoanalysis and I have parted friends'), das kann ich für mich bejahen. Danke, Eric."

Wir sind ganz gefangen von Joops Erzählungen. Trotzdem müssen wir für heute unser Gespräch beenden. Wir sind jetzt in der spannenden Phase, in der Joop uns all die Größen der Therapieszene vorstellt, deren Namen wir aus Büchern oder Workshops kennen, die uns in unserer Arbeit sehr geprägt haben. Es ist für uns etwas Besonderes, von Joop die menschliche Seite dieser Leitfiguren der Therapieszene gezeigt zu bekommen. So gehen wir dankbar und erfüllt in den kalifornischen Spätnachmittag.

Transaktionsanalyse

Eric Berne (1910 - 1970) war Psychiater und hat die Transaktionsanalyse (TA) aus der Analyse menschlicher Kommunikation entwickelt. Als Transaktion bezeichnet er das bewusste und unbewusste Geschehen des Austausches von Menschen mit ihrer Umwelt. Als Spiele bezeichnet Berne Transaktionsmuster, die immer wiederkehren. Solche Spiele sind fixierende und einengende Muster in der Kommunikation. Wenn sie bewusst werden, sind sie veränderbar. Mary McClure Goulding und Robert L. Goulding haben in ihrer Weiterentwicklung der TA besonderen Wert auf die Möglichkeit der „Neuentscheidung" gelegt. Eine Neuentscheidung ist möglich, wenn das Spiel bewusst ist (vgl. Mary McClure/Robert L. Goulding „Neuentscheidung").

Auch R. Goulding war Trainer im Welfare Department.

Berne wollte als Psychiater seine Patienten ihre Autonomie wiederentdecken lassen. Dazu erarbeitete er mit ihnen Einsichten über ihr Verhalten, die wiederum eine Veränderung der Denkstrukturen und des Verhaltens bewirken sollten. Dazu entwickelte Berne sehr leistungsfähige Modelle, die er mit seinen Patienten besprach.

Wie oben beschrieben, fand in der Psychotherapie in den sechziger Jahren des letzten Jahrhunderts ein Paradigmenwechsel statt. ‚Die Kraft, das Potenzial und die Verantwortung für seine Heilung liegen im Patienten‘, war die neue Erkenntnis. Dementsprechend kam dem „Vertrag" in der Therapie eine große Bedeutung zu. Der Patient formuliert sein Anliegen, klärt, was er wann und wie verändern will, und welche Aufgabe dem Therapeuten dabei zukommt.

Dieses intensive Formulieren des Anliegens und der Abschluss eines Vertrages mit dem Klienten sind auch für Joop in seiner Aktionstherapie extrem wichtig (s. o.).

Eric Berne beobachtete bei Menschen unterschiedliche Erlebenszustände (Thomas A. Harris, Bernes Senior-Schüler, nennt sie „Seinszustände"). Diese Erlebenszustände sind durch ein zusammenhängendes Muster von Gefühlen, Gedanken und Verhaltensweisen gekennzeichnet. Er teilte sie in drei griffige Kategorien ein: Eltern-Ich, Erwachsenen-Ich, Kind-Ich. Im Zustand des Kind-Ich reagieren wir vorrangig bedürfnisorientiert und gefühlsmäßig. Im Modus des Erwachsenen-Ich reagieren wir situationsadäquat und übernehmen die Verantwortung für uns, unser Verhalten und seine Wirkung auf die Welt. Im Eltern-Ich, der Ebene von Regeln und Werte, sind all die Muster im Denken, Fühlen und Verhalten aktiv, die wir, vor allem als Kinder, von anderen übernommen haben. Die Gestalttherapie nennt das auch Introjekte (siehe dort).

Der Dialog (die Transaktion) zweier Menschen besteht aus Reiz und Reaktion. Je nachdem, aus welchem der drei Seinszustände heraus Reiz und Reaktion erfolgen, spricht man von einer komplementären (sich gegenseitig ergänzenden) oder Überkreuz-Transaktion. Die komplementäre Transaktion kann bis zu einem beide Beteiligten befriedigenden Ende weiter laufen, die Überkreuz-Transaktion führt zur Unterbrechung der Kommunikation, zum Konflikt oder gar zum Tumult.

Harris zitiert ein klassisches Beispiel von Berne zwischen Mann und Frau: „Liebling, weißt du, wo meine Manschettenknöpfe sind?" (Ein Reiz, der vom Erwachsenen-Ich ausgeht; gesucht wird Information.) Eine Komplementärreaktion der Frau wäre: „In der oberen Schublade der Kommode" oder „Ich habe sie nicht gesehen, aber ich helfe dir beim Suchen". Wenn die liebe Frau aber einen schlimmen Tag gehabt hat, wenn sich Kränkung und Ärger in ihr aufgestaut haben, dann keift sie zurück: „Da wo du sie gelassen hast!", und das Ergebnis ist eine Überkreuz-Transaktion. Der Reiz ging vom Erwachsenen-Ich des Mannes aus, doch die Frau hat ihre Reaktion auf das Eltern-Ich über springen lassen." (Thomas A. Harris Seite. 102)

Indem der Klient seinen jeweiligen Ich-Zustand wahrzunehmen lernt, hat er die Möglichkeit zur Einsicht und Veränderung seines Verhaltens und damit zu Minderung von Leid und Entwicklung seines Potentials im Leben.

A Aktionstherapie IV

Body Architecture mit Familien

Prinzipiell unterscheidet sich die Anwendung dieser Methode in der Arbeit mit Familien nicht von der Arbeit mit Paaren. Der Therapeut kann eines der Familienmitgliedern bitten, ein ‚Bildhauer' zu sein, kann den Familienmitgliedern aber auch ein Bild vorschlagen und fragen, ob sie sich darin erkennen können. Auch hier sollte der Therapeut in der Initialphase aus dem Gespräch ein eigenes Bild des Familiensystems entwickeln. Dann kann er fragen, welches Familienmitglied das geschilderte Problem darstellen möchte, oder er bietet der Familie an, sein in ihm aufgestiegenes Bild mal anzuschauen.

Bei der Erstellung eines Bildes sollte der Therapeut zunächst nach einem ‚Vordergrund' schauen, etwas, was ihm am meisten auffällt. Wenn da z.B. das vorrangige Thema ein deutlicher Konflikt zwischen Vater und Sohn zu sein scheint, kann er den Vater seinem Sohn in einer konfrontativen Haltung gegenüber stellen, und er kann den Sohn die Faust heben lassen oder ihn hinter den Vater platzieren, wo er seinem Vater die Zunge herausstreckt, oder er kann den Sohn sich abwenden lassen. Danach kann er die anderen Familienmitglieder bitten, sich so hinzu zu gruppieren wie sie meinen, dass es etwa der Wirklichkeit entspricht.

Ein Vorteil eines Familienbildes ist, dass jedes Familienmitglied eine Position hat und Aufmerksamkeit bekommt. Vermieden wird, dass derjenige, um den es zunächst geht, übermäßige Aufmerksamkeit bekommt. So stellt sich sofort heraus, was noch so in der Familie läuft, und alle Familienmitglieder werden sich ihrer einzigartigen Position bewusst.

Beispiel:

Der Therapeut arbeitet mit einer vierköpfigen Familie: Vater (Bob), Mutter (Lydia), Sohn (Richard, 16 Jahre) und Tochter (Michelle, 12 Jahre). Vater und Richard streiten viel, Mutter versucht, den Frieden zu bewahren und Michelle hält sich im Hintergrund.

Der Therapeut sieht den Konflikt vornehmlich als einen Emanzipationsversuch von Richard, der seinen Willen durchsetzen möchte und dabei Vaters Autoritätsposition angreift. Mutter will keinen Streit haben, beschwichtigt und ist darüber hinaus auch noch nicht bereit, Richard gehen zu lassen. Michelle versucht lieb zu sein und keine Schwierigkeiten zu verursachen.

Nachdem die Sitzung vielleicht eine halbe Stunde gedauert hat, sagt der Therapeut, dass er sich ein Bild von dem gemacht habe, was seiner Meinung nach in der Familie los ist, und dass er ihnen das zeigen möchte.

- „Seid ihr damit einverstanden?"

Der Vater fragt, was der Therapeut denn jetzt genau tun werde.
- „Ich werde euch so zueinander hinstellen, wie ich euch miteinander
umgehen sehe. Dann solltet ihr sagen, ob ich Recht habe oder nicht."
Sie machen mit. Der Therapeut bittet nun Richard, sich an die Tür mit
dem Gesicht zu ihr zu stellen.
- „Früher oder später wirst du diese Familie verlassen. Ich weiß nicht, ob
das erfreulich oder ärgerlich ist, aber es wird zu irgendeinem Zeitpunkt
passieren."
Als er das sagt, führt Mutter ihre Hand an die Wange. Dem Vater sagt er:
- „Bob, du versuchst Richard auf ein paar Dinge hinzuweisen, die er noch
lernen muss, bevor er ohne Risiko weggehen kann. Kannst du mit dem
Finger auf ihn zeigen?"
Während er das sagt, zeigt er selbst mit dem Finger auf Richard. Vater
zögert, aber macht es. Zur Mutter sagt der Therapeut:
- „Ich sehe dich zwischen Bob und Richard vermitteln. Du stehst meist bei
deinem Mann, hier also. Aber du pendelst auch manchmal zu Richard.
Du hast ihn nur noch ein paar Jahre in deiner Nähe".
Er hebt ihren Arm in Richards Richtung. Ihre Augen werden feucht.
- „Und du, Michelle, du willst keine Schwierigkeiten verursachen und
hältst dich im Hintergrund. Du stehst hier, hinter deiner Mutter. Du
siehst alles genau, was passiert, aber selbst wirst du kaum bemerkt."
Michelle schlägt die Augen nieder und verfällt in ihre ‚Abwesenheits-Rou-
tine‘, und schleicht sich ein wenig von der Mutter weg.
- „Wie findet ihr nun das Bild, stimmt es ein wenig?"
- Vater: „Das Zeigen finde ich ein wenig übertrieben."
- Th.: „Okay, wie siehst du dann deine eigene Haltung?"
- Vater: „Mehr so." Er öffnet seine Hand und hält sie ausgestreckt nach
Richard.
- Th.: „Okay, was sagt die Hand?"
- Vater: „Ich biete ihm etwas an."
- Th.: „Kannst du das Richard direkt sagen?"
- Vater: „Jawohl. Ich biete dir was an, Richard."
- Th.: „Hörst du das, Richard?"
- Richard: „Ja." Seine Stimme klingt skeptisch.
- Th.: „Wie erlebst du deine Position, Richard?"
- Richard: „Er bietet mir wohl was an, aber wenn ich es verweigere, bin ich
der Dumme."
- Th.: „Lydia, wie erlebst du deine Position?"
- Lydia: „Ich steh eigentlich dazwischen. Ich möchte einerseits meinem
Mann nicht in den Rücken fallen, und gleichzeitig möchte ich doch auch
meinen Sohn unterstützen."

- Th.: „Und das ist sicher nicht einfach." Lydia schüttelt den Kopf.
- Th.: „Michelle, stimmt es, dass da eine Menge Energie zum Vater und zu
  Richard geht und dass du ein bisschen ins Abseits gerätst?"
Sie nickt verlegen. „Kannst du dich damit abfinden?" Sie nickt verlegen.
- Th.: „Versuch doch mal, den Satz zu sagen: ‚Ich brauche nichts'.",
Sie fühlt sich sichtbar unwohl und rückt von ihrer Mutter weg. Der Therapeut findet, dass er sich für diesen Moment genug mit ihr beschäftigt hat.
- Th.: „Seid ihr mit diesem Bild zufrieden?"
Er bekommt eine non-verbale Verneinung.
- Th.: „Wie möchtet ihr das verändern?"
Die Mutter geht zu Richard und dreht ihn um, mehr der Familie zugewandt.
- „Solange er noch zuhause ist, kann er sehr wohl etwas mehr in der
  Familie mitmachen."
Richard steht etwas belämmert da. Vater stopft seine Hände in die Taschen.
- Th.: „Was passiert nun mit euch, wenn Richards Position verändert wird.
  Wie fühlt sich das für dich an, Bob? Ich sehe, dass du deinen Arm hast
  sinken lassen."
- Vater: „Ja, ich fühle mich so viel besser, aber ich weiß nicht genau, was
  ich mit ihm machen soll."
- Th.: „Und du Richard, wusstest du, dass dein Vater nicht weiß, wie er mit
  dir umgehen soll? Wie siehst du das selbst? Weißt du, wie du mit deinem
  Vater umgehen sollst?"
- Richard: „Nein, auch nicht richtig, aber er soll mich nicht länger so be
  handeln, als ob ich zehn wäre."
- Th.: „Könntet ihr beide einander sagen: ‚Ich weiß nicht, wie ich nun mit
  dir umgehen soll'?"
Mit etwas Mühe sagen sie sich das. Die Atmosphäre ist verändert, noch
ziemlich unbehaglich, aber nicht länger feindlich. Der Therapeut merkt
das und sagt ihnen etwas dazu:
- „Die Atmosphäre ist verändert, nicht mehr so angespannt. Ist das für
  euch auch so?"
Sie nicken.
- Th.: „Wie kommt das? Was habt ihr getan, damit die Spannung verringert
  wurde?"
Dem können jetzt alle nachgehen. Der Therapeut kann von seiner Seite einbringen, dass er sah, wie erst die Mutter deutlich dazu stand, was sie wollte, und danach Richard und sein Vater anerkannten, dass sie nicht wussten, wie sie miteinander umgehen sollten. Sie konnten äußern, dass sie bereit waren, anders miteinander umzugehen. Alles zusammen ergab, dass sich die Spannung löste. Der Therapeut könnte auch die Aufmerksamkeit auf die

Notwendigkeit richten, Michelle einen Platz an der Sonne zu verschaffen. Auch in diesem Beispiel sind wieder die verschiedenen Schritte des Prozesses zu verfolgen: ein Bild entstehen lassen, nach Zustimmung fragen, das Bild aufstellen, das Bild vertiefen, evaluieren, es anders machen, nachbesprechen, übersetzen in die Wirklichkeit des Alltags.

Weitere Anwendungsbereiche von Body Architecture

1. In der Supervision von Arbeitsgruppen

Wer als Supervisor mit einem Team arbeitet, das sich mal seine Zusammenarbeit ansehen will, kann die Teilnehmer bitten: „Stell dich auf einen Platz in diesem Raum, der zeigt, wo du deinem Gefühl nach in diesem Team stehst". Er kann auch vorschlagen, dass sie im Raum umhergehen und spüren, wem sie sich nahe fühlen und dann bei dieser Person stehen bleiben. Wenn sie sich gut in die Arbeit des Teams eingebunden fühlen, könnten sie eine Position im Zentrum des Raums einnehmen; wenn sie sich wenig eingebunden fühlen, könnten sie sich dicht an die Wand oder auf einen Platz dazwischen stellen. Nach dem anfänglichen Umhergehen stabilisiert sich das Ganze, und wenn jeder seinen Platz gefunden hat, kann der Supervisor die Teilnehmer darum bitten, eine Körperhaltung einzunehmen, die deutlich macht, wie sie sich auf ihrem Platz fühlen. Sobald das geschehen ist, fragt er jede Person, was sie dazu gebracht hat, genau diesen Platz in dieser Haltung einzunehmen. Zum Schluss kann er wieder fragen, ob es deutliche Funktionsstörungen in der Gruppe gibt, z.B. ob sie Plätze und Haltungen finden könnten, mit denen sie sich besser fühlen.

2. In Selbsterfahrungs- oder Therapiegruppen

In Selbsterfahrungsgruppen kann der Leiter die gleiche Arbeit wie bei Einzeldarstellungen machen, aber er kann jetzt Gruppenmitglieder als Gegenspieler einsetzen. Und er kann bestimmte Familiensituationen wiederbeleben. Dann bittet er die Person, die arbeitet, aus der Gruppe einige Leute zu wählen, die als Eltern, Partner, Geschwister, Chef usw. stehen. Das ähnelt gewissen Übungen aus dem Psychodrama oder der Psychomotorik.

Schlussbetrachtung

Body Architecture und das Formen von Skulpturen sind starke Methoden, die am besten erlernt werden können, wenn wir die Angst verlieren, uns von unserem Stuhl zu erheben und uns zu bewegen und unseren Klienten zu bitten, das gleiche zu tun. Dabei hilft auch die Einstellung, dass nichts passieren muss. Die verbreitete Angst eines Anfängers besteht darin, dass etwas Superwichtiges dabei heraus kommen muss, wenn er einen Menschen in eine Skulptur bringt. Das ist aus unserer Sicht unbegründet. Gewöhnlich passiert sogar dann etwas, wenn „nichts" passiert. Das kann dann eine wichtige Entdeckung sein - und schlimmstenfalls kommt wirklich nichts Wichtiges dabei heraus, und du hast 10 Minuten Zeit verschwendet. Eine weitere Angst besteht darin, dass etwas sehr Unerfreuliches oder Schockierendes ans Licht kommen könnte. Sollte unser Hauptziel darin bestehen, es unseren Klienten bequem zu machen, oder potenziell „gefährliche" Erkenntnisse nicht hochkommen zu lassen, wäre Body Architecture tatsächlich eine zu gefährliche Methode.

B Biographie IV

1. Die (un) - wirkliche Invasion

Am 10. Mai 1940 überfällt Nazi-Deutschland die Niederlande. Joop ist sechzehn Jahre alt. Für ihn ist die Invasion irgendwie „unwirklich". Er hört „es" im Radio, aber konkret vorstellen kann er sich nicht, was das bedeutet. Seit den dreißiger Jahren hatte die Bevölkerung in Holland den wachsenden Einfluss der Nazis in Deutschland beobachtet. Joops Mutter, obwohl nicht explizit politisch, hatte immer wieder deutschen Flüchtlingen, meistens Sozialisten oder Kommunisten, Zuflucht gewährt. Seit Joop zehn Jahre alt war, erlebte er, wie seine Mutter „diesen armen Menschen" half. „Sie müssen essen und schlafen", sagte sie. So lernte Joop seine humanitäre Grundeinstellung durch unmittelbare Anschauung. Die Flüchtlinge erzählten, was sich in Deutschland zusammenbraut. Kein Mensch konnte sich vorstellen, dass die Nazi-Herrschaft auch nach Holland greifen würde. Holland wollte neutral bleiben, wie im Ersten Weltkrieg. Selbst als der holländische Botschafter in Berlin seine Landsleute vor einer Invasion warnt, wird das nicht ernst genommen. „Außerdem, was sollten wir denn tun", fragt Joop und fährt fort: „Unsere Soldaten waren antimilitaristisch, schlecht bewaffnet, schlecht ausgebildet und davon überzeugt, dass ein so kleines Land wie wir nichts tun kann. Wir kannten keine großen Militärparaden." Lachend erzählt Joop: „Ich sah einmal eine militärische Musikkapelle auf Fahrrädern. Ich war beeindruckt wie sie Fahrrad fuhren und gleichzeitig ihre Instrumente spielten. Aber unser Land verteidigen? Lächerlich."

So fährt Joop am 10. Mai wie immer mit seinem Fahrrad zur Schule. In Amsterdam ist es ein schöner Frühlingstag, und Joop ist ganz überrascht, als ihm in der Schule mitgeteilt wird, dass der Unterricht heute ausfallen würde. Deutsche Truppen hatten die niederländische Grenze überschritten, Fallschirmjäger landeten in Den Haag.

Um deutsche Spione oder Soldaten zu enttarnen, soll die Bevölkerung Unbekannte auffordern „Scheveningen" zu sagen. Kein Deutscher kann das richtig aussprechen.

Dann die ersten seriösen Nachrichten. Die Innenstadt von Rotterdam wird bombardiert, 300 Tote. Sturzkampfbomber (Stukas) mit ihrem nervtötenden Sirenenton drohten auch Utrecht anzugreifen, wenn sich Holland nicht ergeben würde. Die Königin flieht nach England. „Gut, dass sie in Sicherheit ist", sagen die einen. „Schändlich, dass sie uns allein lässt", sagen die anderen. Radio Hilversum sendet noch. Die Menschen beginnen zu „hamstern".

Joops Mutter nimmt ihn mit zur „jüdischen Ecke", um ihm einen Wintermantel zum halben Preis zu kaufen. Der jüdische Händler will am Ende des

Tages von Ijmuiden nach England fliehen und verramscht seine Ware. „Ich wusste nicht, ob ich beschämt oder glücklich sein sollte", sagt Joop mit einem traurigen Blick und erzählt weiter: „Als wir nach Hause kamen, hörten wir, dass in der Hafenausfahrt von Ijmuiden ein großes Schiff versenkt worden war. Niemand konnte mehr hinein oder heraus."

Nach fünf Tagen ist der Krieg vorbei. Holland kapituliert. Als sich die deutschen Besatzungstruppen anschicken, in Amsterdam einzumarschieren, fährt Joop mit einem Freund zu einer Hauptstraße, dem Hoofdweg. Und da sehen die Jungen „sie". Deutsche Soldaten auf Fahrrädern mit einfachen Gewehren. „Auch wenn wir ihnen nicht freundlich gesonnen waren", erinnert sich Joop, „redeten wir schließlich mit ihnen. Wir waren einfach nicht erzogen, zu hassen." Nachts flackern überall in den Nebenstraßen der Wohnviertel Feuer. Die Menschen verbrennen ihre Bücher. Es sind politische Bücher, und die sind jetzt gefährlich. „Mein Lieblingsbuch ‚Das Buch für die Jugend' wurde ebenfalls verbrannt", erzählt Joop. „Es war in der ‚Arbeiterpresse' erschienen, dem gleichen Verlag, der auch die sozialistische Zeitung druckte. Das reichte, um seinen Besitz gefährlich zu machen. Mit Tränen in den Augen warf ich es selbst ins Feuer", sagt Joop und seine Augen schauen in das ferne Land seiner Erinnerung, in dem er in diesem Augenblick ist. „Wir hatten Angst, aber wir wussten nicht, wovor wir Angst hatten." Joop ist jetzt in seine Erinnerung ganz eingetaucht und erzählt mit belegter Stimme: „Die Besatzung ist jetzt ein Fakt. Zu Anfang ändert sich nicht viel. Wir behielten unsere eigene Polizei. Die Straßenbahn und die Züge fuhren weiter. Wir bekamen unsere Rationierungsmarken. Alles schien einfach und logisch. Sogar als die sozialistische und kommunistische Zeitung eingestellt werden, entsteht kein Aufruhr. Der ‚Telegraaf', die Zeitung des Kapitals, lief auf die Naziseite über und wurde mehr oder weniger zur offiziellen Zeitung. Die Journalisten, die auch ‚überliefen' behielten ihre Jobs, die anderen wurden entlassen. Aber nach den Krieg wendete sich das Blatt und die ‚Überläufer' wurden entlassen."

Die Versorgungslage wird im Laufe der Zeit schwieriger. Alles wird rationiert. Mit dem System der Karten wird gleichzeitig eine Registrierung der gesamten Bevölkerung erreicht. Seit 1941 arbeitet Joop jetzt bei IBM und wundert sich, dass eine amerikanische Firma unter deutscher Besatzung weiter arbeiten darf. In der Firma beobachtet Joop, wie die jüdischen Kollegen, die inzwischen den „Davidstern" tragen müssen, behandelt werden. Joop nimmt drei unterschiedliche Verhaltensweisen jüdischer Kollegen wahr: Anbiedern, Untertauchen, sich ins Schicksal ergeben. Bald wird ihnen klar, dass sie deportiert werden würden. Joop hat Kontakt zu Duizend, einem jüdischen Kollegen seines Alters. Duizend fragt Joop, ob er seine Bücher haben wolle. Er selbst rechne mit seiner baldigen Deportation. „Warum tauchst du nicht unter?", fragt Joop und erinnert sich heute noch der Antwort. „Wir sind das erwählte Volk", sagt Duizend. „Wir werden seit Jahrhunderten verfolgt. Das ist unser Schicksal". „Ich war ärgerlich und zugleich beeindruckt von seinem Gleichmut, mit dem er sein Schicksal akzeptierte. Er hat sich nichts vorgemacht", sagt Joop. Jeden Tag bringt sein Kollege ihm jetzt seine wertvollen Bücher mit. Als Joop bemerkt, wie Duizend ganz liebevoll mit der Hand über einige hebräische Bücher streicht, bietet er ihm an, die auch aufzubewahren. Aber der Freund verneint. „Zu gefährlich", meint er. „Sie würden dich für einen Judenfreund halten." „Er hat viel weiter gedacht als ich", sagt Joop und wischt sich mit der Hand über die Augen. Duizend wird deportiert und kehrt nie zurück. „Nun gehörten die Bücher mir", sagt Joop, „ein eher bitteres als süßes Geschenk." Auch andere Kollegen und Vorgesetzte werden deportiert. Joops Vorgesetzter geht einen anderen Weg. Er taucht unter, überlebt die Besatzung und taucht nach dem Krieg wieder auf und wird erneut Joops Vorgesetzter.

„Wir werden ja oft gefragt, ob wir etwas von den Konzentrationslagern gewusst haben", sagt Joop. „Weder ich noch die meisten Leute in Holland oder Deutschland wussten etwas über das Ausmaß der Verbrechen, die dort stattfanden. Wir wussten, dass Juden und politische Gefangene in Lagern waren, z. B. in Westerbork, einem holländischen Transitlager für Juden. Wir hörten auch, dass der Sohn einer Familie dort an einem entzündeten Blinddarm gestorben war, obwohl ihm der Blinddarm schon Jahre vorher entfernt worden war. Aber wir zählten nicht alle Fakten zusammen, um auch nur ein annäherndes Bild von den Grausamkeiten zu bekommen, die dort verübt wurden. Bei der Arbeit hörten wir von Razzien, das jüdische Viertel wurde gesperrt, Festgenommene ins SS Hauptquartier in der Euterpestraat gebracht." Dann wird es plötzlich für Joop selbst ganz ernst.

2. Deportation: Fragen - Gedanken - Erinnerungen

Im Frühjahr 1943 entscheiden die deutschen Besatzer, dass alle Männer, die 18 oder 19 Jahre alt sind, zum Arbeitseinsatz nach Deutschland gebracht werden. Es gibt zwei Motive für diese Entscheidung. Zum einen müssen in Deutschland die Arbeitsplätze der Männer besetzt werden, die an der Front kämpfen, zum anderen fürchten die deutschen Militärs, dass die jungen Männer Partisanen werden könnten.

Joop überlegt kurz, ob er untertauchen soll. „Ich hätte in öffentliche Gebäude einbrechen müssen, Rationierungsmarken stehlen, mich verstecken, Sabotageakte begehen, Gleisanlagen in die Luft jagen, vielleicht Nazis töten. Aber ich war darauf nicht vorbereitet." So entscheidet er sich, zu gehen. Im Mai 1943 wird er aufgefordert, sich an der Amsterdamer Centraal Station

(Hauptbahnhof) einzufinden. Um 10 Uhr geht sein Zug, um 8 Uhr soll er da sein. Neben aller Besorgnis sind Joop und seine Altersgenossen eben auch junge Männer voller Lust zum Schabernack. So klettert sein Freund Henk Beuke, mit dem er später Sozialarbeit studieren wird, auf das Dach eines Zuges. Henk bemerkt allerdings nicht, dass er an die elektrische Fahrleitung über seinem Kopf gerät. Von dem Schlag getroffen, fällt er herunter, wo Joop ihn aufhebt. Henkt kommt wieder zu sich und behält von dem Abenteuer nur eine versenkte Stelle auf seiner Kopfhaut zurück. „Das Erlebnis half uns allen, etwas ernsthafter zu werden", meint Joop mit einem Lächeln.

Joop wird mit anderen holländischen Zwangsarbeitern mit dem Zug nach Brandenburg gebracht. Dort kommt er in ein Lager mit „Drahtverhau", was ihm ein bisschen Angst macht. Nach zwei Tagen muss er sich gemeinsam mit den Lagerinsassen, die ebenfalls Elektriker sind, bei einem Pfahl aufstellen. Joop wird ausgewählt, deutsche Computer bei der Deutschen Hollerith Gesellschaft zu warten. Plötzlich ist Joop wieder ganz in die Geschichte eingetaucht: „Es war gut, wenn die Luftangriffe kamen, das war in Lichterfelde. Wir dachten: ‚Ja, Tommy (Bezeichnung für Engländer) bombardiere Berlin, aber verletze mich nicht.'"

Einige Male ist Joop während der Deportation in Lebensgefahr. Bei einem der ersten nächtlichen Bombenangriffe, die er miterlebt, schlägt eine Brandbombe in das Haus ein, in dessen Keller er sitzt. Auf diesen Fall war man vorbereitet. Joop schnappt sich einige Sandeimer, die neben der Tür des Bunkers stehen, läuft die Treppen hinauf. Erster Stock, zweiter Stock, nichts. Aber der Brandgeruch wird stärker. Im dritten Stock sieht Joop die Phosphorbombe. Sie hatte das Dach durchschlagen und war nun dabei, einen Brand im ganzen Haus zu entfachen. Joop löscht sie mit dem Sand, hastet hinunter, um eine andere Bombe, die neben der Außenwand des Hauses eingeschlagen war, zu löschen. Auch das gelingt. Als er in den Keller zurückkommt, wird er mit Lob empfangen.

Aber er ist in einem inneren Konflikt. Er hat seinen Feinden, den Deutschen, geholfen. Hier begegnet Joop dem gleichen Gefühl und Verhalten bei sich wie beim Einmarsch der deutschen Besatzer in Amsterdam. Abstrakt kann er ‚die Deutschen' hassen. Aber die konkreten Menschen nicht. „Es wird in der Zukunft in meinem Leben noch oft Situationen geben, in denen ich der Wahrheit in diesem Paradox begegnet bin", sagt Joop nachdenklich.

Es wird aufgrund der Bombenangriffe zu gefährlich in Berlin. So wird die ganze Trainingseinrichtung nach Aurach, einem friedlichen kleinen Dorf in der Nähe von Stuttgart, verlegt. Das Training ist nach 6 Wochen abgeschlossen. Es geht zurück nach Berlin. Bei Borsig, einem großen Stahlwerk, müssen die Computer gewartet werden.

Frage: Du warst ein junger Mann, hattest mit Politik nicht viel zu tun und die Deutschen erst freundlich wahrgenommen, und dann wurde es schwierig.

Joop: „Die Deutschen waren niemals kritisch in Bezug auf ihre Regierung. Ich habe nur einen Deutschen getroffen, der sagte: Es war nicht gut. Aber niemals wurde Kritik geäußert. Ich konnte mit meinen holländischen Freunden frei sprechen. Aber politisch nicht."

Frage: Hast du Angst gehabt in der Zeit in Deutschland?

Joop: „Ende 1944 erhielten Jan und ich eine Aufforderung, uns auf dem Polizeirevier als ‚Fremdarbeiter' registrieren zu lassen. Das sah scheinbar harmlos aus, löste aber die Hölle in uns aus. Wir hatten gelernt, dass Registrierungen harmlos erscheinen, und dann passierte etwas mit dir. Auf diese Weise hatte es auch mit den Juden begonnen. Nach den Juden die Ausländer? Wir hatten die gleichen Lebensmittelkarten. Das sagt etwas darüber aus, wie die Deutschen uns einstuften. Würden sie uns jetzt internieren oder an die Ostfront schicken? Nicht auszudenken. Jan und ich gingen zum kleinen örtlichen Polizeirevier. Wir wurden in ein Büro geschickt, wo ein Polizeibeamter hinter einem Pult saß. Und ich machte etwas, wofür ich mich noch heute schäme. Als ich den Raum betrat, entfuhr mir ein ‚Heil Hitler'! Unglaublich. Der Polizist antwortete mit einem betonten ‚Guten Abend'. Er war kein Nazi und hatte mich und meine Angst durchschaut. Was für eine Erleichterung und was für eine Scham. Damit hatte ich meine Integrität beschädigt.

Und wir wurden nicht weggebracht. Wir blieben in unserer Wohnung in Ahrensfelde.

Während der Luftangriffe hatte ich auch Angst. Die Engländer kamen bei Nacht und die Amerikaner bei Tag."

Als Joop sich zunehmend unsicher in Friedenau fühlt, zieht er zu einem holländischen Freund nach Ahrensfelde, einem kleinen Dorf etwas östlich von Berlin. Er trifft Kameraden aus seiner Zeit in Ons Huis wieder. Man geht am Wochenende gemeinsam wandern. Es tut gut, Freunde in der Nähe zu haben. Einige Kumpel leben in einer engen Baracke in einem Lager und genießen die „Zeit auf dem Land." Aber natürlich sind sie auch hier nicht wirklich sicher. Es ist Krieg und wenn die Sirenen dröhnen, rennen alle in den Keller. Eines Nachts gehen die Sirenen zu spät los. Die ersten Bomben fallen schon. In der Hektik vergisst Joop das Licht auszumachen. Als durch den Luftdruck in der Nähe einschlagender Bomben die Verdunkelung vom Fenster fällt, leuchtet das Haus in hellem Licht. Ein gutes Ziel.

Joop lacht. „Wir sind trotzdem beinahe unbeschädigt geblieben. Wir hatten einen Blindgänger, der war ungefähr 5 Meter lang. Zunächst wurde er nicht entdeckt. Dann bekamen vier politische Gefangene und zwei Soldaten den Auftrag, die Bombe unschädlich zu machen. Die Soldaten saßen in der Nähe, zwei der Gefangenen saßen auf dem Rand des Kraters, die anderen beiden waren unten, um die Bombe unschädlich zu machen. Die haben das gemacht und die Bombe wurde abtransportiert. Ich habe noch ein Foto, wie ich mit meinem Freund auf der 500 Pfund Bombe saß. Da war sie aber schon unschädlich."

Mit höchster Spannung verfolgen Joop und seine Kameraden den Fortgang des Krieges. Die Bombenangriffe werden immer heftiger. Die westlichen Alliierten stoppen ihren Vormarsch an der Elbe und überlassen so der russischen Armee die Eroberung Berlins. Die jungen Holländer wissen nicht, was sie tun sollen. Bleiben, fliehen. Sie haben ein Dokument in russischer Sprache vom schwedischen Konsulat, das sie als holländische Zwangsarbeiter ausweist. Aber können alle russischen Soldaten lesen? So binden sie sich rotweiß-blaue Bänder um den Arm, um zu zeigen, dass sie Holländer sind. Ihre Habseligkeiten packen sie in einen Koffer, binden eine Strick darum. Als sie noch eine Karre finden, sind sie zum Abmarsch bereit. Aber so weit ist es noch nicht. Deutsche Soldaten auf dem Rückzug passieren auch Joops Wohnort. Ein deutscher Soldat gibt ihnen einen Zuckersack, den er auf einem Fahrrad transportiert. Sie sollen ihn nehmen, bloß nicht die Russen.

Damit ihr Keller nicht zur Mausefalle wird, legen Joop und sein Freund ein verbarrikadiertes Fenster frei. Ein angetrunkener deutscher Soldat beobachtet sie, richtet seine Pistole auf Joop und beschuldigt ihn, eine Partisanenstellung zu bauen, um auf die deutschen Soldaten zu schießen. Auch die schnell vorgezeigten Papiere, die sie als Bewohner des Hauses ausweisen, überzeugen ihn nicht. Die Pistole ist immer noch auf Joop gerichtet. Als zwei andere Soldaten dazukommen, befiehlt er ihnen, Joop und seinen Freund auf die Kommandantur zu bringen. Die Soldaten wissen nicht, wo die Kommandantur ist. Joop führt sie zu einem Kellerbunker. Dort steht ein SA-Mann, dem sie übergeben werden. Sie kommen in den Keller, in dem viele Nachbarn sitzen. Gefahr vorüber. Erst mal.

Im Bunker setzt sich die Frau des Zahnarztes zu Joop. Sie fragt ihn, ob er ihr den Gefallen tun könnte, ihre Tochter als seine „Frau" auszugeben, wenn die Russen kämen. Als Holländer ist er plötzlich ein Garant für Sicherheit in diesen schweren Zeiten. Nach einigem Überlegen stimmt Joop zu. Er muss allerdings sein Versprechen nicht einlösen, weil sich die Wege trennen.

Das Band an ihrer Kleidung erlaubt es Joop und seinem Freund, sich frei zu bewegen und zu plündern. „Wir gingen in ein Haus hinein, sahen ob es etwas zu essen gab und nahmen das mit. Wir gingen auch in eine Siedlung in der Nachbarschaft. Dort habe ich für die Russen Uhren repariert", erzählt Joop.

Frage: Woher konntest du das?

Joop: „Ich war Techniker." Lacht. „Manche Uhren machte ich nur auf, dann gingen sie wieder. Andere Uhren brauchte ich nur aufzuziehen. "

Frage: Wie ging dein Aufenthalt in Deutschland zu Ende?

Joop: „Wir haben nach dem Mai 1945 sechs Wochen gewartet und versucht zu überleben. Ich hatte ein Fahrrad gefunden und mein Freund auch. Wir sind dann mit unseren Fahrrädern zu der Freundschaftsbrücke an der Elbe gefahren. Bevor wir zur Brücke kamen, haben uns die Russen gefangen genommen und in ein Lager gebracht. Das war gefährlich. Wir wurden auf SS-Zeichen unter den Armen untersucht, bekamen Suppe und nach zwei Tagen brachten uns LKW zu der Brücke. Da trafen wir noch andere Ausländer mit ihren Fahrrädern, sie zerstörten ihre Fahrräder, um sie nicht den Deutschen zu hinterlassen. Mein Freund Jan und ich hatten ein Radio, das wir in einem Haus gefunden hatten. Das haben wir mit nach Hause gebracht. Wir haben unsere Fahrräder nicht kaputt gemacht. So konnten wir weiter fahren, während die anderen laufen und alles tragen mussten. Wir gingen dann von der Freiheitsbrücke zum Bahnhof. Da standen viele Leute, die fragten: ‚Kann ich dein Fahrrad haben?‘ Ich sagte: ‚Ja, aber ich will die Räder behalten.‘ Die Räder und das Radio habe ich mit nach Hause genommen. Der Zug ging nach Glanerbrug, einem holländischen Grenzort bei Gronau. Da waren dann LKW, die uns nach Hause gebracht haben.“

Frage: Du hattest während dieser zwei Jahre keine Verbindung zu deinen Eltern, Joop?

Joop: „Nein. Es gab keine Verbindung. Mein Freund hatte zuhause angerufen und gesagt, dass er kommen würde. Seine Mutter hat dann meiner Mutter Bescheid gesagt. Für die Eltern war es eine Erlösung, dass ich nach Hause kam. Sie hatten sich große Sorgen gemacht. Die Räder funktionierten und das Radio spielte“, erzählt Joop mit einem Schmunzeln.

„Wir bekamen Lebensmittelkarten. Mein Vater hatte Ödeme in den Beinen. Ich fing wieder bei IBM an und wohnte bei meinen Eltern. Es waren sehr magere Jahre.“

Joop hat wie in einem Rausch erzählt und uns mit seinen Erinnerungen gefesselt. Eigene Bilder aus dem Krieg und aus den Kriegserzählungen der Eltern sind aufgetaucht. Die Bombennächte im Ruhrgebiet, von denen meine Mutter immer erzählt hat. Gertruds Evakuierung mit der Familie aufs Land, während der Vater in Duisburg blieb und in einem „kriegswichtigen“ Betrieb arbeitete, Arnos Erleben von Bombennächten und nächtlichem Hasten zum nächsten Luftschutzbunker. Wir haben völlig die Zeit vergessen. Jetzt sehen wir, wie angestrengt Joop ist, müde. Wir müssen uns für heute verabschieden, verabreden uns für morgen und sind plötzlich wieder im kalifornischen Frühling, der sich allerdings noch von seiner kühlen Seite zeigt. Im Auto auf dem Weg zum Hotel sind wir ganz still. Jeder hängt noch seinen Gedanken nach.

C Quellen der Aktionstherapie IV

1. Wut-Reduktion - Robert Zaslow

Immer wieder mal fällt der Name „Zaslow". Wir fragen Joop: „Wer war Zaslow?" „Das war ein interessanter Mann", sagt Joop. „Er war Psychologe und sah aus wie ein Ur-Affe, so behaart war er. Er nannte sein Konzept „Rage-Reduction", also Wut-Reduktion. Er hat schon in den 60er Jahren hier an der Westküste gearbeitet. Das Erste, was ich in einem Workshop bei ihm sah, war, dass er sechs Leute hatte, die einen Klienten so am Boden festhielten, dass er aber noch Blickkontakt mit Zaslow halten konnte. Die Helfer hielten den Klienten also fest, und Zaslow ärgerte ihn solange, bis der Klient richtig böse wurde. Dann machte Zaslow weiter: ‚Oh, du bist ein bisschen böse?!' So machte er weiter, bis der Klient voll in Wut war. Der Klient konnte seine Wut herausschreien, aber er konnte nicht weg. Er konnte beißen, spucken und all diese Dinge tun. Wenn der Klient die Wut, nach Meinung von Zaslow, genügend geäußert hatte, war er bereit ihm Liebe zu geben. Er streichelte ihn und sagte: ‚Ich liebe dich'.

Der erste Klient sagte, dass er ein Marxist sei. Aber Zaslow, der selbst Jude war, sagte zu ihm: ‚Du bist auch ein Jude.' ‚Nein ich bin ein Marxist.' ‚Aber du bist auch ein Jude.' So ging es hin und her, dann folgte die Arbeit mit dem Festhalten, Wut ausdrücken, Liebe geben, bis der Mann sagen konnte: ‚Ich bin ein Jude.' Zaslow fragte die Helfer: ‚Gab es da irgendeine Reaktion in seinem Körper, als er das gesagt hat?' ‚Ja', sagte einer, ‚er hat seinen Arm gedreht, als er das gesagt hat.' Da sagte Zaslow: ‚Kannst du das noch einmal sagen: Ich bin ein Jude und es nicht verneinen.' Als der Mann das gesagt hatte, fragte Zaslow die Helfer: ‚Und, war da eine Verneinung? Nein? O.k.' Dann sagte er zu dem Mann gewandt: ‚Und du bist auch ein Marxist.'" Joop lacht bei der Erinnerung an diese Szene aus vollem Hals. „Das imponierte mir", fährt Joop fort, „und ich bat ihn, zu einer Weiterbildung ins Welfare Department zu kommen, um mit einem Kind zu arbeiten. Er hatte viel mit autistischen Kindern gearbeitet. Er hat das Kind auf sein Knie genommen und zu ihm gesagt: ‚Ich liebe dich. Sag es auch mal zu mir'. Und das Kind sagte: ‚Ich wiebe dich.' ‚Nein', sagte Zaslow: ‚Ich liebe dich.' Dann ließ er das Kind fallen und zog es an den Händen wieder hoch. Immer wieder. ‚Ich liebe dich.' ‚Ich wiebe dich.' Meinen Sozialarbeitern war das sehr unheimlich. Sie regten sich auf und sagten: ‚So kann man nicht mit einem Kind umgehen. Es ist doch klar, dass das Kind einen Sprachfehler hat. Was macht der Mann?' Zaslow machte einfach weiter. Immer wenn das kleine Mädchen, es war ungefähr zehn Jahre alt, sagte: ‚Ich wiebe dich', ließ Zaslow es in die unbequeme Position gleiten. Sie konnte aus der Situation herauskommen, wenn sie gesagt hätte: ‚Ich liebe dich.' Es war sehr schwer für die Sozialarbeiter, die immer nett sein wollten, diese konfrontative Arbeit anzuschauen. Am Ende sagte das Kind: ‚Ich liebe dich.' Sofort war er sehr zugewandt und fürsorglich. ‚Ich liebe dich auch. Du bist ein lieber Mensch.'

Zaslow war umstritten. Es gab Eltern, die schworen, dass er etwas Gutes für ihre Kinder getan hatte, und es gab Leute, die sagten: ‚So etwas kann man nicht machen.' Er wurde einmal auch auf Schadensersatz verklagt und musste 2800 Dollar bezahlen, weil er jemanden verletzt hatte. Er fügte Menschen Schmerzen zu, um ihre Wut zu provozieren. Als ich ihn mit meinen Fragen herausforderte, sagte er: ‚Wer ist der Boss? Wer kam hierher, um zu lernen?' Einmal sollte ich selbst eine Arbeit zur Wut-Reduktion unter der Anleitung von Zaslow machen. Ich sollte mit einem Mann arbeiten, der schwul war, und Zaslow wollte ihn heterosexuell ‚machen'. Als ich begann, ist Zaslow mit seiner Assistentin ins Kino gegangen und sagte: ‚Viel Glück.' Ich machte die Arbeit aber nicht. Ich denke, dass er sowieso die Arbeit übernommen hätte, wenn er da geblieben wäre. Da war er wie Pesso. Wenn ich gearbeitet hätte, und der Mann wäre weiter schwul geblieben, hätte er bestimmt gesagt, dass ich keine vollkommene Wut-Reduktion gemacht hätte. Mit gefiel das überhaupt nicht.

Von einer Arbeit möchte ich noch erzählen. Da war eine Mutter mit ihrer Tochter, und die Tochter war außer Kontrolle. Er konnte unterscheiden, ob ein Kind Liebe oder Grenzen brauche. Wenn ein Kind außer Kontrolle war, sagte er zu der Mutter: ‚Nimm das Kind auf und halte es in der Embryohaltung fest, dass es nicht weggehen kann. Halte es, bis es ruhig wird, bis es akzeptiert, dass seine Eltern es kontrollieren können. Es war symbolisch gemeint, dass das Kind die Grenze spüren konnte. Ich habe das in meiner Arbeit gebraucht.“

Joop meint zum Hintergrund der Arbeit von Zaslow: „Ich glaube, dass der Ausdruck und das tiefe Erleben von Wut dazu führen kann, dass die Wut in die Person integriert wird, wenn sie vorher abgespalten war. Aber man muss genau unterscheiden, bei wem man mit dieser Methode arbeitet.“

Zaslow ging von der Überlegung aus, dass nach dem Durcharbeiten der Wut, der Mensch zu einem tiefen Liebesempfinden fähig ist. Die im deutschsprachigen Raum arbeitende Therapeutin Jirina Prekop hat ihre Methode der Festhaltetherapie über eine Schülerin von Zaslow kennen gelernt und entwickelt. Sie beschreibt es so: „Ich begriff, dass das Wesentliche der Festhaltetherapie die bedingungslose Liebe ist. Sie geschieht unter Bindung und festigt diese zugleich. Dabei ist die Bindung nicht das höchste Ziel, sondern sie schafft die biologischen Voraussetzungen für das Leben der Liebe - das größte Bestreben. Von ihr hängt die Erfüllung aller anderen Bedürfnisse nach Geborgenheit und Vertrauen ab. Erst aufgrund der bedingungslosen Liebe zum Nächsten und zu uns selbst erfahren wir innere Freiheit. Mit dieser Erkenntnis wurde ich frei dafür, das Festhalten als Lebensform und Therapie in Wort und Tat weiterzugeben." (Jirina Prekop S. 23)

Diese sehr rauen Methoden der Wut-Verminderung und Festhaltetherapie (auch Bindungshalten oder Z-Prozess-Beziehungstherapie genannt) sind äußerst umstritten. Besonders wird von Kritikern angemerkt, dass die sog. ‚Erfolge' als Stockholm-Syndrom (emotionale Bindung des Opfers an den Täter bei Geiselnahme) betrachtet werden können.

Robert Zaslow gab 1971 seine kalifornische Lizenz als Psychotherapeut zurück, nachdem er einen Patienten während einer Sitzung verletzt hatte.

2. Verhaltenstherapie

„Die Verhaltenstherapie habe ich durch Fisher und Goodwin kennen gelernt. Das waren zwei Männer, die zum Welfare Department kamen, um die Weiterbildung für die Sozialarbeiter zu leiten. Sie arbeiteten sehr praktisch auf dem richtigen Niveau für die Sozialarbeiter. Das Wichtigste für mich war das System des ‚ABC' (s. u.). Dieses Denken war für die Sozialarbeiter nützlich. Mir fällt ein Beispiel ein", sagt Joop. „Die Aktion ist, dass der Klient aggressiv gegen den Sozialarbeiter im Sozialamt ist. Der Sozialarbeiter kürzt dem Klienten eine Leistung. Wenn der Klient jetzt aggressiv wird, denkt der Sozialarbeiter, dass diese Aggression durch die Leistungskürzung hervorgerufen wurde. Aber da gibt es noch ein Glaubenssystem im Klienten, das ihm sagt: ‚Ich kann nur etwas bekommen, wenn ich aggressiv bin.' Der Sozialarbeiter könnte dann zum Klienten sagen: ‚Aggressiv zu sein ist nicht die einzige Möglichkeit, um etwas zu bekommen!' Ich war damit aber nicht ganz einverstanden, das klang mir noch zu sehr nach Angriff auf das ‚falsche Glaubenssystem'. Denn dieser Angriff birgt ja die Gefahr, dass es der Klient als Eltern-Ich hört, das zu ihm sagt: ‚Du bist falsch.' Deshalb war es wichtig, den Sozialarbeitern klar zu machen, welche Formulierungen man wählt. Etwa: ‚Denkst du, dass ...' - ‚Willst du herausfinden, welche anderen Möglichkeiten als aggressiv zu sein es gibt, um etwas zu bekommen?' - ‚Ich denke, dass dein Glaubenssystem dir nicht dazu verhilft, das zu bekommen, was du haben willst. Eine andere Weise zu reagieren, zu denken oder zu glauben, könnte nützlicher für dich sein.' Albert Ellis (s.u.) gebrauchte diese Methode auch, aber er formulierte es zu hart: ‚Attack the belief system' (Attackiere das Glaubenssystem). Dabei fühlte sich aber der Klient schnell angegriffen. Ich fand die Härte nicht nützlich. Die Verhaltenstherapie fordert Klienten auf, ein anderes Verhalten auszuprobieren, um ihr Ziel zu erreichen. In meiner Arbeit findet man das wieder. Ich fordere den Klienten auf, ein Experiment zu machen, etwas Neues zu probieren.

Geleitete Phantasien benutzt die Verhaltenstherapie z. B. in der Behandlung von Phobien. Der Klient wird in einen Entspannungszustand versetzt, dann stellt er sich die Situation vor, die ihm Angst macht. Sobald die Spannung durch die Vorstellung zu stark ansteigt, geht man wieder ein wenig weg von dem angstauslösenden Motiv. So lernt der Klient allmählich, sich in der Phantasie der schwierigen Situation zu stellen.
Etwas anderes habe ich noch von der Verhaltenstherapie übernommen: die Hausaufgaben. Man gibt dem Klienten eine Aufgabe, die er bis zur nächsten Sitzung erfüllen soll.

> In der Sexualtherapie haben Masters (Arzt) und Johnson (Kranken-schwester) viel mit solchen Hausaufgaben gearbeitet. Die hatten eine Serie von Aufgaben für ein Paar:
> 1. Der Mann massiert die Frau, ohne ihre erogenen Zonen zu berühren. Die Frau konnte dem Mann zeigen, was sie wollte und verweigern, was sie nicht wollte. Danach machten sie einen Rollentausch.
> 2. In der zweiten Stufe können dann die erogenen Zonen einbezogen werden, und die Frau leitet die Hand des Mannes, danach Rollen-tausch.
> 3. Auf der dritten Stufe könnte die Penetration stattfinden, aber weiter nichts.
> 4. Jetzt könnte die Penetration mit Bewegung passieren.

So konnte ein Paar langsam in Stufen ein anderes Verhalten entdecken. Masters und Johnson arbeiteten auch vom Eltern-Ich aus. Als Doktor konnte er das machen. Man ging zu Masters und Johnson mit der entsprechenden Erwartung. Sie hatten einen Erfolg von 80% bei ihren Paartherapien. Bei den Therapeuten, die sie ausgebildet hatten, war es ein Erfolg von 50 - 60 Prozent."
Frage: „Was waren die Gründe für ihren Erfolg, Joop?"
„Ich denke, dass das gesamte Setting eine wichtige Rolle spielte. Er war ein Doktor, es war eine Klinik. Die Leute nahmen zwei Wochen frei, um diese Therapie zu machen, gingen nach Saint Louis in ein Hotel und kamen täg-lich in die Klinik. Sie berichteten, was sie getan hatten und bekamen neue Aufträge. Mehr machte er nicht. Aber die Menschen hatten nichts anderes zu tun, sie hatten Ferien. Das alles zusammen erzielte diese große Wirkung. Diese Möglichkeiten hatte ich als Therapeut nicht. Meine Klienten blieben ja in ihrem Alltag. Es war Ende der 1960er Jahre sehr ‚in', Sexualtherapie zu machen. Einmal habe ich einen Workshop in Holland gegeben. Ich habe auch mit Paaren mit Geleiteter Phantasie gearbeitet, indem sie beide gleichzeitig in die Phantasie zum Thema ‚idealer Sex' gegangen sind. Dabei stellt der

Therapeut die üblichen Fragen zur Geleiteten Phantasie (s.u.), aber keiner der beiden antwortet. Sie schauen nur ihre inneren Bilder an. Am Ende frage ich dann: ,Willst du etwas sagen über deine Phantasie, wie das war?' Manchmal habe ich dann die Aufgabe gegeben, erst die Phantasie des einen und dann die des anderen in der Realität zu spielen. Wenn sie das nicht können, oder es vermeiden, habe ich als Therapeut etwas zu tun. Ich habe zum Beispiel mit Männern mit Erektionsstörungen gearbeitet. Wir sind in eine Phantasie gegangen und haben vielleicht ein traumatisches Erlebnis gefunden, das der kleine Junge erlebt hat. Dann sind wir in sein ,höheres Selbst' gegangen, um die Reprogrammierung herbeizuführen: ,Was denkst du, was der Fünfjährige hören will? Kannst du ihm das sagen? Nimmt er das an?' - ,Nein, er nimmt es nicht an, er ist noch zu jung.' - ,Was willst du nun sagen?' - ,Du bist noch zu jung, um das zu begreifen, aber ich hoffe, dass du es später erinnern wirst, wenn die Zeit kommt.' Das ist ein sehr nützlicher Prozess. Mir hat es in meiner Therapie nie gereicht, den abgespaltenen Teil der Persönlichkeit nur intellektuell zu identifizieren. Ich habe immer auch auf diese Reprogrammierung auf der Erlebnisebene hingearbeitet. Dazu sind Geleitete Phantasien ein sehr gutes Mittel, weil sie all die Gefühle aufkommen lassen, die zum wirklich neuen Erleben und damit zur Veränderung nötig sind."

A Aktionstherapie V
Arbeit mit Objekten

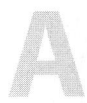

„Wenn man sagt, daß ein Ding existiert, heißt das nicht allein,
daß es zum gleichen System gehört wie mein Körper, …
sondern es heißt, daß es auf irgendeine Weise so mit mir vereint ist,
wie mein Körper…. Mit einem Schlag ist hier der
Gegensatz zwischen Subjekt und Objekt transzendiert."
Gabriel Marcel, „Sein und Haben"

Im Folgenden werden wir eine Anzahl von Arbeitsmöglichkeiten mit Gegenständen beschreiben. Das kann allerdings nur eine kleine Auswahl sein. Wie schon bei den oben beschriebenen Arbeiten mit dem Körperdarstellen und mit Imaginationen gilt auch hier: „Die Zahl der möglichen Experimente ist so unermesslich wie die Phantasie des Therapeuten." (W. Büntig „Die Gestalttherapie Fritz Perls'" in „Die Psychologie des 20. Jahrhunderts", S. 16)

1. Der Leere Stuhl

Eine der verbreitesten Techniken bei der Arbeit mit Objekten ist die aus der Gestalttherapie bekannte Arbeit mit dem ‚Leeren Stuhl'. Diesen ‚Leeren Stuhl' kann man z.b. sehr effektiv einsetzen, wenn der Klient ein ‚unerledigtes Geschäft' mit jemandem hat oder sich zwischen zwei gleichstarken Impulsen nicht entscheiden kann, oder wenn es um die Integration eines ungeliebten und ungelebten Persönlichkeitsanteils geht. Die Arbeit mit dem ‚Leeren Stuhl' beginnt damit, dass der Klient sich vorstellt, dass ihm gegenüber auf dem freien Stuhl z.B. die Person sitzt, mit der er aktuell ein Problem hat. Begonnen wird mit dem Monolog, d. h. der Klient teilt seinem Gegenüber mit, was er ihm sagen will. Der Therapeut ermutigt ihn, dabei so klar und eindrücklich wie möglich zu sein. Dann wechselt der Klient auf den Stuhl seines Gegenübers, spürt sich in diesen ein und antwortet. Der Therapeut begleitet nun den weiteren Dialog zwischen beiden. Nachdem das Problem zwischen diesen beiden Menschen prägnant genug herausgearbeitet ist, fragt der Therapeut, welche Lösungsvorschläge beide machen können usw. Während dieses Prozesses kommen auch tiefer liegende Schichten des Klienten zu Tage.

Bei der Arbeit mit zwei (scheinbar) miteinander unvereinbaren Impulsen kann man auch mit zwei leeren Stühlen plus dem ‚Chefsessel' arbeiten. Die beiden Impulse/Anteile kommen miteinander ins Gespräch, während der ‚Chef' ihnen zuhört, evtl. unterbricht, sein Anliegen verdeutlicht, Anweisungen erteilt usw. Sollte einer der beiden Kontrahenten sich scheinbar destruktiv zeigen, kann der Therapeut ihn fragen, wie er dem ‚Chef' dienen will. Wie bereits erwähnt, werden scheinbar destruktive Anteile kreativ und konstruktiv, wenn sie genügend Beachtung bekommen.

2. „Energiekuchen"

Es kommt z.B. ein Klient mit den Anzeichen eines sogenannten „Burn out". Vielleicht bringt er selbst schon diese ‚Diagnose' mit. Der Therapeut versteht das „Burn out" als Überidentifizierung des Klienten mit seinem Beruf (eine Variante der Depression) und schlägt ihm folgende Übung vor: Nimm ein Blatt Papier und schreibe alles auf, was du bist und lebst. Du bist nicht nur Berufstätiger, sondern auch noch Ehemann, Vater, Freund usw., du bist in deinem Beruf nicht nur Chef, Mitarbeiter, Kollege usw. Schreibe alle deine Identitäten untereinander. ... Dann schreibe hinter jede Identität den ungefähren prozentualen Anteil, den sie dich jeweils an Energie kostet. ... Jetzt male in einem großen Kreis mit verschiedenen Farben die einzelnen ‚Kuchenstücke' deines ‚Energiekuchens' auf.

Was der Klient als sein Leiden beschrieben hat, wird jetzt für ihn und den Therapeuten in einem Kontext sichtbar. In der folgenden Auswertung hat der Therapeut nun eine Bandbreite von Möglichkeiten, den Klienten bei seinem Fokus auf seinen Beruf abzuholen, ihn andere Anteile seiner Gesamtidentität mehr zu beleuchten zu lassen, damit er entweder andere Quellen der Kraft innerhalb seiner Gesamtidentität entdecken kann oder andere Anteile mehr in den Vordergrund kommen lässt.

Zur Auswertung des gemalten ‚Energiekuchens' ein paar Anmerkungen aus unserer Erfahrung: Sehr häufig können wir beobachten, dass ‚Kuchenstücke', die mit den Spitzen zueinander stehen, sich auch im praktischen Leben konträr zueinander verhalten. Hier wäre vielleicht ein Dialog der beiden Lebensbereiche mit Hilfe von leeren Stühlen angezeigt. Auch kann es sein, dass ein ‚Kuchenstück', das neben einem physisch und psychisch belasteten Teil liegt, einen wohltuenden oder fördernden Einfluss ausübt. Ein Dialog zwischen den beiden Anteilen könnte somit ebenfalls kreativ wirken.

3. Kramkiste

In einer kleinen Kiste gesammelt sind viele kleine Gegenstände aus dem Alltag: Bleistiftanspitzer, Anhängerchen, Kugelschreiber, Klebstofftube, Tischtennisball, Kuchengäbelchen, Topflappen, Stift usw., ein ähnliches Sammelsurium von Gegenständen wie beim Jungschen Sandkasten (s. Punkt 6).

Hier ein Beispiel für die Arbeit mit der Kramkiste:
Die Klientin äußert im Verlauf der Sitzung: „Ich weiß bei meinem Partner
nicht, wo ich dran bin. Ich habe das Gefühl auf Glatteis zu stehen. Er sagt
nie, was er für mich empfindet. Beim Sex spüre ich eine große Nähe und
er auch. Er sagt, er habe Angst vor seinen Gefühlen. Jetzt will er sich eine
Eigentumswohnung kaufen, und ich dachte, wir würden in ein, zwei Jahren
zusammen ziehen."
Offensichtlich fühlt sich die Klientin in der Beziehung zu ihrem Partner
nicht sicher. Ihr Bedürfnis nach Sicherheit wird nicht befriedigt. Dem amerikanischen Psychologen Abraham Maslow verdanken wir die sogenannte
„Bedürfnispyramide". Er hat die menschlichen Bedürfnisse in eine Hierar-
chie gebracht und vertritt die Ansicht, dass menschliche Bedürfnisse dieser
Reihenfolge entsprechend befriedigt werden müssen, um von einer Stufe zur
anderen zu gelangen.

Dies sind die Stufen der Bedürfnispyramide nach Maslow:
Physiologische Bedürfnisse (Schlafen, Nahrung, Wärme etc.)
Sicherheit
Liebe/Zugehörigkeit
Wertschätzung/Achtung
Selbstverwirklichung

Die Klientin ist auf die Verbalisierung von Gefühlen fixiert, mit der sich ihr
Partner schwer tut. Er kann Gefühle zeigen, aber sie nicht formulieren. Die
Frage im weiteren Verlauf der Sitzung wird sein, ob es ihr gelingen kann,
ihr Sicherheitsbedürfnis auf andere Weise zu befriedigen. Um ein breiteres
Verständnis für den Kontakt zu ihrem Partner zu entwickeln, schlägt der
Therapeut ihr ein Experiment vor, nachdem er zuvor gefragt hat, ob sie mehr
über ihr Thema erforschen möchte. Die Klientin stimmt zu, und so schlägt
er ihr die Arbeit mit der Kramkiste vor. Bei dieser Form der Arbeit gehen
wir folgende Schritte. Die Klientin bekommt den Auftrag einen Gegenstand
auszusuchen, der sie selbst repräsentiert und einen Gegenstand, der ihren
Partner darstellt. Dann werden alle Gegenstände aus der Kramkiste auf den
Tisch geschüttet.

1. Sichten der Gegenstände

Die Klientin betrachtet und befühlt in Ruhe die Gegenstände, die sie in-
teressieren. Die Zeit für die Auswahl sollte nicht zu kurz gewählt werden,
allerdings auch nicht zu lang, damit die Wahl nicht zu sehr von „Über-
legungen" beeinflusst wird. Ein Zeitraum zwischen 5 und 8 Minuten ist
angemessen.

2. Auswahl der Gegenstände

Die Klientin wählt als Symbol für sich ein kleines, leeres Parfümfläschchen und für ihren Partner einen schwarzen Filzschreiber mit geschlossener Kappe. Dann entdeckt sie eine Pinnwandnadel und wählt sie als zweiten Gegenstand für sich. Sie erläutert: „Das ist meine aggressive Seite, die kommt in dem Parfumfläschchen nicht zum Ausdruck."

3. Beschreibung der Gegenstände

Die Klientin wird aufgefordert, die Gegenstände möglichst genau mit vielen Eigenschaftswörtern zu beschreiben. Je mehr Informationen wir auf dieser Objektebene erhalten, desto größer ist unser therapeutisches Material. Das Unbewusste hat auf der Bildebene eine größere Chance „sich zu Wort zu melden". Während der Beschreibung nimmt die Klientin die Gegenstände in die Hand und erforscht sie ganz genau. So wird nicht nur die visuelle sondern auch die kinästhetische Ebene angesprochen. Wir versuchen immer möglichst viele Sinneskanäle in die Therapie einzubeziehen, da dadurch eine intensivere emotionale Beteiligung erreicht werden kann. Gleiches gilt ja auch für die Arbeit mit der Geleiteten Phantasie. Die Klientin beginnt mit der Beschreibung des Stiftes, den sie als Symbol für den Partner gewählt hat: schwarz, an einer Stelle grau, er ist zu öffnen, um ihn zu öffnen braucht man viel Kraft. Damit er seine Funktion wahrnehmen kann muss man ihn öffnen. Man kann mit ihm fein schreiben, er fühlt sich eher warm an, ist an einer Stelle geribbelt.

Dann beschreibt sie das Parfumfläschchen: Es ist aus Glas, glatt, man kann reinschauen, fühlt sich an wie ein Handschmeichler, zierliche Form, ausgefallen, schöner Deckel, feiner Duft: unaufdringlich, sinnlich, sehr weiblich. Schönes Gefühl in der Hand.

Hinweis: Wenn es in der Arbeit um die Intensivierung der Selbstwahrnehmung der Klientin gegangen wäre, hätte der Therapeut sie zu einer Identifizierung mit dem Gegenstand einladen können. Die Klientin hätte dann die Eigenschaften, die sie dem Fläschchen zugeordnet hatte, mit dem Vorsatz „Ich bin..." wiederholen können. In dieser Arbeit geht es aber primär um den Kontakt zu ihrem Partner, deshalb gehen wir einen anderen Weg.

Die Klientin beschreibt die Pinwandnadel: eine spitze Nadel, ich muss sie vorsichtig anfassen, sie kann weh tun, sie piekt bis zum Bluten, macht Löcher in Klamotten, sie hat einen Griff, an dem ich sie anfassen kann. Ich muss sie an der richtigen Stelle anfassen, damit sie ihren Zweck erfüllt. Der Griff ist kantig.

4. Positionierung der Gegenstände

Der Therapeut bittet die Klientin die Gegenstände möglichst spontan auf der Unterlage anzuordnen: Sie legt den Stift in ganzer Länge an die Seite der Flasche, die sie in einigem Abstand dazu stellt. Die Nadel zeigt mit ihrer Spitze auf die Flasche.

5. Den Gegenständen eine Stimme geben

Die Klientin lässt die Gegenstände jetzt ‚sprechen'. „Ich bin der Stift. Ich bin mit meiner breiten Seite, in meiner Gänze der Flasche zugewandt. Ich kann mich nicht selbst öffnen." - „Ich bin ein schönes Fläschchen. Ich stehe mit meiner breiten Seite leicht schräg zum Stift. Die Nadel ist mir zu nah." - „Ich bin die Nadel. Ich finde das gut so, ich bin die Kleinste hier, ich kann verletzend sein, und jeder weiß das. Wenn ich mich zum Stift drehe, fühlt sich das so an, als wenn ich ihn zu Unrecht attackiere."

Hinweis:

Wir erfahren bereits mit diesen wenigen Sätzen eine Menge über die Art, wie die Klientin die Beziehung gestaltet. Offensichtlich nimmt ihr Unbewusstes genau wahr, dass der Partner ihr ganz zugewandt ist („Ich bin in meiner Gänze der Flasche zugewandt"). Die Flasche steht leicht abgewandt, lässt sich also nicht ganz auf den Kontakt ein. Dazu zeigt die Nadel auf die Flasche. Wenn wir das von der Bild- auf die Realebene transferieren, können wir eine selbstquälerische, autoaggressive Neigung feststellen. Die Aggression auf den Stift (Partner) fühlt sich nicht stimmig an. Da wir mit dem Thema „Kontakt in der Partnerschaft" weitergehen wollen, entfernen wir die Nadel aus dem Setting. Allerdings erst nachdem wir die Erkenntnis der Klientin gesichert haben, dass sie diesen autoaggressiven Impuls bei sich wahrgenommen hat. Aggression scheint ein wichtiges Thema für sie zu sein, denn sie hatte die Nadel extra ins Geschehen eingeführt. Wir verschieben dieses Thema auf die nächste Sitzung.

6. Gegenstände im Kontakt

Die Klienten probiert nun verschiedene Kontaktformen der beiden Gegenstände Flasche und Stift aus. In den ersten Versuchen steht die Flasche jeweils aufrecht und der Stift liegt, da er nicht aus eigener Kraft stehen kann. Einmal lehnt der Stift auf der Flasche, die ihn trägt. Dazu sagt die Klientin in der Identifikation mit der Flasche: „Das ist unangenehm. Es funktioniert nur, wenn ich ganz still stehe, sonst fällt der Stift herunter. Das ist ein Ungleichgewicht." Anschließend stellt sie die Flasche auf den Deckel, probiert aus, auf welcher Seite des Stiftes die Flasche „besser" stehen kann. Dann legt sie die Flasche hin, legt sie mit dem Deckel auf den Stift und assoziiert: „Angenehm, wie den Kopf aufgelegt, stabil, variabel."

Wir bekommen hier einen ersten Hinweis auf eine möglicherweise stabile Kontaktvariante, die ihr Bedürfnis nach Sicherheit befriedigen könnten. Dazu müsste sie in der Realität ihre Position verändern. Anschließend probiert sie den Stift auf den Deckel der Flasche zu balancieren. Sie findet die Variante faszinierend aber zu fragil.

7. Von der Bild zur Realebene

Die Klientin gewinnt die Erkenntnis, dass es ganz viele Formen von Kontakt zu ihrem Partner geben kann, sie erfährt auch, welche Form, welche Auswirkung auf ihr Bedürfnis nach Sicherheit hat. Der Therapeut fordert sie dann auf, Stift und Flasche einander so zuzuordnen, dass eine Ist-Aufnahme der Beziehung entsteht. Sie stellt die Flasche in einiger Entfernung zum Stift auf. Dann fordert sie der Therapeut auf, ihre Wunschkonstellation aufzustellen. Sie legt die Flasche mit dem Deckel auf den Stift und beschreibt diese Stellung: „Zugewandt, Nähe, jeder hat seine Position, sich wohlfühlen wie es ist mit einander." Auf der Bildebene hat die Klientin eine Lösung gefunden.

8. Die Realebene

Die Klientin ist erstaunt über die Lösung. Sie hat den Mechanismus erkannt, wie sie die Entscheidung des Partners, jetzt eine eigene Wohnung zu kaufen, gegen sich gewandt hat. Im Gespräch stellt sich heraus, dass dies keine Aussage seinerseits für die weitere Zukunft ist. Er braucht jetzt Zeit, die Trennung von seiner Ehefrau zu verarbeiten, genießt das allein Wohnen und ist gern mit ihr zusammen. Sein Motto: „Getrennt wohnen, zusammen leben" empfindet sie nicht mehr gegen sich gerichtet. Es bleibt ihr Wunsch nach einem gemeinsamen Wohnen in ihr lebendig, aber der Schmerz und das Gefühl der Ablehnung sind verschwunden. Die Lösung: „sich wohlfühlen mit dem was ist" gefällt ihr gut. Wenn sie so auf die Partnerschaft blickt, fühlt sie sich sicher. Sie sucht nicht länger nach „Liebesbeweisen".

4. Gegenstände im Raum

Eine ca. 20 jährige Frau ruft den Therapeuten an: Sie sei seit einiger Zeit mit einem jungen Mann zusammen und habe nach und nach erfahren, dass er wegen Ladendiebstahls vorbestraft sei und sich bald wegen Benutzung „verschiedener verbotener Kräuter" vor Gericht zu verantworten hätte. Er hätte keine abgeschlossene Schul- und Berufsausbildung, „bedränge und kontrolliere" sie ständig, sei total „besitzergreifend" und drohe, sich umzubringen, wenn sie ihn verlasse. Sie würde sich gerne von diesem jungen Mann trennen, habe aber Angst, dass er wirklich Suizid begehen würde.

Der Therapeut kennt diese Frau nicht. Da sie aus dem Ausland anruft, ist auch kein persönliches Treffen möglich. Er erlebt die Not und wagt ein Experiment am Telefon.

Er bittet sie, einen Gegenstand in ihrem Zimmer zu suchen, der das Problem symbolisieren würde. Sie wählt einen Teddybären, den ihr der junge Mann geschenkt hatte. Auf Bitte des Therapeuten beschreibt sie die Eigenschaften des Teddys mit mittelgroß, weich, Herz, süß anzuschauen.

Dann bittet der Therapeut sie, einen Gegenstand im Raum zu suchen, „der nichts mit dem Problem zu tun hat". Sie wählt eine Wasserflasche auf ihrem Tisch und beschreibt diese als hart, kalt, schwer, groß.

Jetzt bittet der Therapeut sie, sich zunächst mit den Qualitäten des ersten Gegenstandes (Teddybär) zu identifizieren in der Form „Ich bin mittelgroß ..." und dann auf gleicher Weise mit den genannten Eigenschaften der Wasserflasche.

Nach einiger Zeit fragt sie der Therapeut, welche dieser Eigenschaften und daraus resultierender Haltung ihr wohl am besten bei der Lösung ihres Problems helfen könnte. Sie meint, das würden wohl die Eigenschaften der Wasserflasche sein.

Der Therapeut bittet sie, das bisher Geschehene auf sich wirken zu lassen.

Ein paar Tage später hört der Therapeut von ihrer Freundin, die bei dem Telefongespräch anwesend war, dass sie mit deren Formulierungshilfe in einer E-mail an den jungen Mann sich von diesem verabschiedet hat.

Dazu musste sie anscheinend eine Portion Härte, Kühle/Kälte aufbringen, um - obwohl es ihr schwer fiel - daran zu wachsen.

5. Bilderbücher

Aus einer Kiste mit Bilderbüchern (Kinderbücher für verschiedenste Altersstufen bis zum Comic u.a.) wählt der Klient anhand des Umschlagbildes das Buch aus, das ihn am meisten anspricht. Dann schaut er hinein und wählt das schönste und das weniger schöne (hässlichste) Bild aus. Dann lässt der Therapeut jedes der beiden Bilder nacheinander beschreiben: Was sieht der Klient, was kommt ihm in den Vordergrund, welche Gefühle kommen auf, wer auf dem Bild könntest du sein usw. Je nach gestelltem Thema und immer in Bezug darauf kann jetzt der Therapeut z.B. mit den offensichtlichen Polaritäten der Bilder oder in den Bildern arbeiten oder einen Dialog der Figuren auf einem Bild anregen etc. Da diese Bücher ja eine Geschichte erzählen, die zu einem Höhepunkt und einem Ende (einer Lösung?) führen, kann es von Bedeutung sein, während oder am Schluss dieser Arbeit, auf das letzte Bild des Buches zu schauen. Oft findet der Klient hier noch einen bedeutsamen Hinweis für sich. Für den ‚diagnostischen' Bereich noch ein kleiner Hinweis:

Kinderbücher sind meistens für unterschiedliche Altersstufen geschrieben. Manche Zeichnungen nähern sich dem Malvermögen dieser Altersstufen bzw. sind entsprechend reicher oder sparsamer im Text. Das gewählte Buch kann also auch als Hinweis auf ein bestimmtes Alter des Klienten verstanden werden, das für die Entstehung seines ‚Themas' relevant war. Eine vom Therapeuten für notwendig gehaltene ‚Tiefung' könnte dann z.B. mit der Frage „Erinnert dich das an etwas?" eingeleitet werden.

Auch hier sei wieder ausdrücklich auf die Rolle des Therapeuten als Begleiter hingewiesen, der den Prozess des Klienten unterstützt aber nie führt. Keine Interpretationen durch den Therapeuten; der Klient findet seinen eigenen Sinn!

6. Jungscher Miniatursandkasten

Mit dem sogenannten Jungschen Sandkasten arbeiten viele Therapeuten der Analytischen Psychologie nach C.G. Jung. Unserem Wissen nach hat Jung selbst ihn niemals gesehen, geschweige denn damit gearbeitet.

Es ist ein Holzkasten mit den Maßen 72 x 57 x 9 (oder 7) cm, der Boden blau gestrichen und zur Hälfte mit feinem Sand gefüllt. Die blaue Farbe ermöglicht die Darstellung von Wasser. Dazu kommen 100 - 300 Figürchen: Menschen, Tiere, Häuser, Bäume, Pflanzen, Zäune, Muscheln, Steine, ein Ei, ein Kristall, eine Schatzkiste, ein Sarg usw. als Symbole. Den Sandkasten bekommt man im Handel, die Figürchen sind oft günstig auf Flohmärkten zu finden.

Die Arbeit mit dem Sandkasten könnte etwa folgendermaßen aussehen: Der Therapeut bittet den Klienten, den Sand nach eigenen Vorstellungen mit Höhen und Tiefen und eventuell mit einem Meer oder See zu formen. Aus einem anderen Kasten kann der Klient dann Figürchen wählen. Krop schildert seinen ersten Kontakt in der Arbeit mit einer Jungschen Therapeutin:

„Zunächst forderte sie mich auf, den Sand nach meiner eigenen Vorstellung zu verteilen. Das tat ich. Hügel hier, Tal dort und einen See. Jetzt konnte ich aus dem Kasten verschiedene Figürchen nehmen, die mir gefielen und im Sandkasten platzieren. Schweigend. Ein Ei in das Tal, einen Bär in die Ecke, ein japanisches Brückchen irgendwo in die Mitte. Schon bald hatte ich genügend Figürchen untergebracht und war zufrieden. ‚Fertig?' fragte die Therapeutin. - ‚Ja' sagte ich und schaute sie erwartungsvoll an. Jetzt könnte wohl ein Kommentar kommen und ich etwas Besonderes über mich gewahr werden. Sie lächelte und sagte nichts. Ich fragte ‚Haben Sie nichts zu sagen oder zu fragen?' - ‚Nein', sagte sie. ‚Ich interpretiere nicht. Ihr Unterbewusstsein hat die Botschaft schon bekommen.'
Und so war es auch."

J. Krop dazu: „Dora Kalb, eine hervorragende Jungsche Therapeutin, bestand darauf, dass der Therapeut keine Interpretation machen soll, bevor die ganze Therapie beendet ist. Das mache ich nicht. Ich bitte den Klienten, sich mit den Objekten zu identifizieren und ihnen eine Stimme zu geben. Das wirkt bei mir. Sorry Dora."

Das ist der in die Gestalttherapie integrierte Ansatz der Analytischen Psychologie nach C.G. Jung.

Hier noch eine ausführlichere Arbeit mit dem Sandkasten:

Elsa ist eine aus ihrem Orden ausgetretene Nonne mit künstlerischer Veranlagung. Der Therapeut fragt sie, ob sie mit dem Sandkasten arbeiten will. Sie fragt, was das sei. Der Therapeut nimmt den Deckel vom Sandkasten und zeigt ihr die Schachtel mit den Figürchen. Dann erklärt er ihr, dass es sinnvoll wäre, zuerst aus dem Sand als Untergrund eine Landschaft zu formen und dann erst die Figürchen auszuwählen und in der Landschaft zu platzieren. Sie reagiert nicht mit dem sonst so oft bei anderen Klienten üblichen „Oh, ich dachte, das sei etwas für Kinder", sondern beginnt sofort fasziniert zu arbeiten.

Sie beginnt damit, einen Hügel zu formen. Dann legt sie einen den Hügel rechtsherum hinauflaufenden Weg an. Rechts neben dem Hügel setzt sie ein Haus. Es kommen einige Bäume und ein Zaun längs des Weges hinzu. Nun wählt sie eine große Drahtfigur aus und setzt diese auf den Weg.

„Das ist Gott. Er will nicht vor mir hergehen. Ich habe ihn wohl darum gebeten, aber er hat mir gesagt, dass ich den Weg selbst gehen muss. Aber er stehe wohl hinter mir." Sie wählt nun für sich eine menschliche Figur und stellt sie vor Gott auf den Weg. Elsa redet, während sie arbeitet. Der Therapeut lässt sie gewähren. Als er das Gefühl bekommt, dass das Reden wichtiger als das Tun wird, fragt der Therapeut, ob die Figuren keine Worte gebrauchen wollen. ‚Elsa' geht jetzt am Haus entlang. „Hierhin kann sie später noch kommen, aber jetzt muss sie was machen, was wichtiger ist."

Sie wählt jetzt vier kleine hölzerne Masken, die sie unter einen Baum auf dem Hügel setzt. ‚Sie' geht zum Hügel und hält an dessen Fuß an.

Th.: „Was passiert jetzt, Elsa?"

Elsa: „Mir ist gruselig geworden."

Th.: „O.K., was willst du dann damit machen?"

Elsa: „Ich muss da einige Dinge, äh … Menschen konfrontieren, und dem sehe ich mit Befürchtung entgegen."

Th.: „Was machst du jetzt?"

Elsa: „Ich gehe darauf zu."

Sie kramt etwas mit den kleinen hölzernen Masken. Es sind indianische Masken, die einen Wolf, einen Puma, einen Indianer und ein schwarzes Gesicht darstellen. Sie nimmt eine der Masken und sagt „Die ist die Schwierigste,

damit warte ich, bis ich dazu bereit bin" und lehnt sie an einen Baum. ‚Gott'
ist auf dem Weg zurückgeblieben. Elsa nimmt eine andere Maske, betastet
sie und ist offensichtlich mit etwas beschäftigt, ganz und gar in sich gekehrt.
Nach einer Weile setzt sie sich wieder zurück und sagt: „So, das war es." Das
klingt, als ob es damit völlig abgeschlossen sei. Sie behandelt nun die beiden
anderen Masken auf ähnliche Weise. Der Therapeut hat keine Idee, worum
es geht. Das braucht er auch nicht unbedingt. Er richtet seine Aufmerksamkeit hauptsächlich auf das Verfolgen des Prozesses. Die inhaltliche Seite ist
Sache von Elsa. Wäre sie nicht so konzentriert beschäftigt gewesen, hätte
er auch einen Dialog mit den Masken anregen können, laut oder innerlich.
Elsa nickt nun.
„Du nickst, Elsa."
Elsa: „Ja, ich weiß, was ich machen muss." Und in Richtung der Maske, die
am Baum lehnt: „Und die muss..."
Der Therapeut wartet. ‚Sie' geht zurück, den Hügel hinab. Der Therapeut
erwartet eine Begegnung mit ‚Gott', aber die findet nicht statt. Der Therapeut
sagt überflüssiger Weise:
„Willst du Gott noch etwas sagen oder von ihm hören?"
Elsa: „Eigentlich nichts Bestimmtes."
Th.: „Deine Beziehung zu Gott scheint für dich klar zu sein?"
Elsa: „Ja, das ist o.k."
Das war eine zweifelhafte Intervention. Sie war eher ein Entgegenkommen
des Therapeuten an sein eigenes Bedürfnis als an ihres. Sie weiß selbst gut
genug, was sie tut und hat wenig ‚Hilfe' nötig. Ein Klient muss sich nicht mit
den Fragen des Therapeuten beschäftigen. Das könnte eine Intervention
hervorrufen.
‚Elsa' ist inzwischen am Haus entlang gelaufen. „Ich fühle mich von diesem
Haus angezogen, aber es ist noch nicht an der Zeit, dorthin zu gehen. Ich
habe allerdings das Gefühl, dass ich jetzt erst mal damit fertig bin."
Hier hören wir auf.

In diesem Beispiel musste der Therapeut nicht viel tun. Elsa geht ihren
eigenen Weg und berichtet, was sie macht. Wenn jemand überhaupt nichts
sagt, kann der Therapeut wohl nach einer Weile fragen, ob der Klient etwas
erzählen will.
Er könnte den Klienten bitten, Gegenständen eine Stimme zu einem Monolog oder Dialog zu geben. Bei einem Ehepaar oder einer Familie ist es
sinnvoll, jeden zu bitten zunächst fünf oder sechs Gegenstände auszusuchen,
um sie dann zu bitten, zusammen aus dem Sand eine Landschaft zu bilden
und dann abwechselnd einen Gegenstand hineinzusetzen.

7. Malen

Das Malen als schöpferischer Ausdruck bietet ein besonders breites kreatives Feld in der Arbeit mit Objekten. Es würde den Rahmen dieses Buches sprengen, alle Möglichkeiten darzustellen. Nicht von ungefähr hat sich die besondere Sparte der Maltherapie herausgebildet. Folgend also nur ein paar Hinweise.
Der Therapeut kann bei diesem Medium mit unterschiedlichen Varianten spielen: der Größe des Blattes, der Qualität und Dicke der Stifte (Fingermalfarben, Zeichenstifte, Fettstifte usw.), mit geschlossenen oder offenen Augen, der Mischung aus Malen und Collage. Er kann schauen, mit welchem Druck auf den Stift gemalt wird (mit welchem Ausdruck entsteht welcher Eindruck auf dem Papier?). Füllt der Klient den ganzen zur Verfügung stehenden Raum aus? Welche Farben werden wofür vorrangig benutzt usw.

Hier auch ein Beispiel aus der Praxis:
Ein bekannter Fußballspieler füllt beim Malen eines Mannes und einer Frau jeweils ein DIN-A4-Blatt ganz aus. Bei der Aufgabe, sich selbst zu malen, malt er sich als ein kleines Männchen in die rechte obere Ecke eines Blattes. Das ist für den Therapeuten ein Phänomen nachzufragen, was einen Menschen, der auf dem Fußballplatz das ganze Feld einnimmt, dazu bringt, sich hier so zu reduzieren. Was führt zu solch einer unterschiedlichen Darstellung seiner Identität? Er könnte jetzt auch einen Dialog zwischen dem Mann der ersten Zeichnung und dem in seiner Selbstdarstellung anregen.

Weitere Hinweise zum Malen in der Therapie gibt es noch später in dem Kapitel über die Begleitung von Traumatisierten.

8. Weitere Objekte

Wir müssen immer wieder betonen, dass die Vielzahl der Möglichkeiten, ob in der Arbeit mit geleiteten Phantasien, der Arbeit mit Körpermetaphern so auch mit Gegenständen von der Kreativität des Therapeuten abhängen. Hier noch eine kleine Auswahl weiterer Varianten: Tarotkarten zeigen sehr prägnante archetypische und stereotypische Bilder des Lebens. Da gibt es zum Beispiel den Herrscher, die große Mutter, den Narren, den Eremiten, den Tod, Sonne und Mond, den Turm, die Welt, das Rad usw. Wir haben uns nie mit der esoterischen Seite des sog. Kartenlegens beschäftigt, waren nur von der Vielfalt der Möglichkeiten der Karten fasziniert, in unserem Sinn mit den Bildern zu arbeiten. Wir benutzen in unserer Arbeit die 22 Karten der ,großen Arkana'. Das kann z.B. so aussehen: Der Klient wählt aus den Karten eine aus, welche ihn am meisten anzieht und dann eine, die ihn am meisten abstößt. Damit erhalten wir eine Polarität (wenn es z.b. um eine innere Entscheidung geht). Nun können wir z.b. den Klienten fragen, ob diese Polarität auch in seinem Anliegen vorkommt. Wir können den Klienten auch zu Anfang bitten, aus den vorhandenen Karten eine auszusuchen, die als Symbol für sein Problem oder Anliegen steht, dann die auf dem Bild zu sehenden Eigenschaften beschreiben und sich mit diesen identifizieren lassen (Integration abgespaltener eigener Anteile). Beim Kauf von Tarotkarten bevorzugen wir die einfachen, schnörkellosen, nicht so überfrachteten. Und diese sind meistens die kostengünstigeren.

Auch das Schachspiel als Metapher bietet ungeahnte Möglichkeiten: Denken wir mal an König und Dame als männliche und weibliche Symbole, Springer/ Pferd (z.B. sprunghaft, nicht einfach zu halten oder zu fassen), den Läufer (z.B. Sprinter oder Langstreckenläufer, langatmig oder kurzatmig, Bote), den Turm (z. B. Leuchtturm oder Festung), den Bauern (z.B. erdverbunden, verlässlich). Damit Therapeut und Klient die Figuren des Schachspiels als Metaphern verwenden, müssen beide keine Schachspieler sein. Wenn der Klient ein allzu engagierter Schachspieler ist, könnte der Umstand sogar eher hinderlich sein. Es genügt, wenn beide die Bezeichnungen für die Figuren kennen. Zum Einstieg in diese Arbeit wird der Klient zur freien Assoziation zu jeder einzelnen Figur eingeladen („Was verbindest du mit dem Begriff ,Bauer'? Welche Eigenschaften hat für dich ,Läufer'? usw.). Im zweiten Schritt lässt der Therapeut den Klienten ein Ranking machen: „Welche Figur gefällt dir am meisten, welche am wenigsten, und an welcher Stelle stehen die anderen?". Dann hängt es von der Geschicklichkeit des Therapeuten ab, den Klienten die Verbindung zu seinem Anliegen finden zu lassen und dann den weiteren Prozess zu begleiten.

Weitere Medien können in einem Album geklebte Ansichtskarten sein, mit denen ähnlich wie mit den Tarotkarten gearbeitet wird. Auch aus Illustrierten ausgeschnittene Fotos vom verschiedensten Frauen- und Männertypen können als Metaphern verwendet werden, wenn es z.B. um die Frage der Weiblichkeit oder Männlichkeit der Klienten geht.

B Biographie V

Ein junger Mann sucht seinen Platz in der Welt

Joop sagt von sich selbst zu dieser Zeit: „Ich hatte keine Passion (richtige Leidenschaft) für meine Arbeit bei IBM. Aber das wusste ich nicht, es war ok." Seine Kontakte zu „Ons Huis" nimmt Joop nach seiner Zeit als Zwangsarbeiter in Deutschland wieder auf. Im Holland der Nachkriegszeit wächst das Bewusstsein, dass eine Gesellschaft soziale Arbeit braucht, um in einem traumatisierten Land humanes Leben und Zusammenleben zu ermöglichen. Es gibt Gräben des Unverständnisses in der Bevölkerung. Das Verhalten während der Besetzung durch Nazi-Deutschland hat die Niederländer entzweit. So beschließen Joop und drei Freunde, zur Schule für Sozialarbeit zu gehen. Die Schule ist hoch erfreut, drei junge Männer und eine junge Frau aus der Arbeiterschicht aufzunehmen. Meistens wurde die Schule von Studenten besucht, deren Eltern dem Bürgertum angehörten. Der Leiter sorgt dafür, dass die Vier ein Stipendium bekommen. Das Studium in Amsterdam beginnt 1947 und dauert dreieinhalb Jahre. Joop sagt: „Ich wollte eine Ausbildung haben, die mir vermittelte, was zu tun sei." Sein Interesse ist sehr praxisorientiert. Dieses Motiv zieht sich durch sein gesamtes therapeutisches Wirken und spiegelt sich selbst in der Namensgebung der von ihm entwickelten Therapie wider. „Aktionstherapie" wird er sie später nennen. Es geht nicht um die Theorie über Menschen, sondern die konkrete, gemeinsame Suche nach Lösungen zwischen Klient und Therapeut.

Joop wird im Rahmen seiner Suche mit einer Frage konfrontiert, die ihm bis heute wichtig ist, und zu der er noch einmal Stellung genommen hat. Kriegsdienstverweigerung heißt das Thema. Er schreibt: „Ich hatte zu viel gesehen, welches Leid Krieg auslöst und mich entschlossen, nicht daran teil zu nehmen." 1948 soll er seinen Militärdienst in Niederländisch-Indien ableisten, um dort die Revolution der Indonesier zu unterdrücken. Die Japaner hatten die holländische Kolonie Niederländisch-Indien (heute Indonesien) im 2. Weltkrieg besetzt. Nach dem Abzug der Japaner erklärte sich der Staat unabhängig, musste aber seine Unabhängigkeit gegen die alte Kolonialmacht Niederlande erkämpfen (Krieg 1947/48). „Mir war das Verlangen der Indonesier nach Freiheit sympathisch", schreibt Joop. „Gemeinsam mit einigen Freunden führten wir ein Gespräch mit der Sozialistischen Partei. Herr den Uyl (später Ministerpräsident) erklärte uns, dass ohne unser Eingreifen die Indonesier einander abschlachten würden.

Wir verließen das Gebäude ohne überzeugt zu sein. Als meine Einberufung kam, verweigerte ich und kam zu einer Prüfungskommission für meine Anerkennung als Kriegsdienstverweigerer. Drei Männer saßen mir gegenüber. Der mittlere war ein Geistlicher. Er begann mich zu fragen, ob meine Verweigerung auf der Heiligen Schrift begründet wäre. Als ich das verneinte, hob er die Hände und sagte zu den anderen: ‚Er gehört ihnen.‘ Der Zweite war ein uniformierter Kapitän. Er gab mir eine knifflige Aufgabe: ‚Es ist Ende des Krieges. Sie sind in der Nähe eines Konzentrationslagers. Man kann schon die Kanonen der Amerikaner hören. Sie stehen hinter einem Baum, und sie haben ein Gewehr. Da kommen zwanzig Juden, die von einem deutschen Soldaten bewacht werden. Es ist klar, dass sie abgeführt werden, um erschossen zu werden. Wenn Sie den Soldaten erschießen, können Sie die Juden retten. Würden Sie das tun?‘

Es war klar, wenn ich ‚ja‘ sagen würde, wäre ich kein ‚prinzipieller Kriegsdienstverweigerer‘ und würde nicht anerkannt werden. In Wirklichkeit würde ich vielleicht den deutschen Soldaten erschießen. Ich sagte aber, dass ich nichts machen würde und den Soldaten auch nicht erschießen würde. Ich fühlte mich wie ein Feigling, aber ich wurde anerkannt. Ich wurde zum Zivildienst verurteilt. Der sollte ein Jahr länger dauern als der Wehrdienst. Glücklicherweise schlossen Holland und Indonesien Frieden (Friedenschluss von Amsterdam 1949), und ich wurde freigestellt.“ Damit sollte das Thema Kriegsdienstverweigerung für Joop noch nicht endgültig erledigt sein, doch davon später.

Joops Interesse nach einer praktischen Ausbildung in Sozialarbeit wird im Studium nicht befriedigt. Er lernt viel Theorie, die ihm aber letztlich nicht das gibt, was er will. Selbst die vermittelte Psychologie ist psychoanalytisch orientiert. Als er das Studium abgeschlossen hat, bekommt er eine Stelle als Trainer für die Arbeiter in einem Hochofenbetrieb. Er soll Arbeitern soziale Kompetenz vermitteln: Diskussionskurse, selbstbewusster Umgang mit Vorgesetzten u. a. Diese Schulungen werden vom Betrieb organisiert und die Trainer vom Betrieb bezahlt. Nach zwei Jahren verlässt Joop diese Stelle und wird Leiter eines Jugendzentrums. Zu seinen Aufgaben gehört es auch, für die Jugendlichen Sommercamps auf einem Bauernhof zu organisieren. In einem dieser Sommercamps lernt er die damals achtzehnjährige Ilona kennen. Die beiden werden ein Paar und Ilona wird schwanger. Sie bekommen eine Tochter Myra (1951) und später zwei Söhne (Niels 1953 und Olaf 1959). Joop blickt versonnen in die Weite und sagt: „Ilona wollte nach Amerika. Ilona wollte immer etwas anderes.“ Für einige Augenblicke scheint er ganz in die Zeit der frühen 50er Jahre einzutauchen. Auf Initiative seiner Frau besorgt sich Joop ein Stipendium für ein Studium in den USA. Als männlicher Sozialarbeiter hat er Vorteile, weil ansonsten viele Frauen im sozialen Bereich tätig sind. Über den Marshall-Plan gibt es Geld für das sogenannte Fulbright-Stipendium in den USA. Für Joop beginnt ein großes Abenteuer.

C Quellen der Aktionstherapie V

Fritz Perls - Gestalttherapie

Von Virginia Satir bekommt Joop den Tipp, zu Fritz Perls nach Esalen zu gehen. „Da ist ein ‚angry old man' (zorniger alter Mann), der was Besonderes hat."

Aber Joop geht nicht nach Esalen, er denkt an seine Familie und seine Verpflichtungen. Das Esalen-Institut, ca. 160 km vom Santa Clara County entfernt, war das Zentrum der damaligen Human-Potential-Bewegung, wo sich Therapeuten (Satir, Rogers, Perls, Rolf, R. Laing, Feldenkrais), Philosophen (Bateson), Theologen (Tillich, Steindl-Rast), Schriftsteller (R. Bly, A. Ginsberg), Musiker (Joan Baez, Donovan, Dylan, Simon, Garfunkel) trafen oder gemeinsam längere Zeit zusammen lebten und arbeiteten und sich gegenseitig befruchteten. Und da, wie Joop formulierte, es „eine erlaubende Zeit" war, gab es auch keine Berührungsängste zu den Esoterikern der Zeit. Für Joop war aber Esalen für seine damaligen Lebensumstände zu weit entfernt.

Stattdessen besuchte Joop Trainings von Perls im 20 Minuten entfernten San José. Dort demonstrierte Perls seine Arbeit. Man stelle sich einen großen Saal mit einer Bühne vor. Auf der Bühne sitzt Fritz Perls. Neben ihm steht ein Aschenbecher, in Reichweite seine Sherman-Zigaretten, Taschentücher, dazu ein leerer Stuhl. Nun können Einzelne auf die Bühne kommen und Perls „arbeitet" mit ihnen, indem er sie durch gezielte Fragen und andere Interventionen im Hier und Jetzt in Kontakt mit ihren Gefühlen bringt. Der „leere Stuhl" dient dazu, z. B. Personen, mit denen es ein Problem gab, darauf Platz nehmen zu lassen. Dann fordert Perls zum Dialog oder Rollentausch auf. Seine Entdeckung, dass jedes Drama unseres Lebens im Augenblick des Hier und Jetzt hervorgeholt werden kann, impliziert seinen Weg zur Heilung. Indem er Menschen in den gleichen Gefühlszustand versetzt, in dem sie bei Auslösung der alten Verletzung gewesen sind, schafft er die Möglichkeit einer neuen Erfahrung, die sich dann auf emotionaler Ebene verankert und so heilend wirkt. Auf dem leeren Stuhl können aber auch abgespaltene Teile der Person erscheinen. Z. B. kann ein Mensch, der keinen Kontakt zu seiner Wut hat, die Wut bitten, sich auf den Stuhl zu setzen. Dann kann er mit ihr sprechen, und die Wut antwortet ihm, indem er sich selbst auf ihren Stuhl setzt. So ist er plötzlich mit ihr in Kontakt, ohne es bewusst bemerkt zu haben. Perls großes Ziel ist die Integration aller abgespaltenen Persönlichkeitsanteile. So kann der Mensch sie als Ressourcen nutzen. Wie der Prozess der Abspaltung geschieht, lässt sich schön am Beispiel des Chorsängers erzählen, der einen plötzlichen Harndrang verspürt (Nach F. Perls „Grundlagen der Gestalttherapie" S. 48 ff.). Ein Chorsänger spürt plötzlich während eines

Konzertes einen Harndrang. „Sein Lebensbedürfnis bricht profan ein in den festlichen Akt. Wir haben dann drei Möglichkeiten: Das Individuum kann sich (sehr leise, um die Aufmerksamkeit nicht auf sich zu lenken) zurückziehen; es kann sein Bedürfnis völlig in den Hintergrund drängen und, mindestens zeitweilig, bezwingen; oder es kann in seiner Aufmerksamkeit zwischen seinen eigenen Bedürfnissen und den Bedürfnissen der Gruppe schwanken. Im letzten Falle versucht es, mit dem Ritual in Kontakt zu bleiben, ihm die dominierende Rolle zuzubilligen, kann das aber nicht. Und ein traumatischer Konflikt zwischen Angst und Ungeduld wird auftreten.

Der Gequälte könnte seine Erfahrung etwa so in Worte fassen:
‚Ich möchte urinieren, ich wünschte, ich könnte die Darbietung unterbrechen, aber wir wollen sie fortsetzen. Wir mögen nicht gestört werden. Und es ist nicht nett, die anderen zu stören. Ich wünschte also, ich brauchte nicht zu urinieren, ich muss mich zusammennehmen. Ich wünschte meine Blase würde mich nicht so quälen. Es ist wirklich scheußlich.‘
In dieser scheinbar harmlosen Aussage liegt eine ganze Serie von Konfusionen verborgen, die zur Neurose führen können. Der Sprecher ist offensichtlich unfähig, richtig zwischen sich und der Umwelt zu unterscheiden, und seine Aussage enthält alle vier Mechanismen, die zu Bewältigung von Störungen der Kontaktgrenze eingesetzt werden können und die nach Auffassung der Gestalttherapie die Ursache von Neurosen sind."

Introjektion (Verinnerlichen): ‚Es ist nicht nett, die anderen zu stören.‘
Wer sagt das - er oder die anderen?
„Wenn der Introjektor sagt: ‚Ich glaube‘, dann meint er gewöhnlich ‚Die anderen glauben‘." (FP a.a.O. S. 53)
„Introjektion ist also der neurotische Mechanismus, mit dem wir in uns Regeln, Einstellung, Handlungs- und Denkweisen ansiedeln, die nicht wirklich unsere eigenen sind. Introjektion bedeutet, dass wir die Grenze zwischen uns und der übrigen Welt so weit in uns hinein verlegt haben, dass von uns fast nichts mehr übrig geblieben ist." (FP ebd.)

Ziel der Therapie:
1. Introjekte bewusst werden lassen
2. Bewusst machen was fremd ist
3. Entscheidung: Assimilieren oder verabschieden

Mögliche Schwierigkeiten im therapeutischen Verlauf:
• wenn die eigenen Introjekte schon Introjekte der Eltern waren

- wenn sich Introjekte gegenseitig schützen:
  „Sei ruhig!", „Lehn dich nicht gegen deine Mutter auf."
- Verschwommene Selbstwahrnehmung mindert die Möglichkeit, ein Introjekt zu erkennen. Körperliche Anzeichen wie z. b. Unruhe geben Hinweise.

Projektion (Veräußerlichen): „Es ist wirklich scheußlich"
„Das **Es** hat sein hässliches Haupt erhoben; unser Mann ist dabei, das Opfer seiner eigenen Blase zu werden... Wenn der Projektor sagt „es" oder „die anderen", meint er gewöhnlich „ich"." (FP S. 55)
Die Strategie der Projektion besteht darin, die Bewusstheit eigener, innerer organismischer Impulse zu vermeiden, vor allem solcher Impulse, die im eigenen Wertesystem negativ besetzt sind. Sie werden durch die Projektion zu etwas Fremdem, Äußerlichem. Ich kann dann darunter leiden, sie bekämpfen, sie verachten, bewundern...

Projektionen lösen eine große Dynamik in Beziehungen aus.

Ziel der Therapie:
1. Bewusst machen, was projiziert ist
2. Die Projektion integrieren

Mögliche Schwierigkeiten im therapeutischen Verlauf:
Da vor allem „Schatten-Anteile" projiziert werden, ist der Widerstand sehr groß, sie zu integrieren.
Es lebt sich ganz gut in einer imaginierten Welt ohne Verantwortung. Der Leidensdruck fehlt und damit ein wichtiges Motiv zur Veränderung.

Assoziationen:
Feindseligkeit = selig Feinde zu haben
„Du musst mich glücklich machen."
„Wenn du ein herzlicherer Kollege wärst, wäre unser Betriebsklima besser."
Jedes Urteil ist eine Projektion! Ist jedes Urteil eine Projektion?

Retroflektion (= Verdichten): „Ich muss mich zusammennehmen."
Kennzeichen der Retroflektion ist der übermäßige Gebrauch des Reflexivums „mich".
Retroflektion = „sich scharf zurückwenden gegen" (wörtl. Übers.)
„Der Retroflektor kann eine Grenze zwischen sich und der Umwelt ziehen, und er zieht sie sauber und ordentlich genau in der Mitte - aber er zieht sie durch seine eigene Mitte." (FP a. a. O. S. 58)

Der Retroflektor hat eine scharfe Wahrnehmung, besonders von Spannungen und Konflikten. Häufig fühlt er sich für die Harmonie in Systemen zuständig.

Ziel der Therapie:
1. Bewusst machen, wie der Prozess der Retroflektion abläuft
2. Die Ich-Grenze ausdehnen
3. Gefühle ausdrücken!!

Mögliche Schwierigkeiten im therapeutischen Verlauf:
Je mehr der Retroflektor seine Ich-Grenze ausdehnt, desto mehr verändert sich auch das Feld, in dem er agiert. Das macht allen Beteiligten Angst. Es werden 1000 Argumente gesammelt, um die offensichtliche Veränderung nicht vollziehen zu müssen.

Assoziationen:
Der Retroflektor spaltet sich.
Wie ist das, wenn ich über meinen Körper spreche? Wer ist das Ich?
Körperliche Symptome: Kopfschmerzen, Nägel kauen, Rauchen...

Konfluenz (Zusammenfließen): „Wir wollen weitermachen"
„Der Satz unseres Chorsängers: „Wir wollen weitermachen", wo es doch in Wahrheit die Anderen sind, die weitermachen wollen, nicht er - er will ja weggehen und urinieren -, ist ein Satz mit konfluentem Sinn." (FP a.a.O. S. 57)
Der neurotisch Konfluente vermeidet die Bewusstheit, dass er überhaupt in Kontakt ist. Er löst die Kontaktgrenze auf, indem er sie negiert. In seinem pseudoharmonischen „Wir" entgeht er dem Konflikt zwischen seinem Interesse und dem der anderen. Er ist der chronische Harmoniehersteller.
Die Grenze, an der ein Konflikt entstehen könnte, wird einfach verwischt.
„Der pathologisch konfluente Mensch verknotet seine Bedürfnisse, seine Emotionen und seine Aktivitäten in ein hoffnungslos verwirrtes Knäuel, bis er sich selbst nicht mehr dessen bewusst ist, was er tun möchte und wie er sich daran hindert." (F.P. ebd.)

Ziel der Therapie:
1. Bewusst machen der eigenen Bedürfnisse
2. Grenzen spüren lassen
3. Konfliktfähigkeit entwickeln

Mögliche Schwierigkeiten im Verlauf der Therapie:
Der Konfluente verliert sich und die anderen im undifferenzierten „Wir", das

nicht das Ergebnis von Kontakt ist, sondern dessen Vermeidung. Konfluente Menschen sind häufig sehr angepasste, „angenehme" Klienten. Es besteht immer die Gefahr, dass der Therapeut/in „eingewickelt" wird. So erläutert Perls selbst sein Modell der Neurose, wie er den Prozess der Abspaltung nennt. In seiner Sicht sind wir alle Neurotiker. Durch verschiedene Introjekte (unverarbeitete, gleichwohl übernommene Botschaften von Autoritäten) versuchen wir, in der Welt einen guten Eindruck zu machen, eine Rolle zu spielen, Klischees zu erfüllen. Sein Ziel ist es, Menschen dabei zu helfen, authentische Menschen (real people) zu werden. Manchmal arbeitet er mit gezielter Frustration (skilful frustration), um Menschen aus dem Panzer der gegenseitigen Erfüllung von Klischees, Normen und Erwartungen herauszulocken.

Sein ‚Gestalt-Gebet' lautet: „Ich bin ich, und du bist du. Ich bin nicht auf der Welt, um deine Erwartungen zu erfüllen, und du bist nicht auf der Welt, um meine Erwartungen zu erfüllen. Wenn wir uns begegnen, lass uns in Kontakt gehen, wenn nicht, kann man nichts machen."

Joop meint dazu: „Das ist ein kontrovers zu verstehender Satz. Fritz konnte Menschen verlassen, wenn er sich nicht mehr mit ihnen verstand, aber nicht jeder kann eine Beziehung so leicht aufgeben. Außerdem ist es klar, dass eine längere Beziehung nie ohne Probleme ist. Fritz hatte keine längeren Beziehungen."

In einer Gesellschaft, die vor lauter unausgesprochenen Normen und Erwartungen überquillt, wirken die Sätze von Perls wie Dynamit. Dementsprechend heftig ist die Reaktion auf Perls und seine Gefolgsleute. Sie werden gern als ‚Gestalt-Jerks' (vulg. Amerikanisch: Gestalt-Wichser) bezeichnet, und sie tragen durch ihre oft konfrontative Art manches dazu bei, dieses Klischee ihrerseits zu erfüllen.

Doch hören wir Joop zu: „Perls fragte: wer will arbeiten? Sehr schnell kamen die Menschen dann an tiefe Emotionen. Er wusste, wie das zu machen war. Das hatte Erfolg. Es war eine ganz andere Art der Therapie als bisher. Ich hatte in Amsterdam zunächst Aktives Zuhören nach Carl Rogers (Carl Rogers s.o.) gelernt. Dabei braucht man nicht mehr zu tun als, das Gesagte auf bestimmte Weise zu „spiegeln". Dadurch werden die emotionalen Anteile für den Klienten deutlich. Aber es war nicht genug für mich. Ich fühlte, es sollte mehr sein. Fritz machte das. Ich wollte das lernen und ging in Gestaltgruppen mit Fritz, Jim Simkin, John Enright. Ich war sehr angetan davon. Als ich einen Kurs über verschiedene Therapieansätze für die Universität machte, hatte ich ein großes Budget. Ich wollte Fritz Perls einladen und schrieb ihm einen Brief. Die Antwort war: ‚Ich tu es nicht, frage Jim Simkin. Fritz Perls.' Das war sein ganzer Antwortbrief. Dann habe ich Jim Simkin gefragt, und ich bat alle Leute, die als Dozenten an diesem Kurs teilnahmen, ihre Arbeit zu demonstrieren. Da war noch Stanley Keleman (s. o.) und viele andere. Der Kurs war sehr effektiv.

Doch zurück zu Fritz Perls. Ich erinnere mich an die erste Begegnung mit ihm. Ich war sehr beeindruckt, wie er in wenigen Minuten die Leute in einen empörten Zustand bringen konnte. In diesem Workshop waren vielleicht dreißig Leute und man sah andere Leute arbeiten. Ich habe nie den Mut gehabt, mit ihm zu arbeiten. Wenn der emotionale Durchbruch in der Arbeit nicht kam, sagte Perls: ‚Danke schön, geh auf deinen Platz.' Dann gab er eine Mini-Lektion. Er sagte, man soll keinen Scheiß (‚bullshit') oder Riesenscheiß (‚elephantshit') reden, dozierte dann über Fallensteller (‚beartrappers'), also Menschen, die den anderen manipulieren, indem sie sich z. B. hilflos stellen. Währenddessen saß der Mensch, der gearbeitet hatte, auf seinem Platz und hörte die Lektion von Perls über sein Verhalten. Auf den Einwand, dass das doch für den Betroffenen kränkend sein könnte, so entlarvt zu werden, sagte Perls lakonisch. ‚Das ist ihr Problem, wenn sie gekränkt sind, nicht meins. Sie haben es so gewählt. Das war nicht mein Spiel.'

Die Menschen waren über alle Maßen fasziniert von dem, was Fritz machte. Fritz war unantastbar. Fritz war der große Mann. Da fällt mir eine Geschichte ein", sagt Joop mit einem Schmunzeln. „In der Pause des Workshops war ich in der Kantine. Fritz war auch da. Er saß an einem Tisch, um zu essen, und der andere Stuhl war frei. Ich fragte: ‚Macht es dir etwas aus, wenn ich mich dazu setze?' Perls: ‚Ich bin nicht im Erlaubnis-Geschäft tätig.' Ich setzte mich, er guckte auf die andere Seite, ich sprach zu ihm, er antwortete nicht. Sagte nur: ‚Ich fühle nicht, dass ich sprechen wollte.' Nachher hörte ich, dass man sich nicht mit dem Gestalttherapeuten verbrüdern soll. Er hat seine Zeit, man soll ihn allein lassen. Auch andere Gestalttherapeuten praktizierten das so. Sie waren bei Workshops in den Pausen auf ihrem Zimmer. Sie waren unantastbar. Sie mussten schon in einem Workshop mit den anderen essen, das war schlimm genug. Diese Attitüde ging direkt auf Perls zurück, man nannte sie deshalb auch Gestalt-Jerks. Sie waren stolz, dass sie die Leute konfrontierten. Dabei übersahen sie, dass nicht alle Konfrontationen hilfreich für den Klienten waren. Ich hatte mal eine Frau aus Schweden hier im Center (Center for Human Communication) in Therapie, die ganz gebrochen aus einem Workshop wieder kam. Sie wollte stärker werden und wieder zurück gehen, um den Therapeuten zu konfrontieren. Sie wollte einen Abschluss für sich bekommen, nachdem sie auf dem Boden gewesen war. Sie war ein Jahr im Center, machte Familientherapie, ging wieder zurück und ist heute eine führende Familientherapeutin in Schweden. Sie ist wieder in den Workshop zu dem Therapeuten gegangen, hat ihn konfrontiert, und das hat sie sehr gut gemacht. Aber viele konnten das nicht."

Frage: „Was denkst du, Joop, was das Motiv bei Perls für seine Abstinenz war?

War es das Ausüben von Macht?"

Joop: „Ich weiß nicht genau, wie das kam. Er war ja von seiner Frau Laura getrennt, die in New York lebte, und als er im Sterben lag, wollte sie kommen. Er sagte: ‚Don't come' (komm nicht).

Als er im Hospital von Chicago war, hatte er eine Operation. Er setzte sich im Bett auf und schwenkte seine Beine über dem Boden. Da kam die Schwester und sagte: ‚Sie sollten das nicht machen, Dr. Perls.' Er hörte nicht auf sie. Sie kam wieder mit der Stationsschwester, die sagte das Gleiche: ‚Das sollten Sie nicht tun, Dr. Perls.' Er sagte: ‚Should, should, shit, shit' (sollte, sollte, Scheiß, Scheiß), fiel zurück und starb.

Ich weiß nicht, ob es wahr ist, aber es ist eine gute Geschichte. Für seine Frau Laura war es unmöglich, mit diesem Mann zu leben. Sie machte immer noch Versuche, mit ihm Kontakt zu kriegen.

Ich war in einem Workshop in Rotterdam im gleichen Gebäude wie Laura Perls. Wir saßen zusammen und Laura klagte, dass die Leute unglücklich waren, weil sie nicht mit dem leeren Stuhl arbeitete. Sie arbeitete mit den Leuten an ihrer Wahrnehmung im Hier und Jetzt, aber das war für die Teilnehmer nicht ‚Gestalt'. Was Fritz machte war ‚Gestalt'. Laura war verletzt.

Zu den Workshops von Perls kamen viele Leute. Es kamen professionelle Therapeuten aber auch Menschen, die Therapie haben wollten. Das war auch bei den Gestaltinstituten so. Die nahmen alle, weil sie niemanden beurteilen wollten. Es war ein demokratisches, anarchistisches System, es gab keine Abschlüsse oder ähnliches. Durch Perls wurde Gestalt zu einer richtigen Bewegung. Ein Vertreter der zweiten Generation ist Jim Simkin. Perls bildete selbst nicht aus, sondern man konnte nach Esalen gehen und mit Fritz in der Gruppe arbeiten. So wurde auch Simkin zum Gestalttherapeuten. In Esalen liefen damals vier Gruppen zur gleichen Zeit."

Der deutsche Weg zum Gestalttherapeuten sah in den 70er Jahren anders aus. Als ich (Lothar Kuschnik) mich 1976 beim „Fritz Perls Institut" zu einer Ausbildung in Gestalttherapie angemeldet hatte, musste ich an einem Auswahlseminar teilnehmen. Dort entschied der Lehrtherapeut, wer mit welcher Auflage (vorab Einzeltherapiestunden) die Ausbildung beginnen durfte.

Doch hören wir Joop weiter zu: „Es gab in San Francisco ein Gestaltinstitut, dort habe ich mal einen Workshop mit Jim Simkin mitgemacht. Er sagte zu mir: Du bist ein guter Mensch (good guy). Nun erzähle einem Teilnehmer, was für ein guter Mensch du bist. Und dem nächsten erzählst du das Gegenteil. Und dann wieder good guy, dann wieder das Gegenteil. Als ich die Hälfte der Gruppe hinter mir hatte, war ich völlig verwirrt und wurde böse. Meine ganze Bosheit kam heraus. Ich kämpfte körperlich mit dem dritten Menschen, dem ich gesagt hatte, ich sei ein guter Mensch. Das Kämpfen war in der Gruppe erlaubt. Später gab es in einigen Gruppen die Regel, dass niemand verletzt oder das Mobiliar nicht zerstört werden sollte. Als die Gruppe vorbei war, bin ich zum Strand gegangen und habe alles, was ich finden konnte, ins Meer geschmissen. Das war eine wichtige Erfahrung. Jim frage nicht, was ich arbeiten wollte, sondern gab mir diese Aufgabe. Seine Idee war, dass ich meine dunkle Seite unterdrückte, und er wollte mir einen Weg zeigen, diese Seite zu akzeptieren. Ich hatte mal einen Workshop mit verschiedenen Therapieverfahren an der Universität organisiert. Da hatte ich Perls eingeladen, aber Simkin kam (s. o.) Als wir zum Abendessen gingen, waren meine Frau Ilona und die Frau von Simkin dabei. Ich fragte anschließend im Auto: ‚Ich habe ein Problem mit meiner Frau, was kannst du dazu sagen, Jim? Er sagte: ‚Ja, das habe ich gesehen. Als sie herein kam, hast du eine Faust gemacht.‘ Ich habe aber mit ihm nicht daran gearbeitet.

Als Perls gestorben war, meinte Simkin: ‚Jetzt bin ich der beste Gestalttherapeut.‘ Wir saßen im Auto und plötzlich stoppte die Musik, fing wieder an, stoppte, fing wieder an. Ich wartete, bis es vorüber gehen würde. Jim sagte: ‚Ich versteh nicht, wie du da so ruhig abwarten kannst.‘ Er war ein ungeduldiger Mann. In dem Sinn auch ein Gestalt-Jerk. Simkin war ‚ganz Gestalt‘. Er hat nur Workshops gemacht. In Esalen hatte er ein Haus und folgte Fritz.“

Joops Resümee zur Gestalttherapie: „Von den Gestalttherapeuten lernte ich, ein Problem als das Wirken von zwei verschiedenen Kräften im Inneren des Menschen zu betrachten. Es ging dann darum, einen Dialog zwischen diesen beiden Kräften in Gang zu setzen. Und ich lernte aboutism (das Darüber-Reden) zu vermeiden und stattdessen direkt eine Aktion zu starten. ‚Rede nicht über deinen Vater. Setz ihn hier auf den Stuhl und sag es ihm.‘ Erschrocken war ich über die Haltung von vielen Gestalttherapeuten ihren Klienten gegenüber. Sie ließen alle Verantwortung beim Klienten und übernahmen nicht die Verantwortung, den Klienten auch zu beschützen. ‚Sie müssen lernen, sich den Arsch selbst abzuwischen (‚They got to learn to wipe their own ass‘)‘. Ich glaube, dass der Therapeut eine Verantwortung dafür hat, wie tief der Klient arbeitet. Ich fühlte mich bei den Gestalttherapeuten nicht zuhause, aber ich lernte viel.“

A Aktionstherapie VI
Geleitete Phantasie

Tschuang Tse träumte, er sei ein Schmetterling.
Als er erwachte, wusste er nicht, ob er ein Schmetterling sei,
der träumte Tschuang Tse zu sein oder Tschuang Tse,
der träumte, ein Schmetterling zu sein.

1. Was sind Geleitete Phantasien?

Eine Geleitete Phantasie ist ein Prozess, in dem eine Lebenssituation in der Vorstellung vergegenwärtigt wird. In der Psychotherapie geben diese Bilder wichtige Aufschlüsse darüber, welche Prozesse in einem Menschen vor sich gehen. Das gibt ihnen einen diagnostischen Wert.

Während der therapeutischen Begleitung können sich diese Bilder verändern. Eine Veränderung der Vorstellung weist auf eine Veränderung im inneren Prozess einer Person hin. Das ist der therapeutische Wert der Geleiteten Phantasie.

Dieser Abschnitt erklärt, wie man Geleitete Phantasien in der Einzeltherapie nutzen kann. Einige der beschriebenen Methoden sind auch bei Paaren oder in der Gruppentherapie anwendbar. So wie hier beschrieben, wurden sie von John Krop verwand, aber wir hoffen, dass jeder seinen eigenen Zugang und Stil findet.

2. Kreierung einer visuellen Metapher:

Liz leidet an Bulimie. Etwas drängt sie dazu, ständig zu essen. Das hat sie nicht unter Kontrolle. Der Therapeut bittet sie, in sich ein Bild aufkommen zu lassen, das diesen Drang darstellt. Es kommt eine widerliche kleine Kreatur hoch, die umher hüpft und schreit „Ich will, ich will, ich will!" Liz hasst diese Kreatur und will, dass sie verschwindet, was diese nicht tut. Der Therapeut hat nun die Aufgabe, sie bei der Arbeit mit diesem Bild zu unterstützen, Fragen zu stellen, einen Dialog einzuleiten, damit Liz die Botschaft des kleinen Störenfriedes versteht, sich letztendlich mit der kleinen Kreatur einig wird, diese zu integrieren lernt,.

An dieser Stelle sei angemerkt, dass solch scheinbar destruktive Gestalten, die in einer Phantasie auftauchen, grundsätzlich eigene ungelebte und ungeliebte Anteile verkörpern. Diese entfalten, sobald sie genügend gesehen, hinterfragt und angenommen wurden, überraschenderweise konstruktive Impulse für das Leben des Klienten. Und die Metaphern unterstützen den Zugang zu unseren „Schatten". Bei dem Gestalt- und NLP-Therapeuten Eric Marcus finden wir einen ähnlichen Zugang: „Metaphern helfen dem Bewusstsein, seine Kontrolle zu lockern, während unbewusste Kanäle der rechten Gehirnhälfte angeregt werden. Ich benutze verschiedene Formen der Metapher bei einem Klienten, zum Beispiel geleitete Phantasien und psychodramatische Strukturen. Im Psychodrama dient das körperliche Engagement als kinästhetische Metapher." (Eric Marcus S. 139)

Ein weiteres Beispiel aus der Praxis von John Krop:
Ich arbeite mit Jerry, einem 35 Jahre alten Ingenieur. Er steckt in einer Sackgasse. Er sagt, dass sein Leben nicht klappt und er etwas anderes leben wolle. „Ich bin Computeringenieur, und verdiene viel Geld. Aber noch einmal 30 Jahre lang dasselbe machen? Das kann ich mir nicht vorstellen."
Ich frage ihn, woran er dabei denke. Er sagt „Vielleicht könnte ich als Berater arbeiten; ich hab den Eindruck, dass ich die Zusammenarbeit von Menschen fördern kann. Ich bin ein guter Mediator, und ich frage mich, ob ich diese Fähigkeiten irgendwo umsetzen kann."
Wir besprechen seine Idee, und nach einer Weile frage ich, ob er auf eine andere Art an dieser Idee weiter arbeiten will. Er nickt etwas verwirrt.
„Ich schlage vor, dass wir eine Geleitete Phantasie machen, in der du einen Blick in die Zukunft machen kannst. Dabei solltest du dir vorstellen, dass du schon einige Entscheidungen getroffen hast, die dich befähigen, genau das zu tun, was du tun möchtest. Gefällt dir diese Idee?".
„Ja, aber ich habe so etwas noch nie gemacht."
„Gut, ich gebe dir ein paar Anleitungen, wie man so etwas macht. Bist du dazu bereit?".
„Ja."
„Gut. Wie weit in die Zukunft sollen wir gehen, ein Jahr, fünf Jahre?"
„Sagen wir mal drei."
„Okay. Jetzt gebe ich dir ein paar Anleitungen zur Entspannung, und dann begleite ich dich auf einer Zukunftsreise. Ich schlage vor, du setzt dich gemütlich in deinen Sessel, mit beiden Füßen auf dem Boden und lässt dich vom Sessel und vom Boden tragen. Wenn du deinen Kopf gegen die Wand lehnen willst, dann tu das. Wenn du deine Augen schließen willst, dann tu das auch."
Ich gebe ihm ein paar Hinweise für seinen Atem und für seine Körperentspannung; dann beginne ich die eigentliche Phantasie.
„Es ist Nachmittag an einem Freitag im Oktober in drei Jahren, und du machst gerade deine Arbeit, auf die du dich vorbereitet hast. Du siehst dich jetzt mitten in dieser Arbeit. Schau, wo du dich befindest. Was ist das für ein Ort? Geh umher und schau dir alles an, was da ist. Wenn du willst, fasse Sachen an, mache dich mit dem Ort vertraut."

Ich warte eine Weile, um ihm Gelegenheit zu geben, sich umzuschauen, und als ich spüre, er hat genug gesehen, frage ich ihn, was er jetzt sieht. Er antwortet: „Ich bin in einem Konferenzraum, und ich unterhalte mich mit einigen Leuten, es sind allem Anschein nach Manager und leitende Angestellte. Oh ja, es sind Leute aus dem mittleren Management und leitende Angestellte, und sie diskutieren über Probleme mit der Arbeitsmoral in einer der Abteilungen."

„Okay", sage ich, „beobachte weiter, was passiert und schau, was sich entwickelt." Dann warte ich eine Weile, um ihm die Möglichkeit zu geben, zu erleben, was da los ist. Dann frage ich wieder: „Was passiert jetzt?"

„Sie reden noch immer miteinander. Es scheint, als würden sie sich gegenseitig beschuldigen. Ich habe den Eindruck, dass sie auf diese Weise nicht weiterkommen."

Ich sage „Schau, was als nächstes passiert."

Jerry sagt: „Ich warte... Mir scheint es effektiver zu sein, noch ein bisschen länger zu warten, bis sie merken, dass sie sich festgefahren haben."

„Okay."

Nach einer Weile frage ich wieder: „Was passiert jetzt?"

„Oh, ich bin gerade dabei zu intervenieren; ich sage den Managern ‚Ich habe verstanden, was Sie meinten', und dann fasse ich zusammen, was sie gesagt haben.

Dann sage ich zu den leitenden Angestellten ‚Ich verstehe, was Sie meinen', und dann fasse ich ihre Seite zusammen und stelle dann fest, dass sie offensichtlich miteinander eine Meinungsverschiedenheit haben."

Nun frage ich Jerry, wie es ihm dabei geht.

„Gut", sagt er. „Sie hören mir zu und achten auf das, was ich ihnen sage. Ich habe den Eindruck, dass ich eine wertvolle Arbeit leiste."

Ich arbeite mit ihm auf diese Art weiter, d. h. ich bitte ihn immer wieder um Mitteilungen über seine Beobachtungen während dieser Zusammenkunft.

Dann bitte ich ihn, in sein Büro zu gehen und sich dort umzuschauen. „Erkennst du irgendwas? Spür den Fußboden. Schau, was an den Wänden ist. Und guck dir an, was für Möbel du hast usw."

Dann bitte ich ihn, sich in seinem Büro hinzusetzen und in seiner Erinnerung zurückzuschauen, was in der vergangen Woche passiert ist, während er diese Arbeit gemacht hat.

Als nächstes bitte ich ihn, sich in seinen Wagen zu setzen, nach Hause zu fahren und sich an dem Wohnort zu sehen, wo er lebt und zu erfahren, was dort passiert: „Haben irgendwelche Veränderungen stattgefunden? Wie wirst du begrüßt? Wie geht es jetzt deiner Familie?"

Nachdem er so durch einen ganzen Tag in seiner Zukunft gegangen ist, bitte ich ihn, aus der Zukunftsperspektive heraus auf die Hindernisse zurückzuschauen, die er überwunden hat, und wie er sie überwunden hat.

Er erzählt mir, dass er als erstes an einigen Trainings über Kommunikations-methoden und Mediation teilgenommen hat. In einem dieser Kommunikati-onskurse hat er als Co-Trainer gearbeitet. Dann hat er einigen Organisationen, denen er angehört, seine Dienste angeboten: Der Kirchengruppe, die einige Schwierigkeiten hatte und einer Bürgergruppemit inneren Konflikten. Dann hat er das Management seiner Gesellschaft wissen lassen, dass er an einer Arbeit im Mediationsbereich interessiert sei. Das brachte nichts; aber er ar-beitete ein wenig mit anderen Organisationen, die er kannte, und von deren Schwierigkeiten er wusste. Schließlich wechselte er zur Personalabteilung im Hauptbetrieb seiner Gesellschaft.

Zum Schluss bitte ich ihn, noch weiter in die Zukunft zu gehen, d. h. sich den Oktober drei weitere Jahre später anzuschauen. Da sieht er sich als selbstän-digen Berater, der von Gesellschaften bei interpersonellen Konflikten gerufen wird. Und er kann sich weiterhin vorstellen, dass er auf längere Sicht Verträge bei verschiedenen Gesellschaften mit Problembereichen bekommen wird, um dort potentielle Schwierigkeiten anzugehen, bevor diese akut werden.

An dieser Stelle frage ich Jerry, ob er bereit sei, in diesen Raum und in die Gegenwart zurückzukommen. Er hält inne, öffnet die Augen, und nach einem nachdenklichen Schweigen unterhalten wir uns darüber, was er von seiner geleiteten Phantasie gelernt hat.

Dadurch, dass Jerry seine Vorstellungen in der Geleiteten Phantasie direkter erfahren konnte, bekam er eine viel lebendigere Vorstellung von einem mög-lichen Berufswechsel, als bloß darüber zu reden. Klienten und Therapeuten vergessen häufig Einzelheiten ihrer Gespräche, aber wir vergessen ganz selten das, was in einer Geleiteten Phantasie passiert.

3. Phantasietypen

Abhängig von den Problemen der Klienten kann man verschiedene Typen Geleiteter Phantasie anbieten. Zuweilen hängt ein Klient mit einem Problem aus seiner Kindheit fest. Dann ist es sinnvoll, die „Kindheitsphantasie" zu benutzen, eine Phantasie mit fest vorgegebenem Szenario.

Wenn ein Klient eine schlechte Vorstellung von seinem eigenem Körper hat, kann man die „Körperphantasie" benutzen, auch eine Phantasie mit einem festen Szenario.

Es kann auch sein, dass ein Klient auf alte Vorstellungen von sich fixiert ist und ein differenziertes Selbstbild entwickeln sollte. In diesem Falle bietet sich die „Zukunfts- oder Idealphantasie" an.

Wieder andere Klienten kommen nicht weiter, weil sie von einer früher ge-

machten traumatischen Erfahrung nicht loskommen; dann kann eine Phantasie angezeigt sein, die diese alte Erfahrung zu einem guten Ende bringt.
Menschen mit Höhenangst, Flugangst, Klaustrophobie, usw. können von Phantasien profitieren, in denen sie lernen, besser mit ihrer Angst umzugehen.
Wenn keine dieser Phantasien passt, kann man eine frei fließende Phantasie benutzen. Man bittet dann einfach die Klienten, ein Bild aufkommen zu lassen, das ihr derzeitiges Gefühl oder Befinden, mit dem sie sich herumschlagen, repräsentiert. Dann arbeitet man mit dem Bild, das aufkommt.
Zum Schluss seien noch die heilenden Phantasien erwähnt; diese benutze man bei Klienten mit körperlichen Symptomen oder Stress.
Diese Differenzierung zwischen Typen von Phantasien ist allerdings ziemlich schematisch. Viel wichtiger als eine genaue Unterscheidung ist die Entwicklung einer Sensibilität für das, was in angemessener Weise in einer bestimmten Situation gemacht werden sollte.
Untersuchungen auf dem Gebiet der Hirnforschung weisen darauf hin, dass innere Bilder, im Gegensatz zum rationalem Denken und rationalem Sprachgebrauch, in der rechten Hirnhälfte stattfinden. Wenn in der Therapie beide Hirnhälften angesprochen werden, werden die Klienten ganzheitlicher angesprochen. Von daher gesehen erscheinen Geleitete Phantasien ein effektives Mittel zu sein, auch die Fähigkeiten der nicht dominanten rechten Hirnhälfte einzubeziehen. Auch die Hypnose basiert auf der Nutzung beider Hirnhälften.

4. Wozu dienen Geleitete Phantasien?

Natürlich könnte man die Frage stellen: Wozu sind Phantasiereisen nötig? Warum nicht einfach mit den Klienten reden?
Die Antwort ist: Viele unserer inneren Programmierungen sind auf einer irrationalen Bewusstseinsschicht verankert. Eine rationale Besprechung unseres Verhaltens und unserer Überzeugungen geht nicht tief genug. In geleiteten Phantasien können wir unseren rationalen Kontrollen und unserer Zensur entwischen, dadurch viel umfassenderes Bild davon bekommen, was wirklich mit uns los ist. Würdest du z. B. gebeten, dein Leben zu beschreiben, würdest du höchstwahrscheinlich eine Geschichte erzählen, die im Wesentlichen deine ohnehin eingefahrenen Überzeugungen verstärken (so, als ob du immer wieder die gleiche DVD in den Recorder schieben würdest). Bittet man dich indes, ein Bild aufkommen zu lassen, in dem du in einem Garten bist ...
Wenn du Lust hast, versuche es einfach einmal und gehe direkt in eine Miniphantasie. Es geht los: Lass in deinem Geist das Bild eines Gartens aufkommen. Warte, bis dieses Bild erscheint; schließe deine Augen, falls dir

das hilft - wenn du diesen Garten siehst, schau ihn einfach eine Weile an - lasse ihn auf dich wirken. Und jetzt schau dir alle Details an. Siehst du ein Bild? Was sagt dieses Bild eines Gartens über dich aus? Siehst du z. B. einen Gemüsegarten oder einen Garten mit lauter jungen Sprossen, die alle noch nicht richtig aus der Erde gekommen sind? Oder siehst du ein Fläche, das gerade umgegraben wurde? Einen romantischen Garten? Einen Garten, den du schon kennst? Eine Veranda mit einer Geländer-Bepflanzung oder einen geräumigen, großen Garten? Wie dem auch sei, vielleicht gibt es in einer Ecke deines Gartens eine geheimnisvolle Stelle, wo du noch nicht so oft gewesen bist. Ist dein Garten leer oder chaotisch oder ordentlich oder überwuchert? Und wie fühlst du dich in deinem Garten? Bist du entspannt? Kannst du ihn genießen? Bist du darin glücklich? Hast du das Gefühl, er gehört zu dir? Steht es an, etwas in deinem Garten zu arbeiten? Dürfen andere rein kommen? Gibt es klare Grenzen? Ist dein Garten zu groß oder zu klein?

Sagt dieser Garten etwas über deine Lebenseinstellung aus? Ich vermute, dass du beim Blick in deinen Garten einige wichtige Verbindungen entdeckt hast. Dich in die Vorstellung ‚Garten' einzulassen, hat für dich charakteristische Bilder in dir auftauchen lassen, die etwas über dich aussagen. Das an sich ist schon sehr wichtig. Wir können daraus entnehmen, wo wir gerade in unserem Leben stehen und was gerade in und mit uns passiert. Würden wir weitergehen, könnten wir z. B. diese Bilder lenken und, ohne sie zu verstehen oder zu analysieren, tiefer in sie hineingehen. Wir könnten zwischen den aufkommenden Symbolen Interaktionen kreieren. Wir haben eine Möglichkeit gewonnen, den symbolischen Wert der Bilder zu integrieren. Wenn unsere Vorstellung etwas vergegenwärtigt, was im Leben nicht zu einem guten Ende gebracht worden ist, dann können wir es in der Phantasie vollenden.

Eine Phantasie entspricht einer „wirklichen" Erfahrung (einer Erfahrung mit Wirkung). Da, wo wir in einer Geleiteten Phantasie festhängen, kommen wir wahrscheinlich in der Realität auch nicht weiter. Was wir in der Phantasie lösen können, können wir möglicherweise auch ins „reale" Leben umsetzen. Denn in der Phantasie projizieren wir symbolisch unsere Lebenssituation. Der Therapeut kann auf diese Weise dem Klienten helfen, mit seinen Symbolen zu arbeiten, damit folgende Ergebnisse erreicht werden:

a. Erkenntnis und Klärung der Mechanismen in bestimmten Bereichen des Verhaltens
b. Das phantasierte Bild und das, wofür es steht, können von den Klienten unbedingt als positiver (An-)teil ihrer selbst erlebt und akzeptiert werden.
c. Integration dieser neu gewürdigten Anteile in ihrer vollen Bedeutung durch den Klienten.

5. Gefahren und Kontraindikationen

Manchmal kommen Klienten in einer gelenkten Phantasie zu - wenn auch in der Regel stimmigen - so doch sehr unangenehmen Entdeckungen über sich selbst. Sie werden von starken Gefühlen berührt, fühlen sich bedrückt, ängstlich, traurig usw. Das muss nicht als schlechtes Ergebnis betrachtet werden. Das kann in jeder Therapie, egal nach welcher Methode, vorkommen. Unsere Einsichten sind nicht immer angenehm. Es bedeutet nur, dass Geleitete Phantasien wirksame und tiefgreifende Mittel sind und mit Respekt und Sorgfalt angewandt werden müssen.

Die Erfahrung zeigt, dass sich die Klienten selbst von den Dingen fernhalten, mit denen sie noch nicht umgehen können. Eine Gefahr besteht nur darin, dass man Klienten vorwärts drängt, wenn sie in Geleiteten Phantasien zögern. Jede Form von Widerstand muss respektiert werden. Widerstand ist ein sehr nützlicher Hinweis des Organismus, dass er noch nicht bereit ist, sich auf das einzulassen, was gerade an die Oberfläche kommt; vorher muss noch irgendetwas anderes geschehen, bevor diese Sache bearbeitet werden kann. Bei der Vorstellung des Leitens (Geleitete Phantasie), hat man leicht das gängige Bild, dass der „Leiter" ein bisschen vorausgeht und die geleitete Person ein bisschen hinter sich her zieht. Das ist aber nicht Krops Bild von Lenken oder Leiten in einer Phantasie. Er versteht sich als Begleiter.

„Ich habe folgendes Bild: Ich gehe hinter der Person her und habe eine Hand auf ihrer Schulter und folge ihr. Wenn sie anhält, merke ich es. Dann halte ich auch an und frage: ‚Was nimmst du wahr?' - ‚Möchtest du das näher untersuchen?' - ‚Was passiert jetzt gerade?' - ‚Möchtest du weitergehen?', - ‚Okay." - Und dann: ‚Was möchtest du jetzt?' - ‚Okay'.

Dadurch bin ich in der Lage, die drei gefährlichsten Fallgruben bei Geleiteten Phantasien zu vermeiden:
1. dass man zu viel will,
2. dass man es zu schnell will und
3. zu meinen, man müsse dem Klienten irgendwo durchhelfen.

Wenn z. B. eine Person ein besonderes Bild, z. B. einen Tunnel bekommt, ist es schon eine Versuchung, ihr vorzuschlagen, da reinzugehen und zu sehen, wohin der Tunnel führt. Das tue ich nicht. Wenn jemand einen Tunnel sieht, dann frage ich ihn, wie es ihm dabei geht und dann, was er damit tun will. Vielleicht will er rein gehen. Vielleicht aber will er auch vorbeigehen. Jede Richtung ist für mich in Ordnung. Wenn er nicht weiß, was er will, dann bitte ich ihn, einfach zu warten, um zu sehen, was dann kommt. Hat er sich dann entschieden, was er will, folge ich ihm wieder."
Für diese therapeutische Haltung hat Sheldon B. Kopp das Bild der Pilgerschaft entworfen, auf der sich sowohl der Klient als auch der Therapeut befinden: „Stattdessen kann ich ihn (den Klienten) auf seiner Pilgerschaft begleiten, aber mehr als ein weiterer, erfahrenerer Pilger und nicht als Führer." (Sheldon B. Kopp, Seite 59)
Sheldon Kopp beschreibt auch, wie schwierig es ist, diese Haltung ständig beizubehalten, weil die Klienten vom Therapeuten Führung erwarten. Sie „glauben beharrlich, ich sei schon erlöst, denn wenn es nicht so wäre, wie könnte ich dann sie erlösen?" (ebda. Seite 118)
Sehr häufig wird die Meinung vertreten, dass Geleitete Phantasien nicht bei akut psychotischen Menschen Anwendung finden sollten. Psychotiker halluzinieren sowieso genug, heißt es. Andererseits hört man auch von Therapeuten, die in der Arbeit mit Psychotikern zu Hause sind, dass sie mit ihnen im Stil von Ronald D. Laing, dem Begründer der ‚interpersonalen Phänomenologie' in der Psychiatrie arbeiten. Dieser dem Existenzialismus und der Phänomenologie verpflichtete schottische Psychiater vertritt die Hypothese, dass eine psychotische Episode eine wichtige Mitteilung vom Organismus ist, die nicht unterdrückt oder vermieden werden sollte, sondern mit der gearbeitet werden könnte. Das heißt, dass Halluzinationen ebenso wie Phantasien von diesen Therapeuten ernst genommen werden und sinnvoll für die Durcharbeitung einer psychotischen Episode genutzt werden können.
John Krop und auch wir haben nicht genug Erfahrung, um dieser Auffassung zuzustimmen oder zu widersprechen. Aber wir haben keinen Fall erlebt, wo Geleitete Phantasien einen psychischen Schaden angerichtet hätten.

B Biographie VI
Ein Koffer und 50 $ - zum ersten Mal in den USA

Zum Studium nach Amerika zu gehen, ist für einen jungen Niederländer Anfang der fünfziger Jahre sehr ungewöhnlich. Joop ist getrieben von dem Wunsch, seiner guten theoretischen Ausbildung den praktischen Teil hinzuzufügen. Er will unter Supervision arbeiten. Zwei Mitstudenten hatten ihm von der Möglichkeit erzählt und dabei den Namen Gisela Konopka erwähnt. Gisela Konopka war eine in die USA emigrierte deutsche Therapeutin und bekannte Supervisorin.

An einem Tag im Juli 1955 geht er an Bord eines Frachtschiffs und fährt von Rotterdam nach Boston über „den großen Teich". Den Augenblick, als er die Gangway hinaufgeht und Frau und Kinder am Kai zurücklässt, erinnert er als „etwas dramatisch." Er ist der einzige Passagier an Bord, isst mit den Offizieren und schläft in der Kajüte des Lotsen, der an Bord kommt, wenn das Schiff sich dem Hafen nähert. Zu Beginn ist er etwas seekrank, als das vergeht, ist die Reise sehr angenehm. Seine Frau Ilona ist inzwischen auch Sozialarbeiterin und arbeitet in einer Einrichtung für Mädchen. Ihre Kinder kann sie zum Arbeitsplatz mitnehmen. Als er in Boston ankommt, steht er mit seinem Koffer und einer Barschaft von 50 Dollar am Busbahnhof. Er sieht nicht viel von der Stadt, nimmt den Greyhound-Bus nach New York und wohnt dort zunächst bei Freunden. Nach drei Tagen zieht er in ein Bürgerhaus. Sein Englisch ist noch nicht so gut. Lachend erinnert sich Joop, wie er sich bei einem seiner Streifzüge durch die Stadt wundert, als er an einer Tankstelle das Schild: „Restrooms" sieht. Er denkt: die Leute reisen hier so viel, dass sie Räume zum Rasten (to rest) brauchen. Später lernt er, dass mit „Restrooms" die Toiletten gemeint sind.

Schnell droht seine Reisekasse von 50 Dollar zur Neige zu gehen, und so fährt er mit dem Bus nach Chicago. Sein Proviant ist Brot und weiche Bananen. Vorher hatten seine Freunde gesagt, „Joop, das ist eine schöne Reise", aber er ist so fixiert auf sein Ziel, dass er kaum einen Blick für die Schönheit der Landschaft hat. In Chicago bekommt er eine Stelle als Jugendarbeiter in einem Jugendcamp. Er verdient etwas Geld und arbeitet gern in dem Camp am Fox River mit den 10 - 12jährigen Jungen aus sozialschwachen Chicagoer Familien. Beim abendlichen Vorlesen lachen sie manchmal über seinen „komischen" Akzent, aber „es ist ok." Die Jungen sind jeweils zwei Wochen in Ferien und Joop bringt ihnen Schwimmen und Kanufahren bei. Nach vier Wochen hat er etwas Geld verdient und es geht weiter mit dem Greyhound - Bus nach Minneapolis in Minnesota. In Minneapolis will er zur Universität gehen, um endlich „Hands on Training" zu bekommen, Handwerkszeug für die praktische Sozialarbeit. Die Universität ist offen für ausländische Studenten und hilft ihnen bei der Suche nach einer Unterkunft und der Organisation des Lebens. Es werden auch Veranstaltungen organisiert, damit sich die ausländischen Studenten kennenlernen können. Joop bekommt eine „amerikanische Schwester" (Ansprechpartnerin), die verantwortlich dafür ist, ihm zu helfen.

Joop wohnt wieder in einem „Bürgerhaus", wo er Cliquen von Jungen betreut, die in sozialschwachen Familien der Nachbarschaft leben und zweimal pro Woche in das Haus kommen. Er wohnt kostenlos und bekommt ein Honorar für seine Arbeit. Die Begeisterung der Jungen für Elvis Presley teilt Joop zwar nicht, aber er kommt gut mit ihnen aus.

Joop studiert 1955-1957 u. a. bei Gisela Konopka und lernt bei ihr sowohl Gruppen-(dynamische) Arbeit als auch Fallarbeit kennen. Anhand von Fällen analysiert Konopka mit ihren Studenten die Interventionsschritte des Sozialarbeiters.

C Quellen der Aktionstherapie
Psychosynthese - Roberto Assagioli

Die Psychosynthese, als eine Form der transpersonalen Psychologie, wurde von dem italienischen Psychiater und Neurologen Roberto Asssagioli (1888 - 1976) aus Florenz entwickelt. Sie sieht die Psyche des Menschen als ein Zusammenspiel verschiedener Subpersönlichkeiten. Assagiolis Absicht war es, die Psychoanalyse Freuds mit spirituellen Weisheitstraditionen verschiedener Religionen und anderen therapeutischen Ansätzen zu verbinden. Neben der Psychoanalyse war er beeinflusst durch die Gedanken von Carl Rogers, Fritz Perls, Kurt Lewin, Erich Fromm, um nur einige zu nennen. Assagioli wollte die Gebundenheit des Menschen über die biologische Dimension hinausführen. Sein Anliegen war es, eine Theorie zu erarbeiten, in der neben Methoden der intrapsychischen Bearbeitung menschlicher Konfliktszenarien auch Raum sein sollte für eine Sichtweise des Menschen, die seine spirituelle Suche einschließt, ihn einer „höheren" Dimension öffnet. So war Assagioli mit den Lehren der christlichen Mystiker wie Meister Eckhart ebenso vertraut wie mit der jüdischen Kabbala oder der klassischen griechischen Philosophie. Die klassische Sicht der Psychoanalyse, den Menschen als ein von seinen unbewussten Trieben beherrschtes Wesen zu sehen, war Assagioli zu eng. Er wollte das Streben nach Sinn und Liebe, nach Weisheit und das Ausleben von Kreativität unbedingt in seine Sicht vom Menschen und seiner inneren Wirklichkeit einbeziehen. Dementsprechend definierte er in Erweiterung der Psychoanalyse das Unbewusste nicht nur als „tieferes Unbewusstes", sondern auch als „mittleres und höheres" Unbewusstes. Die drei Dimensionen des Unbewussten und das Bewusste (Ich) sind im Prinzip des Selbst als integrierende Kraft mit einander verbunden. Dieses Selbst ist in der Lage, ein „höheres Selbst" zu entwickeln, das dem Menschen hilfreich bei der Entfaltung seiner ungenutzten Potentiale ist. Der Therapieansatz der Psychosynthese will durch verschiedene Verfahren den Austausch des Bewussten mit dem Unbewussten fördern. Dabei ist die Geleitete Phantasie ein Verfahren.

Doch hören wir Joop zu, wie er von seinem Kontakt mit der Psychosynthese erzählt:

„Mein Training in Psychosynthese begann mit Jim und Susan Vargiu, das war 1964.

Von der Psychosynthese habe ich den Gebrauch der Geleiteten Phantasien gelernt.

Jim war der Theoretiker und Susan machte mehr die praktische Arbeit. Ich fand die Theorie der Subpersönlichkeiten und des Höheren Selbst wertvoll. Das ‚höhere Selbst' kann beobachten, was das Selbst tut. Es ist in der Lage, objektiv da zu sein und zu sehen, was jetzt nötig ist. Es hat die Fähigkeit zum Überblick. (Wir werden das in der Geleiteten Phantasie mit Marie sehen, wie das ‚höhere Selbst' dem kleinen Mädchen von damals hilfreich zur Seite steht.) Das ‚höhere Selbst' kann auf eine Metaebene zum Geschehen gehen, andere haben es das „observierende Selbst" genannt. In dieser Funktion habe ich die Methode des „höheren Selbst" auch in der Therapie gebraucht. Die Vargius haben auch mit anderen Materialien (Spontanes Schreiben und Malen, Aufstellungen etc.) gearbeitet. Aber meistens haben sie Geleitete Phantasien benutzt. Ich habe einen Workshop bei ihnen in San José gemacht. Später habe ich sie nicht mehr gesehen. Sie haben nicht so viel Publikum angezogen wie Perls oder Virginia Satir."

„Psychosynthese hat eine theoretische Idee über den Menschen, die habe ich nicht gebraucht", sagt Joop in seiner bekannten pragmatischen Art. „Ich habe mit Jan Taal in Amsterdam gearbeitet und mit Ferucci, dem Unterkönig der Psychosynthese. Er hat direkt bei dem König der Psychosynthese, Assagioli, in Florenz studiert. Den habe ich allerdings nie gesehen. Ich wollte mal, aber das ging nicht."

Ich könnte euch jetzt mit unserem Buchprojekt durch eine zukunftsorientierte Geleitete Phantasie führen. Stellt euch vor, ihr habt das fertige Buch in euren Händen. Schaut euch das Buch mal an. Jetzt öffnet das Buch und seht nach, was im Inhaltsverzeichnis steht. Jetzt lies mal ein bisschen im Buch. Jetzt geht wieder zurück. Was habt ihr gemacht, um es so zu machen? Was hat jeder beigetragen? Wo habt ihr zugestimmt? Was habt ihr weggelassen? So bekommt ihr ein Bild, wie man mit Geleiteten Phantasien arbeiten kann.

Als ich mit Ferucci gearbeitet habe, war ich Single, lebte allein. Ich wollte an dieser Situation meines Alleinseins arbeiten. Ich wollte wieder eine Beziehung haben. Aber zunächst musste ich mein Alleinsein annehmen. Das war mein Anliegen. Ferucci hat mich dann in eine Geleitete Phantasie geführt, in der ich suchte. Ich war in einem Wald, und ich suchte nach einer Beziehung und begegnete einer Frau." Joop erinnert sich ganz mühelos an die Bilder von damals, obwohl sie vierzig Jahre alt sind. Das zeigt die Intensität und Wirkmächtigkeit der Geleiteten Phantasien. Hören wir weiter zu: „Die Frau und ich liefen zusammen. Das sieht sehr einfach aus, aber es war sehr wichtig für mich zu der Zeit."

Joop erläutert jetzt die Schritte der Geleiteten Phantasie.
1. „Ich definiere mit dem Klienten ein Anliegen.
2. Ich frage: ‚Willst du daran arbeiten?'
3. Lass ein Bild aufkommen, das dieses Anliegen repräsentiert, ohne ein Bild zu forcieren, oder zu machen.
4. Dann warte ich und frage irgendwann: ‚Und was siehst du nun?'

> Dann habe ich vier Stufen:
> 1. Beschreibe mir, was du siehst.
> 2. Was fühlst du, wenn du das siehst?
> 3. Lass das Bild sprechen. Frage, was das Bild macht.
> 4. Interaktion zwischen dir und dem Bild.

Als ich anfing, gab ich den Klienten Bilder vor. Aber ich wollte den Klienten mehr Raum geben, ihre eigenen Bilder zu entwickeln."

Arbeit mit Stanley Keleman: „Mir fällt eine Geschichte ein", sagt Joop. „Ein Freund, Therapeut, arbeitete mit Keleman. Der hatte Ärger. Als Keleman in Ferien war, kam er zu mir. Wir arbeiteten zusammen. Ich bat ihn, ein Bild zu seinem Ärger aufkommen zu lassen. Das war eine ganz andere Arbeit, als er gewöhnt war. Er sieht einen Vulkan. Darunter ist Feuer. Aber der Vulkan hat einen Deckel auf dem Feuer. Also: beschreib das Feuer. Was siehst du nun? Sag mir mehr. Wie groß ist das Feuer? Wie ist die Farbe? - Ich frage ganz detailliert, um das Bild klar zu machen. - Er ist fasziniert von dem Deckel. ‚Sieh den Deckel an und beschreib ihn. Was hat er dir zu sagen? Was macht der Deckel?' Er sagt: ‚Ich beschirme dich vor dem Feuer.' ‚Kannst du eine Antwort geben?' Die Antwort: ‚Danke schön. Aber ich weiß nicht, ob ich darauf vertrauen kann, dass du immer dem Feuer Stand hältst.' - ‚Was willst du nun sagen?' Dann machen wir dasselbe mit dem Feuer. Wie groß ist das Feuer? Wie heiß? Was hat es zu sagen?

Feuer: ‚Ich bin da, und du sollst mich kontrollieren, oder ich vernichte dich.' Ich kann jetzt auch die vier Fragen (s.o.) mit dem Feuer machen. Dann frage ich: ‚Was willst du nun tun?' ‚Ich will wegrennen.' ‚O.k. Geh.' Oder: ‚Ich will näher kommen.' Wenn er wegrennt, exploriere ich auch weiter: ‚Wo bist du nun?' - ‚Ich sitze unter einem Baum.' Ich folge immer der Person. Mein inneres Bild dazu ist: Ich stehe hinter der Person und beobachte, was sie macht. ‚Du machst nichts, du stehst hier. O.k.'

Das ist meine Weise mit dem Klienten zu arbeiten. In Verbindung bleiben aber nicht leiten. Ich nenne es ‚folgend leiten'. Ich frage viel: ‚Was geschieht nun?' Das ist meine Position als Therapeut mit der Person. Wenn da ein emotionaler Ausbruch beim Klienten ist, gehe ich nicht darauf ein. Ich sehe das als ein Bei-Produkt. Aber das Hauptprodukt ist immer noch die Geleitete Phantasie. Ich verlasse die Geleitete Phantasie nicht gern."

Arno fragt: „Was machst du, Joop, wenn du eine Emotion beim Klienten siehst, die er aber noch nicht ausdrücken kann? Unterstützt du dann den Ausdruck?"

Joop: „Ich warte, bis es vorbei ist, denn die Emotion ist nicht die Hauptsache. Was anderes ist es, wenn die Emotion so stark ist, dass ich nicht weiter gehen kann. Dann muss ich fragen: ‚Sollen wir nun die Phantasie verlassen und mit der Emotion weitergehen?' Daraus könnte eine neue Phantasie entstehen. Auf die vier Fragen komme ich immer zurück. Das ist mein innerer Fahrplan. Ich sitze immer an der linken Seite des Klienten. Als ich das zu Bandler und Grinder sagte, antworteten sie: ‚Ja, das macht Sinn.' Ich habe das intuitiv getan. Ich sitze neben dem Klienten, relativ nah. Wenn da traumatische Bilder auftauchen, kann ich dem Klienten meine Hand geben."

A Aktionstherapie VII
Verschiedene Phantasien

1. Phantasien mit vorgegebenem Szenario

In diesen Phantasien wird der Klient durch ein vorgegebenes Thema geleitet. Das sind in der Durchführung für den Therapeuten die einfachsten Phantasien. Wir können bei ihnen vier Phasen unterscheiden: Vorbereitung, Induktion, die eigentliche Phantasie, Nachbesprechung (Rehash).

Beispiel: Das Kind, das du einmal warst
Je nachdem ob du diese Erfahrung genießen, oder sie so schnell wie möglich hinter dich bringen willst, kannst du diese Phantasie überfliegen oder dich dafür entscheiden, sie Schritt für Schritt selbst zu erleben. Kannst du, lieber Leser, daran, wie wir das gerade ausgedrückt haben, erkennen, was wir selbst bevorzugen? Und wie steht es mit dir?

Vorbereitung:
In dieser Phantasie hast du die Möglichkeit, auf deine Kindheit zurückzuschauen, um zu sehen, welchen Einflüssen du ausgesetzt warst, und wie du geprägt worden bist. Und wenn du willst, kannst du deine Prägung verändern oder ihr zustimmen.

Induktion:
Gestatte dir, dich so bequem wie möglich hinzusetzen, stell deine Beine nebeneinander, spür deine Füße in gutem Kontakt zum Fußboden, lasse dich vom Sessel und vom Boden tragen. Nimm deinen Atem wahr, ohne ihn zu verändern. Nimm einfach wahr, wie er kommt und geht. Und lass los, soweit du willst.

Die Phantasie selbst:
Sieh dich auf einem Bergweg gehen. Schau dich um, nimm genau wahr, was du siehst, was du hörst, was du riechst. Spür den Boden unter deinen Füßen auf diesem Weg, nimm die Landschaft in dich auf. Auf der Hälfte des Weges zur Höhe findest du einen Platz zum Rasten, und da hältst du an. Während deiner Rast nimmst du den Ort wahr und erlebst ihn. Du siehst die Umgebung, du hörst die Geräusche, du spürst den Boden, du riechst die Luft und du lässt diesen Ort in allen Einzelheiten auf dich einwirken. Nach einer Weile ist es Zeit, deinen Weg fortzusetzen. Vorher aber schau dich um, schau den Weg hinunter, den du hinauf gekommen bist. Und du wirst ein Kind den Berg

hinauflaufen sehen. Als es näher kommt, siehst du, dass du es bist, als du noch ein Kind warst. Das Kind kommt jetzt noch näher und bleibt vor dir stehen. Es schaut dich an. Du schaust es auch an. Nimm wahr, was in dir vorgeht. Welchen Eindruck macht das Kind auf dich? Was drückt seine Haltung aus? Wie ist sein Gesichtsausdruck? Seine Augen? Wie steht das Kind auf seinen Füßen? Du fragst dich, was in dem Leben dieses Kindes wohl vorgeht? Was es für eine Mutter hat es wohl? Welche Botschaft empfängt es wohl von der Mutter über das Leben und was man davon erwarten kann? Über das Wesen der Frauen, und was sie zu tun haben. Und über das Leben der Männer, und was sie zu tun haben. Und darüber, wie Kinder sein sollten. Wie sollte dieses Kind wohl sein. Welche Gefühle hat dieses Kind wohl gegenüber seiner Mutter? Und wie ist der Vater? Welche Botschaften gibt der Vater über das Leben und was es bedeutet? Über das Wesen eines Mannes, und was er zu tun hat? Über das Wesen der Frauen und was sie zu tun haben? Darüber, wie ein Kind zu sein hat und was ein Kind zu tun hat? Wie es sich zu leben lohnt? Was für ein Gefühl hat das Kind zu seinem Vater? Gibt es Brüder oder Schwestern? Und was bedeutet jedes Geschwister für dieses Kind? Wie gehen die Kinder in dieser Familie miteinander um? Was lernt dieses Kind über die Menschen? Und was lernt es darüber, wie Menschen ihr Leben gestalten? Gibt es sonst noch Menschen von Bedeutung im Leben dieses Kindes? Wo sind die? Welche Botschaft hört das Kind von diesen? Was erlebt das Kind mit diesen Menschen? Was lernt das Kind in der Schule? Welche Botschaft bekommt es über seine intellektuellen Fähigkeiten? Und welche Botschaften bekommt es über sich als Person? Hat dieses Kind Freunde? Ist es einsam? Was bedeutet Freundschaft für dieses Kind? Und du möchtest gerne wissen, welche Bedeutung dieses Kind all dem gibt, und was es über sich selber denkt. Welche Beschlüsse hat es über das Leben gemacht und darüber, wie man es lebt? Was ist sein Lebensmotto? Und wie bekommt dieses Motto dem Kind? Dann merkst du, dass es Zeit ist, weiterzugehen, und dass du zu diesem Kind ‚Lebewohl' sagen und deinen Weg bergauf fortsetzen musst. Nachdem du ein paar Schritte gegangen bist, ... drehst du dich um und fragst dich, ob du vielleicht diesem Kind noch etwas sagen willst oder ob da noch eine Geste ist. Wenn du zu einem Entschluss gekommen bist, dann tue es. ... Dann mach dich bereit, Abschied zu nehmen von der Szene und in diesen Raum zurückzukommen. ... Stell dir vor, was du gleich alles sehen wirst, die Wand, die Decke, die Möbel, die Fenster. Und wenn du tatsächlich bereit bist, all das wiederzusehen, dann öffne deine Augen.

In der Einzelberatung kann man während dieser Phantasie die Person bitten, mitzuteilen, was während des Prozesses passiert. Man kann aber auch (wie natürlich in der Gruppensitzung) die Phantasie „stumm" fortführen; das bedeutet, dass die Person nichts mitteilt, was in der Phantasie passiert.

Auswertung (Rehash)

Nach der Phantasie kann man ein Rehash (engl. wörtlich: wieder aufwärmen) durchführen, d. h. mit dem Klienten darüber reden, was in der Phantasie passiert ist. Das ist nicht immer nötig. Manchmal ist es so offensichtlich, was passiert, und dann ist eine intellektuelle Unterhaltung darüber nur dazu angetan, die Energie, die diesen Bildern innewohnt, wieder herauszunehmen. Der Therapeut sollte eine Nachbesprechung bzw. Auswertung nur dann machen, wenn er das Gefühl hat, dass es noch Unklarheiten gibt oder dass es ungelöste oder problematische Elemente in der Phantasie gegeben hat. Nach dieser Phantasie ‚Das Kind das du mal warst' könnte der Therapeut den Klienten z. B. fragen, ob er in dieser Phantasie etwas über die Art seiner Prägung gelernt hat, und ob er daran Änderungen vorgenommen hat. Er kann da auch fragen: „Was hast du davon gelernt, dass du durch diese Phantasie gegangen bist?" Natürlich kann man nach jeder Phantasie mit dem sich daraus ergebenen Material in der üblichen Art und Weise weiter arbeiten.

2. Die Struktur einer Phantasie mit vorgegebenem Szenario

Vorbemerkung

Es ist sinnvoll, vorab kurz und allgemein anzugeben, welches Thema die Phantasie haben wird - allerdings nicht vorab zu sagen, dass man einen Berg hinauf gehen und sich dort selbst als Kind treffen wird. Es sollte nur erklärt werden, dass etwas erforscht werden soll, aber nicht wie. Wenn der Therapeut eine Nachbesprechung machen will, kann er in seiner Einführung ankündigen, dass die Klienten mehr über die Einflüsse in ihrer Kindheit und ihre Prägungen lernen werden. Dann kann er in der Nachbesprechung fragen „Was hast du darüber gelernt, wie du geprägt worden bist?" „Hast du es akzeptiert, oder hast du es verändert?" „Wenn du es verändert hast, dann wie?" etc.

Induktion

Unser Gehirn hat die Fähigkeit, auf verschiedenen Wellenlängen zu empfangen und zu senden. Im Wachstadium und bei rationalen Tätigkeiten funktioniert unser Gehirn in der Beta-Frequenz. Im Schlaf funktioniert es auf einer tieferen Wellenlänge, der Delta-Frequenz. In dem Stadium zwischen Schlaf und Wachen funktioniert unser Gehirn auf einer Wellenlänge dazwischen, der Alpha-Frequenz. Diese Wellenlänge korrespondiert mit einer Bewusstseinsebene, auf der wir für hypnotische Einflüsse empfänglich sind und uns unsere schöpferischen Möglichkeiten mehr zur Verfügung stehen. Während die Vorbereitung dem Klienten ein **rationales Bild** über den Inhalt der Phantasie gibt, ist es die Aufgabe der Induktion, den Klienten auf eine **schöpferischere Bewusstseinsebene** zu bringen.

Die Phantasie ist ein innerer Prozess. Der Therapeut unterstützt diesen Prozess indem er die Klienten bittet, sich einen eigenen Platz zu suchen, wo sie ohne Körperkontakt zu anderen sitzen oder liegen können. In der Arbeit mit einem Einzelklienten sollte er sich diesem nicht gegenüber setzen, sondern möglichst einen Platz links neben ihm wählen. Das hat den Vorteil, dass er in sein linkes Ohr spricht, welches mit der rechten Hirnhälfte verbunden ist. Es ist auch in Ordnung, wenn die Klienten sich hinlegen wollen. Allerdings ist von einem Kissen unter dem Kopf abzuraten, weil es die Verbindung zwischen dem Kopf und dem Körper abschneiden kann. Arme und Beine sollten nicht gekreuzt sein. Die Theorie dahinter besagt, dass gekreuzte Arme und Beine zu einer Konfusion zwischen den beiden Hirnhälften führen. Es gibt keinen wesentlichen Unterschied zwischen der Durchführung von Phantasien im Sitzen oder Liegen. Allerdings ist darauf zu achten, dass die Leute die Möglichkeit haben, ihren Kopf an die Wand zu lehnen, damit sie ihn nicht die ganze Zeit über hoch halten müssen. Wenn Leute dazu neigen, bei Phantasien einzuschlafen, dann schlägt man ihnen vor, sich lieber hinzusetzen statt sich hinzulegen.

Entspannung

Der Therapeut sagt einige Sätze, die dazu dienen, sich zu entspannen. Bei der soeben gehörten Phantasie wurde der Klient noch zusätzlich gebeten, die Unterstützung von Boden und Stuhl wahrzunehmen und auf seinen Atem zu achten. Unterstützung und Atmung sind für die Entspannung unbedingt nötig.

Außer der obigen gibt es noch weitere Arten der Induktion. Eine andere Induktionsmethode geht z. B. so:

Finde einen Punkt an deinem linken Fuß. Gib diesem Punkt deine ganze Aufmerksamkeit. Gut. Lass ihn los. Finde einen Punkt an deinem linken Unterschenkel. Gut. Fokussiere ihn. Nun lass ihn gehen. Finde einen anderen Punkt in deinem linken Oberschenkel. Fokussiere ihn. Gut. Geh davon weg, usw. Auf diese Art geht man durch den ganzen Körper: Becken, Rücken, Schultern, Oberarme, Unterarme, Hände, Bauch, Brust, Herz, Nacken, Kiefern, Hinterkopf, Augenhintergrund, Stirn.

Bei einer anderen Induktionsmethode bittet man den Klienten, sich vorzustellen, dass eine sanfte Energie in seinen Kopf fließt, sich im ganzen Kopf ausbreitet und ihn entspannt. Dann breitet sich die Energie weiter aus über den Nacken in die Brust und in den Rücken, während der Strom dieser ganzen Energie ständig weiter in den Kopf fließt. Schließlich ist der ganze Körper gefüllt und entspannt, die Energie fließt herunter von den Haarwurzeln bis in die Fußspitzen.

Eine wieder andere Methode besteht darin, die Klienten zu bitten, in ihrer Phantasie an einen ruhigen Ort zu gehen, diesen Ort ganz in sich aufzunehmen, so wie den Rastplatz in der Nähe des Bergweges bei der vorhergehenden Phantasie.

Die Phantasie selbst:

Das Tempo
Die Erfahrung hat gezeigt, dass der Therapeut noch um einiges langsamer vorangehen sollte, als er meint. Man bekommt nur selten die Rückmeldung, dass es zu langsam war. Meistens ist der Therapeut immer noch zu schnell, obwohl er das Gefühl hat, schon so langsam zu sein. Die Furcht des Therapeuten besteht in der Regel darin, dass der Klient, wenn er nicht beschäftigt wird, mit seiner Aufmerksamkeit weggeht. Aber selbst, wenn so etwas passieren sollte, könnte das interessanter sein als die Phantasie, die man ursprünglich machen wollte. Man kann diesen Vorgang auch nicht ‚weggehen‘, sondern ‚seine eigenen Wege gehen‘ nennen, und die Klienten vorab sogar darauf vorbereiten, indem man ihnen sagt: „Wenn du merkst, dass du etwas anderes tun willst, als was ich vorschlage, dann folge bitte deiner Idee und mach dir keinen Kopf darüber, ob du meiner Führung folgst oder nicht.“

Die Stimme:
Es ist sinnvoll, einen ruhigen, sachlichen Ton anzuschlagen, so als ob das, was man beschreibt, wirklich Realität ist. Es ist unklug, so zu reden, als ob man eine aufregende Geschichte erzählt. Sinnvoller ist es, eine langsamere Redeweise und einen leichteren, tieferen Ton als normal zu wählen, eine fast flache Sprache. Und es ist sehr nützlich, ein bisschen sanfter als gewöhnlich zu sprechen, falls das möglich ist.

Einschlafen:
Manche Leute schlafen während der Geleiteten Phantasie ein. Man könnte das als Widerstand betrachten und so interpretieren, was aber zu nichts führen würde. Andere wiederum sind der Meinung, dass es kaum einen Unterschied mache, ob man einschläft oder nicht; der Prozess findet eh statt. Das glauben wir nicht.
Wir glauben, dass die Wirkung der Phantasie nachlässt, wenn die Leute einschlafen oder einem Schlafzustand zu nahe kommen. Also sagen wir vorweg immer in unserer Anleitung: „Wenn du Angst hast, dass du einschlafen könntest und das nicht willst, dann setze dich aufrecht hin.“ Wenn Leute, was in Gruppen eher passiert als in Einzeltherapie, einschlafen, dann ist es in der Nachbesprechung interessant zu verfolgen, an welcher Stelle der Phantasie die

Person ‚beschlossen' hat, einzuschlafen und wozu es gedient hat. Das könnte eine wichtige Erfahrung sein.

Manche Leute ziehen es vor, die Augen offen zu halten. Dagegen ist nichts einzuwenden. Wir geben in den Instruktionen so viel Freiraum und so wenig Regeln wie möglich. „Wenn deine Augen sich schließen möchten, dann schau, ob du dir das erlauben kannst."

Alles was du sagst, hat eine Wirkung

Alles was bei der Anleitung einer Phantasie erwähnt wird, erzeugt Bilder: Erwähne deshalb nie solche Elemente oder Gefühle, von denen die Entspannung die Klienten eigentlich befreien soll. Wenn du sagst: „Lass deine **Sorgen** los, vergiss die **störenden** Geräusche um dich herum und lass deine **Arbeit** auch hinter dir zurück, dann wird garantiert die Aufmerksamkeit auf diese unerwünschten Gedanken gelenkt. Das ist nämlich so: Sollte der Therapeut sagen „Denk nicht an einen Elefanten, vor allem nicht an einen rosa Elefanten", dann wirst du es garantiert tun. (Hast du ihn schon gesehen?) Oder wenn er sagt „Ich möchte, dass du die Zahl 253 vergisst." (Wirst du sie vergessen?).

Die Seele kennt kein ‚Nicht'. Sie kann nicht abstrahieren. Das machen wir mit unserem Verstand, was ja auch völlig in Ordnung ist. Nur hier wollen wir den Menschen ja nicht auf der rationalen Ebene erreichen.

Lieber sollte der Therapeut, wenn z. B. Geräusche von außen zu hören sind, sagen „Schau, wie weit es dir möglich ist, die Geräusche ringsherum für deinen inneren Prozess zu nutzen" oder „Schau, ob es möglich ist, dass die Geräusche von außen deine innere Stille noch verstärken." Das heißt: Um die Leute von ihrem intellektuellen Prozess befreien zu können, tut man besser daran, ihre Aufmerksamkeit auf ihre Füße zu lenken, als ihnen zu sagen, sie sollen nicht mehr denken. Wie hieß noch die Zahl, die du vergessen solltest?

Rigide oder flexibel?

Der Therapeut sollte nicht erwarten, dass die Klienten seinen Anleitungen starr folgen. Manchmal fallen Teilnehmer aus der Phantasie heraus oder machen etwas anderes als ihnen vorgegeben wurde. Dann besteht die Gefahr, dass sie denken „Was habe ich jetzt schon wieder falsch gemacht?" Oder sie erwarten, dass der Therapeut sagt „Was hast du denn jetzt schon wieder falsch gemacht" (je nach der eigenen Neigung, d. h. ob man eher bei sich selbst oder bei dem anderen den Fehler sucht.). Das Interessante an der Sache ist einfach, dass der Therapeut diesen Stimulus gegeben hat, und dass der Teilnehmer das daraus gemacht hat. Die Nachbesprechung über das Geschehen könnte etwas Aufschlussreiches über den Teilnehmer hervorbringen. Das wäre also ähnlich wie bei Leuten, die einschlafen.

Genau oder allgemein?

Die Phantasie sollte so allgemein wie möglich angeleitet werden, damit die Klienten die Möglichkeit haben, sich selbst in ein Symbol zu versetzen. Deshalb spricht der Leiter von einem Bergweg; nicht von einem schmalen, steilen, ebenmäßigen, felsigen Bergweg. Die Klienten entwickeln ihren Bergweg. Man lässt sie sich einen Garten vorstellen, nicht einen schönen, wilden oder großen Garten. Wiederum gestalten die Leute ihren eigenen Garten.

Wenn du eine für die Vorstellung wesentliche Qualität beschreibst, dann erwähne das zusammen mit dem Symbol. Beispiel: Wenn du zunächst sagst „Haus" und erst danach erwähnst, dass es ein großes Haus ist, dann ist es möglich, dass der Teilnehmer bereits ein Bild von einem kleinen Haus bekommen hat und dieses nun in ein großes Haus umwandeln muss. Daher sage „ein großes Haus" oder „ein kleines Haus".

Wenn du sagst: „Du siehst ein Geschöpf den Weg hinaufkommen. Es ist klein. Es scheint ein Kind zu sein. Es hat dasselbe Geschlecht wie du. Als es näher kommt, siehst du, dass du es bist - als Kind." So angeleitet kann es passieren, dass der Klient nach dem ersten Satz eine Hexe sieht, dann einen Troll, dann ein Mädchen, dann irgendeinen Jungen, dann sich selbst als Kind. Das kann jedes Mal störend wirken, da die jeweilige Korrektur eine rationale Aktivität ist, welche von der intuitiven, emotionalen Bewusstseinsebene ablenkt. Man sagt besser „Du siehst ein Kind den Bergpfad hinauf kommen", und ohne lange Pause „und wie es näher kommt, siehst du, dass du es bist, als Kind."

Sehen, hören, riechen, spüren, schmecken:

Es ist sinnvoll, soviel wie möglich alle Sinne anzusprechen. Die meisten Leute haben ein bevorzugtes Repräsentationssystem. Manche Leute sind visuell, manche auditiv veranlagt, andere wiederum werden am besten über das kinästhetische Repräsentationssystem erreicht (siehe hierzu auch den Abschnitt über NLP).

Falls du als Leiter ein visuelles Repräsentationssystem vorziehst, dann hast du natürlich die Tendenz, die Aufmerksamkeit darauf zu lenken, was es zu sehen gibt („Du schaust dich um, und dann siehst du, dass der Pfad den Berg hinaufgeht; du hast den Blick auf den Weg vor dir gerichtet.") Teilnehmer mit einem vorwiegend kinästhetischen Repräsentationssystem könnten sicher besser folgen, wenn du sagst: „Du spürst, wie der Pfad ansteigt, lässt die Landschaft auf dich wirken, du fühlst die Sonne und den Wind." Einfacher ist es in einer Einzelsituation, da kann man ganz bewusst das Repräsentationssystem seines Klienten benutzen. Bereits im Kontaktgespräch kann man an der Sprache des Klienten hören, welches Repräsentationssystem er bevorzugt. In einer Gruppensituation sollten so weit wie möglich alle Sinne angesprochen werden.

Auswertung

Wie bereits gesagt, muss eine auswertende Nachbesprechung nicht immer sein. Sie kann die Teilnehmer viel zu schnell auf eine rationale Ebene holen und leicht dazu führen, dass ihre Erfahrungen verloren gehen. Eine erreichte Erleichterung kann unter Umständen durch einen psychologischen Metakommentar wieder verspielt werden. Eine Nachbesprechung kann andererseits auch manchmal für die Integration und Akzeptanz des Offenbarten dienlich sein.

Gewöhnlich ist es sinnlos und unnütz, zu analysieren und zu interpretieren. Man kann davon ausgehen, dass, wer durch eine Phantasie gegangen ist, am besten deren Bedeutung für sich erfassen kann.

Wenn der Therapeut allerdings eine besondere Interpretation ins Gespräch bringen will, könnte er schon mal sagen „Wenn ich das in meiner Phantasie gesehen hätte, dann würde mir evtl. dies und das dazu einfallen." ... „Wie siehst du das?" Damit gibt man die Entscheidung sofort an den Eigentümer der Phantasie zurück.

Es kann in einigen Fällen vorkommen, dass eine Phantasie mit einem Missklang endet, oder dass der Teilnehmer irgendwo festhängt und Hilfe dabei braucht, das zu akzeptieren. Dann versuche nie, den Klienten aufzurichten. Arbeite eher wie folgend: „Ja, das klingt wie nicht beendet, und ich sehe, dass es dir damit nicht gut geht."

John Krop arbeitete z. B. mit einem Klienten, der in der vorangegangenen Phantasie sein „Kind" vom Berg gestoßen hatte. „Ich fragte ihn, was das für ihn bedeute, und er antwortete: ‚Ich mag meine Kindheit nicht, und ich möchte nicht an sie erinnert werden. Das Kind von damals wäre besser tot'. Da wurde mir klar, dass noch sehr viel Arbeit bevorstand, bis dieser Klient seine Kindheit akzeptieren und integrieren würde. Ich fragte ihn ‚Ist das für dich in Ordnung?' Der Klient sagte: ‚Nein, ich mag das überhaupt nicht, aber jetzt im Augenblick ist es so'. - ‚Okay, das merke ich'. Und ich bedrängte ihn nicht weiter."

Bei einer Phantasiereise in der Gruppe (und Phantasien mit einem festgelegten Szenario eignen sich vorzüglich für die Gruppenarbeit, besonders zu Beginn einer Sitzung) kann die Nachbesprechung in Kleingruppen von zwei, drei, vier oder fünf Teilnehmern stattfinden. In der Großgruppe erlischt bereits nach vier bis sechs Erzählungen von Phantasien häufig die Konzentration. Da arbeitet man besser mit dem Material von ein oder zwei Teilnehmern, die offenkundig dazu bereit sind, anstatt sich an eine Regel zu binden, dass jeder Teilnehmer seine Phantasie erzählen müsse.

Bei der Nachbesprechung von Phantasien gibt es einen weiteren, wichtigen Punkt zu beachten. Während der Phantasie durchläuft jeder Teilnehmer, ob er ihr ganz folgt oder nicht, einen ganz persönlichen Prozess. Einige Teilnehmer z. B. bekommen unklare Bilder, und das kann mit ihrer Tendenz korrelieren, auch in ihrem Leben Dinge im Unklaren zu lassen. Andere Teilnehmer verstehen überhaupt nichts, oder wieder andere haben für alles eine Erklärung. Manche geraten innerhalb ihrer Phantasien immer in Aufruhr oder verlieren sich oder steigen aus oder geraten in Verwirrung - wie in ihrem realen Leben. Diesen Teilnehmern verhilft man zu mehr Klarheit bzgl. ihrer Lebensmuster, indem man sie fragt, ob sie dieses als Teil ihres Lebensprozesses betrachten können, und ob sie akzeptieren können, dass es derzeit für sie so stimmig ist.

3. Die Guru-Phantasie

a. Einführung:
Die Idee hinter der Guru-Phantasie ist die, dass es in uns einen Anteil gibt, der über eine höhere Weisheit verfügt; die weiß, was uns bekommt. Durch die Guru-Phantasie kommen Leute in Kontakt mit diesem Teil in ihnen.

b. Die Phantasie selbst
Du bist auf einer Wiese. Schaust dich um. Spür den Boden unter deinen Füßen. Nimm wahr, was du riechst, was du hörst, wie Sonne und Wind sich anfühlen. Was wächst auf der Wiese? Ist noch jemand da? Geh auf der Wiese umher. Wenn du den Blick hebst, siehst du hinter der Wiese einen Hügel. Auf dem Hügel sitzt jemand, eine weise Person. Und du weißt, dass diese weise Person dich kennt und weiß, was in deinem Leben abläuft. Diese weise Person versteht dich, akzeptiert dich und erwartet dich. Du weißt irgendwie, dass du jetzt gleich diese Person aufsuchen wirst.
Du kommst jetzt näher und kannst genauer sehen, wie die Person aussieht. Dann stehst du ihr gegenüber. Du schaust ihr in die Augen. Du fängst an zu reden und erzählst dieser weisen Person, was in deinem Leben z. Z. passiert. - lange Pause - Dann wartest du auf eine Antwort. - lange Pause -. Und du nimmst die Antwort in dich auf. Vielleicht möchtest du noch nachfragen. Und dann hörst du wieder auf die Antwort und nimmst sie in dich auf. Nun merkst du, dass es Zeit ist zu gehen. Du verabschiedest dich. Und beim Abschied gibt dir die weise Person zum Geschenk eine Schachtel, die du später öffnen sollst. In der Schachtel ist irgendetwas, das für dich von großer Bedeutung ist. Du begibst dich jetzt auf deinen Rückweg. Du gehst zurück über die Wiese zu der Stelle, von wo aus du aufgebrochen bist. Wenn du meinst, dass es an der Zeit ist, die Schachtel zu öffnen - dann tue es. (lange Pause). Du siehst jetzt, was in der Schachtel ist. Und dir wird klar, was es für dich bedeutet. Jetzt entscheide, was du damit tun möchtest. Und wenn du dich entschieden hast, dann tue es.

c. Der mögliche Nutzen

Der Guru ist Teil von uns, der weiß, was für uns gut ist; es geht hier um einen Dialog zwischen unserem Ego und unserem Selbst. Es zeigt sich, dass wir die Möglichkeit haben, unsere eigenen Fragen zu formulieren und unsere eigenen Antworten zu finden. Das Geschenk kommt häufig überraschend und ist gewöhnlich passend. Außerdem gibt die Phantasie wieder die Botschaft, dass wir in hohem Maß unsere Bedürfnisse und Ziele selbst verwirklichen können. Einige Menschen projizieren einen Mann, manche eine Frau als weise Person. Der weise Mann und die weise Frau haben in der Regel unterschiedliche Qualitäten. Es ist möglich diese Phantasie in einer Variation zu wiederholen. Die Variante ist, dass die weise Person dann vom anderen Geschlecht als in der ersten Phantasie ist. Dadurch entsteht die Möglichkeit, den Unterschied im Charakter einer weisen Frau oder eines weisen Mannes zu erforschen.

Diese Phantasie ist vor allem bei Leuten effektiv, die sich mit einer existenziellen Frage in ihrem Leben herumschlagen und darauf eine Antwort finden möchten. Häufig sind die Antworten dieser weisen Person von ziemlich allgemeiner Natur und dennoch außerordentlich passend für das gegenwärtige Leben der Klienten. Für diese macht die Antwort einen Sinn.

B Biographie VII

1. Eine junge Familie in den USA

Joop nimmt bei Gisela Konopka 1955 eine Stelle als studentische Hilfskraft (teaching assistant) an. „Ich hatte nicht viel zu tun, aber sie bezahlte etwas und das konnte ich gut gebrauchen." Er hofft, dass Frau und Kinder ihm bald folgen können.

Zur Universität fährt Joop jedes Mal eine Stunde mit dem Fahrrad. Er hat nur per Post Kontakt mit seiner Frau. Ein Brief dauert eine Woche.

Als die Kinder Keuchhusten bekommen und wegen der Ansteckungsgefahr nicht mehr in der Einrichtung für Mädchen bleiben können, in der sie arbeitet, entschließt sich Ilona im Dezember 1955 kurzerhand, nach Amerika zu kommen. Jetzt wird die Lage schwierig für Joop und seine junge Familie. Er hat kein Geld. Im Bürgerhaus bekommen sie zwei Zimmer zur Verfügung gestellt. In den Weihnachtsferien bekommt Joop einen Job in einer Plastikfabrik, wo er von vier Uhr morgens bis neun Uhr arbeitet. Danach geht er zur Universität. Ilona findet eine Stelle bei der Familienhilfe. So kann sie Geld für die Familie verdienen, während Joop studiert. Die Lage entspannt sich. Die Direktorin des Bürgerhauses leidet an Krebs und ist sehr lärmempfindlich. Deshalb beschließen Ilona und Joop mit ihren Kindern auszuziehen. Auch an der Universität von Minneapolis findet Joop noch nicht ganz, was er sucht. Er lernt zwar Einiges von dem Supervisor, der ihn bei seiner Arbeit mit den Gangs betreut. Aber als die Zeit in den USA 1957 endet, muss er wieder nach Holland zurück, ohne die praktische Ausbildung bekommen zu haben, die er sich so sehr wünscht. Allerdings erwirbt er seinen Master of Social Work, der ihm die Möglichkeit der späteren Immigration in die USA verschafft. Die Rückkehr nach Holland ist Teil der Bedingungen des Stipendiums, denn es sollte ja die Sozialarbeit in den Niederlanden gefördert werden.

2. Wieder zu Hause

Joop findet in Amsterdam eine Stelle bei einer privaten Institution, die psychotherapeutische Gruppenarbeit fördern will. Seine Aufgabe neben seinen beiden Kollegen ist es, Gruppenarbeit in Holland einzuführen. Er arbeitet in Jugend- und Bürgerhäusern. Sein Chef sagt zu ihm. „Mach einen Workshop und lass die Leute erfahren, was in einer Gruppe geschieht."

Heute nennen wir das: Gruppendynamik. In den siebziger Jahren bilden die Methoden der Gruppendynamik und die Analyse der Abläufe in sozialen Einheiten die Grundlagen der Gemeinwesenarbeit nach Richard Hauser u. a. In Weiterbildungen für Lehrlinge und Schüler sind gruppendynamische

Übungen in jenen Jahren ebenso ein fester Bestandteil wie in der Schulung für Manager. Bürgerbewegungen, wie die Friedensbewegung oder die Anti-AKW Bewegung, wären ohne Kenntnisse der Gruppendynamik und der Gemeinwesenarbeit nicht denkbar gewesen. Aber in den 50er Jahren ist das wohl absolute Pionierarbeit, die Joop da leistet.

Zu den Schulungen mit den damaligen Top-Leuten der Gruppenarbeit-Szene kommen die Leiter von Jugendhäusern ebenso wie Manager von Industrieunternehmen. Auch kirchliche Mitarbeiter aus dem katholischen und evangelischen Bereich nehmen an diesen Schulungen teil. Hier zeigt sich wieder einmal wie pragmatisch viele Fragen in den Niederlanden behandelt wurden, die in Deutschland große Kontroversen ausgelöst haben. Gruppendynamische wie therapeutische Verfahren von Bioenergetik bis Gestalttherapie standen in kirchlichen Kreisen bis weit in den achtziger Jahren unter kritischer Beobachtung. Die Angst war immer, dass Menschen subtil manipuliert würden, und damit ihr Glaube gefährdet sei.

Joop gibt selbst einige Kurse. Er hat ein bisschen Gruppenarbeit studiert und sagt selbst im Rückblick: „Was ich machte, war besser als das, was es vorher in der Sozialarbeit gab, aber", sagt er lachend, „unter den Blinden ist der Einäugige König, und ich hatte ein Auge."

Ilona arbeitet zu der Zeit ehrenamtlich in verschiedenen Projekten, aber eigentlich will sie unbedingt zurück in die USA. Nach drei Jahren Tätigkeit in den Niederlanden hat Joop die Bedingungen seines Stipendiums abgearbeitet. Weil er ja seinen Master of Social Work hat, kann er nun in die USA emigrieren.

C Quellen der Aktionstherapie VII

1. Gruppendynamik - T-Gruppen und Sensitivitätstraining

„Joop, wir haben jetzt einen großen Streifzug durch die Therapielandschaft der Humanistischen Psychologie gemacht", sage ich zu Joop. „Wir waren bei deinen Anfängen, bei Carl Rogers. Erinnerst du dich noch an deine ersten gruppendynamischen Erfahrungen, das muss doch auch in der Zeit deines ersten Aufenthalts in den USA ab 1955 gewesen sein." Joop schmunzelt und beginnt zu erzählen: „1956, zwischen meinem ersten und zweiten Jahr an der Universität von Minnesota, wollte ich bei den N.T.L. (National Training Laboratories) an einem sogenannten Sommer Laboratorium (‚summer lab') in Bethel, Maine, teilnehmen. In den Niederlanden hatte ich schon davon gehört. Da wurde die berühmte T-Gruppen Methode erprobt.
T (Training) - Gruppe meint, es kommt eine Gruppe von 16 Menschen täglich drei Wochen lang zusammen. Es gibt keine Tagesordnung, kein Programm, jeder wartet ab, was passiert. Die Trainer (es sind in der Regel zwei Trainer in der Gruppe anwesend) leiten nicht, sondern geben nur Kommentare zum Gruppenprozess ab. Mein Berater an der Universität warnte mich ernsthaft, da hin zu gehen. Ich sei ja noch ein Student und könnte dort ganz verwirrt und seltsam berührt werden, meinte er. ‚Das ist wirklich eine andere Philosophie.' Zu der Zeit tat man nichts gegen den Rat des Beraters. So ging ich erst ein Jahr später im folgenden Sommer nach Maine. In der T-Gruppe war jeder nervös. Die Vorstellungen über die Strukturen der Gruppenerfahrung wurden regelmäßig verworfen. Man konnte sich nicht einigen. Der Trainer, der nicht leiten wollte, tat es doch indem er fragte, ob es einen Konsens über das weitere Vorgehen gebe. Daran schloss sich eine lange Diskussion an, in der hinterher niemand mehr durchblickte. Frustration pur.

Aber es war lehrreich. Ich lernte, zu unterscheiden zwischen dem Inhalt (worüber Menschen sprechen) und dem Prozess (wie Menschen miteinander sprechen). Und diese Sicht, den Prozess im Blick zu behalten, habe ich jeden Tag in meiner therapeutischen Arbeit gebraucht. Besonders wichtig war das in der Arbeit mit Paaren und Familien. In meiner Therapie habe ich immer auch einen gewissen Inhalt eingebracht, aber das wichtigere war, einen Prozess in Gang zu bringen, der zur Veränderung führt.

Zurück in den Niederlanden leitete ich mit Kollegen vom Büro für Gruppenarbeit verschiedene T-Gruppen. Jetzt bekamen wir den ganzen Frust der Teilnehmer zu spüren. Ich fand das nicht angenehm, all die Wut zu spüren und sie wieder zurück zu geben: ‚Es ist doch eure Erwartung, dass wir leiten sollen, und wenn wir das nicht tun, werdet ihr sauer.' Und dann diese endlosen Zeiten der Stille am Anfang des Gruppenprozesses. Eine halbe Stunde nichts zu sagen, war ganz normal.

Als ich später in Kalifornien zu Sensitivitätstrainings und 48-Stunden Marathons ging, waren zwei Dinge verändert. Der Fokus war nicht mehr auf die Gruppenphänomene gerichtet, sondern darauf, wie die Individuen sich verhielten und sich in die Gruppe einbrachten. Das andere war, dass es nicht mehr dieses endlose Warten gab, bis etwas in der Gruppe passieren würde, sondern es wurden Übungen angeboten, in denen die Teilnehmer neue Erfahrungen machen konnten. Wir lernten in den Übungen unsere verfestigten Verhaltensweisen zu lockern, zu verändern. Dieser experimentelle Stil ist mir in meiner Arbeit immer wichtig gewesen."

Wir schließen jetzt unsere Vormittagssitzung. Wir sind uns einig, dass in einem so reichen Therapeutenleben, wie bei Joop, ganz viele Grundlagen gelegt wurden, die jetzt noch einmal lebendig werden dürfen. Joop macht es Spaß, uns davon zu erzählen und im Laufe dieser Tage ist seine Sprache immer klarer geworden. Es scheint ihm gut zu tun, und er mobilisiert all seine Kräfte.

2. Hypnotherapie - Milton Erickson

Joop erzählt: „Ich hatte einen Freund, der ist zu Erickson gegangen, weil er in Kontakt mit seiner Kreativität kommen wollte. Erickson brachte ihn in Trance und ließ ihn auf seine Kreativität sehen. Erickson hatte das auf Tonband aufgenommen und dem Freund das Band mitgegeben. Aber mein Freund hatte das Band noch nicht angehört. Ich vermutete, dass Erickson gesagt hatte, ‚Du willst das Band noch nicht anhören.' Also eine posthypnotische Suggestion. Aber mein Freund wurde wieder kreativ und erfand ein Brettspiel für vier Personen.

Erickson konnte man nicht imitieren. Das war zu schwierig. Ich habe mal gesehen, wie er arbeitet. Es war nur eine Session. Es war so beeindruckend, dass ich dachte: ‚Das liegt mir nicht (ndl.: Dat is te ver van mijn bed).' Ich bewunderte die Arbeit, aber ich habe nicht beschlossen, es weiter zu machen. Erickson war ein freundlicher, ulkiger Mann. Er hatte ein großes Kind in sich. Er arbeitete mit verstecken Suggestionen. So sagte er zu einem Alkoholiker: ‚Der Kaktus kann für sechs Monate trocken sein.' Darin steckte die Suggestion: Auch du kannst sechs Monate trocken bleiben. Aber wie das wirkte, weiß ich nicht. Er hatte eine Fan-Gemeinde, die glaubte, dass alles, was er tat, auch funktionierte. Aber wie soll man die Wirkung von Therapie messen", meint Joop nachdenklich.

Milton Erikson (1901-1980) war als Psychologe und Mediziner maßgebend für die Entwicklung und Verbreitung der Hypnotherapie und Hypnose. Dabei betrachtete er, im Gegensatz zu Freud, das Unbewusste als eine wunderbare

Ressource des Menschen. Um diese Kraft des Unbewussten zu nutzen, entwickelte Erickson subtile Techniken der Suggestion, die das Bewusstsein in seiner Kontrollfunktion geschickt umgehen. Weniger die direktive Hypnose mit kataleptischen Zuständen prägten seine Arbeit, sondern die leichte, dissoziierende Suggestion. Zeitlebens durch schwere Krankheiten gezeichnet, gelang es ihm, seine Lebensfreude und Kreativität trotz massiver körperlicher Probleme ganz wach und lebendig zu halten. Seine Arbeit ist aktueller denn je und hat viele bedeutende Therapeuten wie Paul Watzlawick, Bandler und Grinder u. a. geprägt.

A Aktionstherapie VIII

1. Die Weggabelung

a) Diese Phantasie gibt ein Bild, wie wir mit anstehenden wichtigen Entscheidungen umgehen können. Denk einen Moment an eine wichtige Entscheidung, die du machen musst und an die verschiedenen Möglichkeiten, die du hast.

b) Die Phantasie selbst

Stell dir vor, du bist auf einem Weg. Du schaust dich um. Nimm wahr, was du siehst. Was du hörst. Wie geht es dir, während du den Wege entlang gehst? Was riechst du? Nach einer Weile kommst du an eine Weggabelung, ein Weg geht nach links, einer nach rechts und einer geht geradeaus. Was geht in dir vor, während du das siehst? Beschreibe, wie jeder Weg sich von dem anderen unterscheidet. Du überlegst, welchen Weg du gehen möchtest. Wenn du dich entschieden hast, dann überlege, ob du diesen Weg weitergehen willst. Dann schau, was du dort siehst und was du dort erfährst. Nimm dir Zeit (Lange Pause)… Wenn du diesen Weg genügend erforscht hast, willst du vielleicht zum Ausgangspunkt zurückkehren; und überlege, ob du auch noch den dritten Weg sehen willst. Und dann sieh dir an, was es dort für dich noch gibt. (Lange Pause).

Wenn du alles genug erforscht hast, dann kehre zurück in diesen Raum.

c) Möglicher Nutzen

Diese Phantasie ist für Leute nützlich, die Schwierigkeiten damit haben, Entscheidungen zu treffen. Ein Mann z. B. verbrachte die gesamte Zeit der Phantasie an der Weggabelung und war nicht fähig, einen einzigen Weg zu erforschen. Für ihn war es gefährlich, Alternativen zu erforschen, und sein einziger Lebensinhalt war, nicht zu wählen.

Einmal kam in einer Gruppe bei dieser Phantasie ein Priester am Ende des dritten Weges zu einem kleinen, chinesischen Dorf, wo die Leute ihn herzlich willkommen hießen. Dies führte zu einem ausgedehnten Gespräch über seinen Wunsch, wieder nach Taiwan zurückzukehren. Zwei Jahre später erhielt der Therapeut eine Postkarte von ihm aus Taiwan! Heißt das nun, dass Phantasien die Zukunft voraussagen? Das ist sicherlich nicht der Fall. Eine Phantasie macht lediglich deutlich, was in der Person vor sich geht. Diese halbbewussten Bilder üben einen ganz großen Einfluss auf die Menschen aus. Wenn man diese Phantasie in einer Gruppe erörtert, dann wird klar, wie unterschiedlich Gruppenmitglieder damit umgehen, Entscheidungen zu treffen.

2. Die Phantasie einer Gefahr

Diese Phantasie gibt Einblick im Umgang mit Gefahr

a. Die Phantasie selbst

Du gehst einen Weg entlang und näherst dich einem Wald. Du betrittst den Wald. Wie sieht er aus? Was wächst da? Wie fühlt sich der Boden unter deinen Füßen an? Wie riecht es? Während du tiefer in den Wald hinein gehst, wird er dunkler und dichter. Jetzt fühlst du, dass irgendeine Gefahr droht. Du möchtest wissen, was das für eine Gefahr sein könnte. Und du machst dich bereit, dieser Gefahr zu begegnen. Während du weitergehst, spürst du die Gefahr noch heftiger. Dann schlägt sie zu. Siehst du, wie du mit ihr umgehst? (Lange Pause)... Jetzt klingt die Gefahr ab und verschwindet. Du setzt deinen Weg fort, und du verlässt den Wald. Draußen vor dem Wald teilt sich der Weg. Ein Weg geht zum Dorf, der andere geht einen Berg hinauf. Du fragst dich, welchen Weg du gehen möchtest. Und wenn du dich entschieden hast, dann nimm den Weg, den du gewählt hast

b. Möglicher Nutzen

Diese Phantasie verschafft uns eine Möglichkeit, zu erkennen, was wir als gefährlich ansehen und wie wir damit umgehen: Ob wir sie umgehen, ob wir uns verstecken, ob wir sie verleugnen, ob wir uns verteidigen, ob wir angreifen, ob wir gewinnen, ob wir verlieren. Außerdem entscheiden sich zum Schluss manche Leute, in das Dorf zu gehen, und andere gehen lieber den Berg hinauf. Da gilt es evtl., die Leute zu fragen, welchen Wert sie dieser Wahl zuschreiben.

Diese Phantasie kann starke Ängste aufsteigen lassen. Wenn der Therapeut vermutet, dass das bei einigen Teilnehmern der Fall sein könnte, dann ist es eine Hilfe, ihnen kurz nach Betreten des Waldes einen „sicheren Ort" anzubieten, zu dem sie jeder Zeit zurückkehren können, wenn die Situation zu hart wird.

3. Körperphantasie

Einführung

Wir haben alle ein bestimmtes Gefühl und Urteil bezüglich unseres Körpers. Die Körperphantasie macht diese Einstellung zu unserem Körper deutlich. In dieser Phantasie können wir auch lernen, unseren Körper besser zu akzeptieren.

a. Die Phantasie selbst

Du siehst dich vor dir stehen. Du bist nackt. Was nimmst du wahr, wenn du auf deinen Körper blickst? Was fühlst du, während du dich siehst? Was drückt dein Körper aus?

Schau wie du stehst, beachte deinen Ausdruck. Was ist mit deinem Kopf. Was geht in deinem Kopf vor? Was spürst du, wenn du auf deinen Kopf schaust? Schau in deine Augen. Schau deinen Mund an. Was drückt dein Mund aus? Schau deine Schultern an, wie sehen sie aus? Was bedeuten sie für dich? Und schau deine Arme an. Was drücken sie aus? Und nun geh weiter, schau deine Hände an, deine Brust an, deinen Bauch, deine Hüften, Genitalien, Oberschenkel, Knie, Beine, Füße.

Jetzt sieh dich von der Seite. Was beeindruckt dich? Jetzt mach dir klar, bei welchen Teilen deines Körpers du Schwierigkeiten hast, sie anzunehmen, und warum das so ist. Jetzt gehe rüber zu deinem Körper und berühre diese Teile, die du schlecht akzeptieren kannst, liebevoll. Diese Teile von dir tun ihre Arbeit, sie sind deine, sie sorgen für dich. Sie sind auch du. Gehe jetzt pfleglich mit ihnen um. Berühre sie. Streichle sie. Akzeptiere sie als dir zugehörig.

Hier sei auch noch angemerkt, dass die Worte bei allen Anleitungen bewusst gewählt sein sollen. Zum Beispiel: „Pfleglich" und „liebevoll" mit etwas und jemanden umzugehen, erzielt beim Klienten in der Suggestion eine andere Qualität, als sich „kümmern" oder sich „sorgen". Dann wäre Kummer und Sorge statt Pflege und Liebe im Raum.

b. Möglicher Nutzen

Diese Phantasie ist vor allem für Menschen geeignet, die ihren Körper oder Teile von ihm ablehnen.

4. Endlich zu Hause

Einführung

Wir alle haben eine Vorstellung davon, wie ein ideales Zuhause sein sollte, und wie ideale Eltern zu sein hätten. Manchmal wissen wir nicht aus noch ein in unserem Leben, weil wir etwas Bestimmtes von unseren Eltern nicht bekommen haben und immer noch darauf warten, oder wir haben ein diffuses Gefühl von Verlorenheit und von Sehnsucht, ‚nach Hause' zu kommen. Diese Phantasie lässt uns mehr über diese Gefühle erfahren.

a. Die Phantasie selbst

Stell dir in der Mitte dieses Raumes einen großen, altmodischen Kerzenhalter mit Kerzen vor. Du gehst zu dem Kerzenhalter und nimmst dir eine Kerze. Jetzt gehst du nach draußen und wanderst herum und suchst nach deinem idealen Zuhause. (Lange Pause) Wenn du es gefunden hast, dann umrunde es und schaue es von außen an. Wie sieht es aus? Was siehst du zuerst? Siehst du die Tür? Willst du reinschauen? Was siehst du drinnen? Schau dich um. Jetzt kommst du in einen Raum mit einem Tisch. Um den Tisch herum siehst du Leute sitzen, die eine wichtige Rolle in deinem Leben gespielt haben... Wer ist da? Du suchst dir aus, wem du zuerst begegnen willst und setzt dich dieser Person gegenüber. Du nimmst wahr, dass du jetzt dieser Person das sagst, was du ihr schon immer sagen wolltest und du merkst auch, dass du von dieser Person Dinge hörst, die du schon immer hast hören wollten. (Lange Pause)... Du spürst, wie es dir jetzt mit dieser Person geht, und wie du ihr gegenüber das alles ausdrücken möchtest. Und du tust es. Dann gehst du zu der nächsten Person und setzt dich ihr gegenüber. Ihr seht euch an und du drückst aus, was du dieser Person schon immer sagen wolltest. Und wieder hörst du, was du immer schon hören wolltest. Und du erzählst dieser Person, wie es dir geht.

So machst du weiter, bis du mit jeder Person, die du sprechen wolltest, gesprochen hast. Dann entscheidest du, was du jetzt tun möchtest. Und das tust du dann.

b. Möglicher Nutzen

Diese Phantasie eignet sich für Menschen, die unerledigte Geschäfte mit ihren Eltern, Verwandten, Freunden haben, und die immer noch Dinge hören möchten, auf die sie meinen, einen Anspruch zu haben. Manche Menschen müssen sich noch etwas von der Seele schaffen, bevor sie sich weiterentwickeln können. Oder sie spüren, dass sie nicht sich weiterentwickeln können, bis sie die Anerkennung, die sie verdienen, bekommen haben. Beides kann an dieser Phantasie geschehen. Manche Menschen erleben sich wie Fremde in einem fremden Land, ohne einen sicheren Ort, wo sie sich zugehörig fühlen.

5. Andere Themen

Für Geleitete Phantasien gibt es sicher so viele Themen wie es Menschen gibt, z. B. unsichtbar zu sein oder fliegen und überall hingehen zu können. Oder zu schrumpfen, um eine Reise in das Innere des eigenen Körpers zu machen. Oder in eine Höhle zu gehen und dort einen bedeutungsvollen Schatz zu finden. Oder die Phantasie vom eigenen Lebensfluss. Jemandem, der eine Anzahl Geleiteter Phantasien mit einem festgelegten Szenario gemacht hat, fällt es leicht und macht es Spaß, eigene Szenarien zu erfinden.

B Biographie VIII
Emigration in die USA

1960 nimmt Joop für sechs Monate einen Job in der berühmten „Height Ashbury Neighbourhood" in San Franzisco an. Viele schwarze Familien waren gemeinsam in Wohnungen gezogen, wo vorher nur eine Familie gelebt hatte. Das gab Probleme mit der Nachbarschaft. Hier arbeitet Joop als Sozialarbeiter. Für ihn ist zu diesem Zeitpunkt nicht absehbar, dass dieser Bezirk Ende des Jahrzehnts einmal zu einer Quelle der Protestbewegung werden würde. Der Golden Gate Park teilt den Bezirk und bildet so eine wunderbare, natürliche Begegnungsfläche. Als die Hippies kamen, wurde hier getanzt, geraucht, geliebt, Musik gemacht. Hier entstand der ‚kalifornische Traum' von Love and Peace. Aber so weit ist es noch nicht, als Joop hier arbeitet.

Im Zuge seiner Einbürgerung in die USA muss sich Joop ein zweites Mal dem Thema ‚Kriegsdienstverweigerung' stellen. In der Eidesformel muss jeder Einwanderer schwören, Waffen zu tragen, um die Republik zu verteidigen.

Joop schreibt: „Das verweigerte ich. Das war in der Mitte des Vietnamkrieges keine populäre Idee. Weil ich vierzig Jahre alt war, stand ich nicht unter dem Verdacht der Drückebergerei. Das Problem war aber, dass meine Begründung ‚humanistisch' war. Wäre ich Quäker, Mormone oder Zeuge Jehovas gewesen, wäre das kein Problem gewesen. Aber ein Humanist? Ich bekam Hilfe von der ‚American Civil Liberties Union' (ACLU) und wurde in der Tat anerkannt. Als Ilona und ich als Bürger eingeschworen wurden, wurde für uns ein besonderer Eid vorgelesen, aus dem der Satz ‚Waffen tragen, um die Republik zu verteidigen' weggelassen wurde. Wir waren stolz, die Kinder auch. Später wurde auch mein Sohn Nils Kriegsdienstverweigerer, und ich war stolz. Ich bin aber immer noch in einem inneren Konflikt über diese Entscheidung meiner Verweigerung. Würde ich mich auch geweigert haben, gegen Hitler zu den Waffen zu greifen? Wahrscheinlich nicht. Carl Jung hat gesagt, dass man das Leben nur als Paradox begreifen kann. Also."

C Quellen der Aktionstherapie VIII
Rational-emotive Therapie - Albert Ellis

Albert Ellis (1913-2007) studierte Psychologie. Vorher hatte er Betriebs-wirtschaftslehre studiert. Nachdem er zu Beginn seiner Laufbahn tiefen-psychologisch gearbeitet hatte, entwickelte er bald eine besondere Form der Verhaltenstherapie, die Rational-Emotive Therapie (RET). Als er seine Methode zunächst nur rationale Therapie nennt, wird ihm vorgeworfen, die Emotionen zu vernachlässigen, deshalb nannte er sie dann: Rational-Emotive Therapie. Nach seiner ABC-Theorie hat ein Auslöser „A" (meistens eine Widrigkeit des Lebens) eine Konsequenz „C". Die Konsequenz ist beeinflusst durch „B" (belief system), das Glaubenssystem. Ellis glaubte, dass emotionale Störungen, die zu unerwünschten Verhaltensweisen führen, durch irrationale Bewertungen einer Situation hervorgerufen werden. Diese Bewertungen geschehen im Rahmen eines Glaubens- oder Überzeugungssystems. Ellis folgerte, wenn den irrationalen Überzeugungen rationale Überzeugungen entgegengestellt werden könnten, verschwänden auch die „ungesunden, nega-tiven" Emotionen wie Angst, Wut, Schuldgefühle etc.. Dann würden sich die „gesunden, positiven" Emotionen wie Trauer, Bedauern etc. einstellen und ein zielführendes Handeln ermöglichen. Deshalb geht es Ellis darum: „Verändere dein Glaubens-/Überzeugungssystem" (Change your belief system). Ellis hat verschiedene irrationale Überzeugungen identifiziert:

- Geringe Frustrationstoleranz: „Ich kann das nicht ertragen"
- Katstrophenszenarien entwerfen: „Es wird böse enden"
- Umfassende Abwertung der eigenen Person und aller anderen Menschen. „Ich kann überhaupt nichts, ich bin ein totaler Looser. In dieser Firma laufen nur Versager rum"
- Absolutheitsansprüche: „Ich muss, sonst ..."

Durch eine bestimmte Gesprächsführung (s. u.) gelingt es Ellis, die negativen Überzeugungen zu identifizieren, in ihrer Beschränktheit zu entlarven und letztlich zu verändern.

Joop erzählt, wie er Albert Ellis kennengelernt hat: „Ellis war einer der Do-zenten in dem Kursus ‚Die Psychotherapeutischen Methoden der Gegenwart', den ich im Welfare Department leitete. In einer Stunde hatte er drei Menschen geholfen. Er arbeitete auf einer Bühne vor meinen Sozialarbeitern. Es waren ungefähr 80 Leute im Saal. Er bat Freiwillige zu sich, und drei Menschen meldeten sich. Die erste, eine Frau, hatte Angst vor einer Gruppe zu reden. Ellis fragte, ‚Was geschieht dann?' Frau: ‚Ich werde schüchtern.' Ellis: ‚Und dann?' Frau: ‚Ich möchte im Boden versinken.' Ellis: ‚Und dann?' So fragt er immer weiter, bis das Katastrophen-Ende erreicht ist. Er sprach über das ‚katastrophische Denken'. ‚Wenn ich so weit bin, dann lachen mich alle aus.' Dann sagte er: ‚So what?' (Was soll´s?)" Jopp lacht in sich hinein bei dieser Erinnerung. „Er zeigt, dass das ‚katastrophische Denken' letztlich lächerlich ist. Warum mach ich mir solche Sorgen? Die Arbeit mit der Frau dauerte ungefähr 20 Minuten", erinnert sich Joop. „Man konnte ihn auch telefonisch um Rat fragen. Da musste man seine Bankverbindung angeben, eine Zeit verabreden und dann machte er telefonisch Beratung. Er sagte, er bräuchte ungefähr 30 Minuten um dein Glaubenssystem zu verändern. Bei der Demonstration arbeitete er noch mit einer zweiten Frau, die ihre Diät nicht einhalten konnte. Der Endpunkt des ‚katastrophischen Denkens' war ihr Satz: ‚Dann knurrt mein Bauch.' Da musste sie selber lachen. Der Katastrophe wird dadurch ihre magische Wirkung genommen. Du kannst nicht essen und dein Bauch knurrt. So what? Die dritte Frau hatte die Befürchtung, dass ihre Beziehung zu Ende wäre, wenn sie ihrem Mann Sex verweigern würde. Auch das wäre zu überleben, meinte Ellis. Mir gefiel nicht so gut, dass er dem ABC-System ein D hinzufügte. Das meinte den Angriff auf das Glaubenssystem (s.u.). In der Arbeit mit seinen Klienten wusste Ellis, wie es ‚richtig' war, und da wollte er den Klienten hinführen. Er wollte die Klienten nicht anleiten, die Veränderung ihres Glaubenssystems zu entdecken, sondern er war ganz direktiv. Albert Ellis hatte viele Schüler, die seine Methode übernahmen. Er war sehr bekannt hier in den USA. Bis in sein achtes Lebensjahrzehnt arbeitete er im ganzen Land. Die Menschen waren fasziniert, wie er eine Person ‚auszog'. Albert Ellis sprach mich nicht an, aber ich konnte auch von ihm einige Dinge gebrauchen" sagt Joop nachdenklich. „Mein Ansatz war dann eher, das Glaubenssystem des Klienten ihm selbst deutlich werden zu lassen, um ihn dann zu fragen, ob er es verändern will. Das war für mich Arbeit auf der Erwachsenen-Ebene."

A Aktionstherapie IX

1. Zukunftsphantasie

Zu Beginn dieses Abschnitts möchten wir eine Zukunftsphantasie John Krops vorstellen. Er benutzte solche Phantasien, wenn Klienten vor wichtigen Lebensentscheidungen standen und die möglichen Konsequenzen verschiedener Entscheidungen kennenlernen wollten. Bevor er diese Phantasie anbot, verschaffte er sich einen allgemeinen Überblick darüber, was der Klient wollte und mit welchen Hindernissen dieser zu kämpfen hatte. Außerdem verabredete er mit dem Klienten, wie weit in die Zukunft er gehen wolle. Wenn sie sich geeinigt hatten, dass sie diese Phantasie machen wollten, bat er den Klienten, sich zu entspannen und schlug ihm dann vor, sie sich in drei Jahren, an einem bestimmten Tag zu einer bestimmten Uhrzeit zu versetzen. Falls diese Entscheidung z. B. eine berufliche Entscheidung war und der Klient spürte, dass er wahrscheinlich schon in zwei Jahren einen guten Überblick darüber hätte, wie die Dinge laufen könnten, bat er ihn, sich in zwei Jahren um drei Uhr, an einen Freitagnachmittag im Februar zu sehen. Falls es um eine persönliche, private Lebensentscheidung ging, bat er den Klienten, sich um drei Uhr am Sonnabendnachmittag zu sehen. Überdies legte er auch noch den Ort fest, an dem die Person sich sehen sollte. Das konnte z.B. das Büro sein, und dann sollte er darauf achten, ob er bekannte oder vertraute Dinge entdecken würde. Also: „Schau auf das Mobiliar. Schau auf den Fußboden usw." Das hatte zur Folge, dass die Klienten sich wirklich in diesem bestimmten Büro erleben konnten. Von da aus ging es z. B. so weiter: „Was machst du gerade? Nimm wahr, wie du dich dabei fühlst. Wie du z. B. deine Arbeit für heute beendest und nach Hause gehst. Siehst du dich auf dem Weg nach Hause? Jetzt betrittst du dein Haus. Wer wartet da auf dich? Ist da irgendetwas verändert? Schau dich um". Falls es eine private Situation betraf, bat er den Klienten, möglichst den ganzen Rest des Wochenendes zu erleben und zu sehen was stattfand und wie er sich dabei fühle. Nachdem diese zukünftige Zeit durch und durch erforscht war, schaute Krop zurück und fragte den Klienten, auf welche Weise er es so weit gebracht habe, und wie er jetzt alles vor sich sähe.

„Welche Hindernissen standen dir im Weg, und wie bist du damit fertig geworden?" Es ist immer wieder erstaunlich, wie viel einfacher die Hindernisse im Nachhinein erscheinen, als wenn der Klient sie noch vor sich sieht. Manchmal scheinen Menschen wie gelähmt zu sein, weil die Hindernisse für sie unüberwindbar erscheinen, wenn sie von ihrem derzeitigen Standpunkt darauf schauen. Jedoch von einem Punkt in der Zukunft können sie rückschauend viel leichter sehen, wie sie diese Hindernisse überwunden haben.

Hier als Beispiel die Arbeit mit einem Ehepaar: Sie wissen nicht, ob sie weiter zusammenleben wollen. Sie wissen, dass sie entweder drastische Veränderungen vornehmen müssen oder dass es sonst besser wäre, sich zu trennen. Aber sie wissen nicht, was zu diesem Zeitpunkt das Richtige ist. Der Therapeut schlägt ihnen vor, die Entscheidung in einer Geleiteten Phantasie zu überprüfen, womit sie einverstanden sind.

Er bittet beide, sich bequem hinzusetzen, sich aber nicht anzuschauen. Er selbst sitzt in der Nähe von beiden. So kann er beide von der Seite her sehen oder aber auch gar nicht hinschauen und nur hören.

Jetzt fragt er sie, welche Entscheidung sie zunächst erforschen möchten, die Entscheidung sich zu trennen oder die Entscheidung, an einer Veränderung ihrer Partnerschaft zu arbeiten. Sie beschließen, zuerst die Trennung zu erforschen. Der Therapeut fragt sie, wie weit sie in die Zukunft schauen wollen. Sie kommen überein, dass ein Jahr nach der Trennung die richtige Zeit sei, und dann beginnt er die Phantasie (Achtet auf die Wechsel zwischen der Anrede des Einzelnen und der Anrede des Paares).

„Es ist Sonnabendnachmittag im März nächsten Jahres und ihr seid jeder an dem Ort, wo ihr dann lebt. Ich bitte euch, euch umzuschauen, um zu sehen, wie euer jetziges Zuhause aussieht. Was ist auf dem Fußboden? Was für Möbel gibt es? Und was ist es überhaupt für ein Ort? Nimm wahr, wie du dich in dieser Umgebung fühlst. Geh umher in deinem jetzigen Zuhause. Ist noch jemand da, oder bist du allein? Wie ist die Atmosphäre? Was machst du gerade?

Jetzt erlebe das ganze Wochenende. Was gibt es am Samstagabend zu essen? Was passiert in der Nacht? Jetzt ist es Sonntagmorgen. Und was geschieht Sonntagnachmittag? Und wie ist der Sonntagabend? Haben dich die Kinder an dem Wochenende besucht, wann war das? Oder hast du sie gar nicht gesehen? Jetzt sieh dich durch die Woche gehen. Und nun schau zurück auf das vergangen Jahr und lass vor deinen Augen noch einmal die Trennung vorüberziehen.

Wie habt ihr diese den Eltern mitgeteilt? Euren Freunden? Euren Kindern (längere Pause)... ? Was habt ihr für Reaktionen bekommen und wie habt ihr darauf reagiert? Und wie viel Streit und Auseinandersetzungen waren zwischen euch bezüglich der Trennung? Auf was habt ihr euch geeinigt?

Geh noch einmal zurück zu dem Sonntagabend im nächsten Jahr und schau noch weiter in die Zukunft und sieh, was dann passiert ist. (lange Pause) ... Wenn du genug gesehen hast, dann komm zurück in diesen Raum."

Jetzt kann der Therapeut das Paar bitten, über ihre Phantasien zu sprechen und auszutauschen, ohne die Verpflichtung, alles mitzuteilen. Nachdem das geschehen ist, bittet er sie, noch einmal durch diese Phantasie zu gehen, jetzt aber mit der Annahme, dass sie an ihrer Beziehung gearbeitet haben:

Sie haben sich nicht getrennt. Die Partnerschaft ist so gut geworden, wie sie sein konnte. Er kann dieselben Fragen stellen bezüglich des Sonnabend bzgl. des Sonntags und welche Entscheidungen sie hinter sich haben, die dazu geführt haben, wie es jetzt ist. Er kann sie auch danach fragen, was mit den Kindern geschehen ist. Am Ende dieser Geleiteten Phantasie kann er das Paar wiederum bitten, sich darüber auszutauschen.

Er sorgt in der Regel dafür, dass beide Phantasien Platz haben, d. h., dass beide Entscheidungsmöglichkeiten erforscht werden. Häufig erscheint eine Entscheidung so klar, dass der Therapeut geneigt sein könnte, die zweite nicht auch noch anzuschauen. Aber wenn er dann die zweite auch noch sondiert hat, merkt er vielleicht, dass ihnen diese auch machbar erscheint. In diesem Fall haben die Leute also zwei lebbare Möglichkeiten, zwischen denen sie sich entscheiden können.

2. Idealphantasie

In dieser Phantasie wird der Klient gebeten, sich vorzustellen, er hätte eine ganz bestimmte Fähigkeit erlangt, die er sich schon immer gewünscht hatte. Eine Frau z. B., die in ihrem Leben nur erlebt hat, dass Beziehungen nicht zustande kamen oder frühzeitig zerbrachen, könnte sich die Erfahrung einer glücklich zustande gekommenen und dauerhaften Beziehung wünschen. Dann bittet der Therapeut sie, sich in einer Situation zu sehen, wo eine Partnerschaft zustande kommen könnte. Sie kann sich, sagen wir einmal, vorstellen, wie sie mit einem Mann auf einer Party ist. Und dann begleitet der Therapeut sie durch diese Erfahrung.

Je mehr er weiß, was für den Klienten von Belang ist, umso mehr kann er in die Phantasie einbauen.

Um bei dem Beispiel von dieser Frau zu bleiben, ginge es z. B. so weiter: „Jetzt schau, wie du mit deinem Wunsch nach Beziehung umgehst. Sieh, wie es dir geht, wenn du auf andere Menschen triffst. Wie gehst du damit um, wenn er mit einer anderen Frau spricht?"

Diese Idealphantasie bewirkt übrigens häufig, dass „sekundäre Wünsche" zutage treten. Ich bitte z. B. einen korpulenten Mann, sich dünn zu sehen; als er sich nun dünn vorstellt, erkennt er, dass sein Fett ein Schutz für ihn ist, den er jetzt noch braucht. Diese Erkenntnis kann die Richtung der Therapie völlig verändern. Ein anderer Klient, der sich vorstellt, fähig und attraktiv zu sein, entdeckt, dass er sich außerordentlich ängstlich und nervös fühlt, wenn er sich erst einmal entschieden hat, dass er ein fähiger Mann ist. Er merkt, dass durchaus Vorteile in der Existenz des „Schlehmil" (Tollpatsch) bestehen, als ein „Schlehmil" braucht er sich weder zu produzieren noch muss er jemanden beeindrucken. Er hat die Erlaubnis, ein wenig verrückt zu sein.

Wenn er sich wirklich als einen kompetenten Mann definiert, dann muss er diesem neuen Image auch stets entsprechen.

Nach dieser Phantasie kann der Therapeut mit den Klienten darüber sprechen, wie real sie erscheint und welche Folgerungen sie für sich daraus ziehen möchten.

3. Schließung einer traumatischen Gestalt

Im Folgenden stellen wir ausschließlich dar, wie sinnvoll der Einsatz der Geleiteten Phantasie in der Traumatherapie ist. Die Traumatherapie ist ein Spezialgebiet in der Psychotherapie und bedarf einer speziellen Zusatzausbildung. Auf eine umfassende Theorie des Traumas und der Traumatherapie muss in diesem Rahmen daher verzichtet werden.

Als Trauma bezeichnet man in der Psychologie eine psychische, nicht verheilte Wunde. Die Verletzung wurde nicht angemessen verarbeitet und integriert. In der Gestalttherapie nennt man das eine „offene Gestalt", die erfolgreiche Therapie folglich eine „geschlossene Gestalt".

Sehr häufig leiden Leute unter dem Einfluss traumatischer Erfahrungen aus ihrer Vergangenheit. Sie sind geschlagen, vergewaltigt, gedemütigt worden und spüren, dass sie immer noch an diesen Erfahrungen leiden. Die schlechte Erfahrung schmerzt weiterhin und wird regelmäßig neu belebt. Die meiste Zeit über hat der Betroffene seine Erinnerungen oder Gefühle von diesem Ereignis oder den Ereignissen abgespalten. Das ist durchaus angemessen, wenn der Schmerz unerträglich ist. Die Abspaltung (Dissoziation) ist ein psychischer Rettungsversuch, um den schmerzhaften Gefühlen zu entkommen. Der Betroffene ist ‚irgendwo anders', damit er sein Leben weiter leben kann.

Dieses ‚Weggehen' oder Abspalten vom Schmerz, hat zwei hauptsächliche Folgen: die Betroffenen werden versuchen, alles zu vermeiden, was mit dem Trauma verknüpft ist (Generalisation) und – paradoxerweise – gleichzeitig die Präsenz des Traumas aufrecht erhalten. Das macht der Klient nicht bewusst oder mit Absicht. Es hilft dem Klienten, den Schmerz nicht so brennend zu spüren, hat aber auch zur Folge, dass die Wunde offen bleibt und weiterhin einen negativen psychischen Einfluss hat, der sich oft auch körperlich äußert.

Nach solchen traumatischen Erfahrungen treffen die Menschen häufig einengende Lebensentscheidungen. Das heißt, solche Entscheidungen sind in dem Moment außerordentlich sinnvoll und helfen beim Überleben. Aber auf Dauer gesehen, engen solche Entscheidungen das Leben eher ein als dass sie es fördern. Eine solche, das Leben einengende Entscheidung könnte z. B. sein: „Ich will nie wieder einem Mann trauen. Ich werde dafür sorgen, dass ich niemals irgendwelche entsprechende Wünsche habe. Wenn ich mich öffne, werde ich gedemütigt; deshalb werde ich mich nie wieder öffnen."

Wenn ein zwei Jahre altes Kind einen heißen Ofen angefasst und sich verbrannt hat, ist es sinnvoll, dass es sich vornimmt, sich vom Ofen fern zu halten. Wenn es aber mit 20 Jahren immer noch an dieser Entscheidung festhält, hat es seine Möglichkeiten eingeschränkt und es wäre sehr sinnvoll, eine neue Entscheidung zu treffen, z. B. brennende Öfen nicht anzufassen oder noch besser, wenn man sich in der Nähe von Öfen befindet, sich darüber Gewissheit zu verschaffen, ob sie kalt sind, bevor man sie anfasst.

Uns sind auch die großen Schwierigkeiten der Menschen bewusst, zu diesen traumatischen Situationen zurückzukehren, zu erinnern, um sie noch einmal zu durchleben. Sie verwenden viel Energie darauf, diese ursprünglichen Erfahrungen zu verdrängen. Daher ist in der Therapie traumatischer Erfahrungen eine besondere Zugangsweise erforderlich. Das kann man z. B. so machen: Man schlägt den Klienten vor, in der Vorstellung zu dieser Situation zurückzukehren, aber dass es nicht notwendig sei, sich wieder der gleichen Gefühle auszusetzen, die sie damals hatten. Sie seien jetzt in einer anderen Phase ihres Lebens und hätten mehr Hilfsquellen zur Verfügung als damals, als sie dieses traumatische Erlebnis hatten. Dann sagt man ihnen, dass sie sich gleich entspannen werden, und dass sie während des ganzen Erlebens entspannt bleiben können. Und man weist auch darauf hin, dass sie in der folgenden Phantasie eine andere Lebensentscheidung machen können als damals. Die Klienten werden gebeten, sich z. B. dadurch zu entspannen, dass sie sich an das letzte Erlebnis totaler Entspannung und völligen Behagens erinnern und in dieses Gefühl einsinken und das Behagen und die Entspannung wirklich genießen. Wenn sich diese Entspannung bei den Klienten ausgebreitet hat, berührt man eine Stelle ihres Körpers, z. B. den Ellbogen und ‚verankert' genau dieses Gefühl. Wenn die Klienten später an dieser Stelle berührt werden, werden sie an dieses Behagen erinnert. Das ist eine aus der Hypnotherapie entlehnte Intervention.

Gewinnt man den Eindruck, dass ein Klient besonders ängstlich an diese Erfahrung herangeht, dann kann der Therapeut ihm anbieten, seine Hand zu halten und sich selbst zu sagen, dass diese Hand all die Hilfsquellen repräsentiert, die er jetzt (im Gegensatz zu früher) hat, und dass er die Hand, immer wenn nötig, als eine Hilfsquelle drücken kann und der Druck erwidert würde, um zu signalisieren, dass diese Hilfsquelle in der Tat besteht.

Ein Beispiel aus der Praxis von John Krop:

„Ich arbeite mit einer Frau namens Jennifer, die an Orgasmusschwierigkeiten leidet und überhaupt sexuelle Schwierigkeiten hat. Ihr ist gefühlsmäßig klar, dass sie, weil sie mit 8 Jahren vergewaltigt worden ist, dadurch in der freien Entfaltung ihrer Sexualität sehr behindert wurde. Ich erkläre ihr den Prozess der Phantasie und bitte um ihre Erlaubnis dazu. Sie stimmt zu. Ich leite den Entspannungsvorgang ein, verankere das Gefühl der Entspannung; dann bitte ich sie, auf diese Erfahrung, die sie mit acht Jahren gemacht hat, zurückzuschauen und sich zu gestatten, das ganze Erlebnis von Anfang bis Ende zu sehen, dabei aber weiterhin in angenehmer Entspannung zu bleiben. Ich kann ihr anbieten, diese Phantasie schweigend zu durchlaufen oder mir mitzuteilen, was sie sieht. Und wann immer ich merke, dass sie gefühlsmäßig in Schwierigkeiten kommt, kann ich wiederholen ,...und die Jennifer von heute, die hier entspannt im Stuhl sitzt, kann die acht Jahre alte Jennifer sehen, wie sie durch diese schlimmen Erfahrungen geht.' Läuft der Prozess schweigend ab, bitte ich Jennifer, mir beispielsweise durch Nicken oder irgendein Zeichen mit dem Finger zu signalisieren, wann diese rückblickende Erfahrung beendet ist. Erzählt sie mir während der Phantasie, was passiert, dann brauche ich diesen Vorschlag natürlich nicht zu machen.

Nach dieser Wiedererfahrung sorge ich für einen befriedigenderen Ausgang. Das ist ein sehr wichtiger Aspekt in diesem Prozess. Die Wiedererfahrung allein ist auf keinen Fall ausreichend. Wenn ein neuer Abschluss oder eine neue Lebensentscheidung geschaffen werden kann, dann ist die Person eher fähig, mit der Tatsache klarzukommen, dass der Vorfall überhaupt stattgefunden hat. Ich mache das folgendermaßen: Ich bitte Jennifer, sich anzuschauen, was die acht Jahre alte, kleine Jennifer braucht. Dann frage ich weiter, ob die Jennifer von heute rübergehen kann zu der kleinen Jennifer und ihr das geben, was die kleine Jennifer braucht. Das ist sehr häufig ein sehr berührendes Erlebnis für Klienten, denn gewöhnlich ist ein Kind nach solch einer traumatischen Erfahrung völlig verwirrt und hat keine Ahnung, was es braucht. Das wird hiermit korrigiert. Ich habe Klienten gesehen, die sich in ihrer Phantasie an die Person wandten, die das Schlimme verursacht hatten und sie konfrontierten und fragten, ob sie überhaupt wüsste, was sie damit angetan hätten, d. h. diese Klienten werden zum Anwalt für ihr Kind von früher. Ich habe auch Klienten gesehen, die das Kind von früher in den Arm oder an die Hand nahmen und ihm all die Worte gesagt haben, die es brauchte. Jennifer entschied nach dieser Kindheitsszene, dass die kleine Jennifer Tröstung brauchte. Sie nahm sie auf ihrem Schoß und sagte ihr: ,Das war eine ganz schlimme Erfahrung für dich, und du warst viel zu jung, um Sex zu haben. Das war eine ganz schlechte Art, Sexualität zu erfahren. Aber später, wenn du groß bist, dann kannst du Sexualität leben wie sie sein sollte; mit einem Mann, der dich wirklich gern hat und der dich respektiert.' Dieser Schluss leugnet die Erfahrung nicht, aber er gibt ihr eine neue Perspektive. Jennifer war fähig, statt ihrer frühen Kindheitsentscheidung, dass Sex schlimm sei und nur Verletzungen bringe, eine neue Entscheidung zu treffen.

Ich benutze diese Art Phantasie auch, wenn jemand von ständig wiederkehrenden Gefühlen geplagt wird, z.B. fühlen sich Klienten oft zurückgestoßen. Ich bitte sie dann, sich an ein Erlebnis dieser Art zu erinnern, dass ihnen als junge Erwachsene widerfahren ist. Wenn sie es gefunden haben, kann ich sie weiter bitten, diese Szene noch einmal anzuschauen, um einen neuen Schluss dafür zu finden.

Als nächstes können wir eine Situation aus ihrer Teenager-Zeit wieder hervorholen, in der sie dasselbe Gefühl erlebten, schließlich können sie ähnliche Erlebnisse aus ihrer Grundschulzeit oder aus dem Kindergarten bearbeiten. Auf diese Art kann ein besonderes Gefühl in seiner ständigen Wiederholung und Bestätigung untersucht werden. Und dieses Mal können die Klienten eine neue Lösung finden."

Gefühle und Erinnerungen treten oft in Form von Bildern und Vorstellungen auf. Bilder sind die Bausteine menschlicher psychischer Erfahrung, und schlechte Bilder spielen oft eine dramatische und zentrale Rolle im Posttraumatischen Belastungssyndrom (PTBS).

Folglich ist es logisch und verständlich, dass die Behandlung von Traumata mittels Imaginationen weit verbreitet ist. Imaginationen werden in vielen therapeutischen Verfahren häufig und effektiv zum Aufdecken von traumatischen Erinnerungen eingesetzt. Und das aus folgenden Gründen:

1. Spontane Bilder zu traumatischen Ereignissen (sogenannte ,Flashbacks') sind oft gewichtige, wenn nicht gar Kernstücke der Beschwerden des Betroffenen, seinem psychischen und sozialem Leiden. Deshalb bilden sie ein wichtiges psychologisches Arbeitsfeld. Ein Beispiel mag das veranschaulichen: Jedes Mal, wenn Fred mit seinem Wagen in die Nähe einer bestimmten Stadt fuhr, wo sein bester Freund starb, ,sah' er Bilder des Unfalls und wie sein Freund tot am Boden lag, obwohl Fred gar nicht da war, als es geschah. Jedes Mal tieg eine große Traurigkeit in ihm auf, er begann zu zittern und musste seinen Wagen anhalten.

2. Worte drücken nur teilweise aus, was im Inneren eines Menschen vor sich geht. Bilder liefern ein umfassenderes Bild davon, worauf es ankommt. (Siehe dazu auch T. Besems/G. van Vugt „Wo Worte nicht reichen" zur Therapie von Inzestbetroffenen).

3. Besonders quälende und erschreckende Situationen können in einer bildlichen und symbolischen Form ausgedrückt und bearbeitet werden, ohne dass alle Details erwähnt werden müssen. Was sich ein Klient nicht zu sagen traut, kann oft in Bildern oder einer bestimmten Metapher oder ähnliches ausgedrückt werden.

Noch ein Beispiel:

Carol spricht oft von einem dunklen Schatten, der über sie fällt und sie unbeweglich macht. Am Anfang wusste sie nicht ganz, was oder wen der Schatten darstellte. Ohne dass sie genau sagen konnte, was denn dieser Schatten repräsentiert, war sie in der Lage, sich nach und nach mit dem Schatten zu beschäftigen. Während der Imaginationsarbeit (den Schatten malen, mit dem Schatten reden, den Platz des Schattens einnehmen) wurde er ihr etwas klarer. Schließlich konnte sie sehen, welche Rolle der Schatten in ihrer Vergangenheit spielte. Obwohl sie nicht in der Lage war, die früheren Ereignisse entsprechend verbal auszudrücken, sondern erst viel später, konnte sie dem Schatten gegenüber ihre Position behaupten, ihn sogar wegstoßen und seine lähmende Wirkung verringern.

Manche Klienten werden nie an die mit dem Trauma verbundenen ‚exakten Fakten‘, an denen sie leiden, herankommen. Aber sie können durch die Imagination viel besser lernen, damit umzugehen. Es ist die Frage, ob diese Bilder getreu wiedergeben, was tatsächlich geschehen ist. Vielleicht nicht. Die historische Wahrheit ist jedoch nicht so wichtig wie das, was der Klient meint, was geschehen ist. Der Klient wird nicht so sehr auf die Tatsachen seiner Geschichte reagieren, sondern eher darauf, wie er sie sich vorstellt. Wenn das für den Therapeuten offensichtlich wird, ist es meistens nicht fruchtbar, den Klienten mit der Diskrepanz zu konfrontieren. Historische Wahrheit und innere Erfahrung gehören zu unterschiedlichen Bereichen. Es ist klüger, bei dem Bild des Klienten zu bleiben, ob das nun geschichtlich exakt oder nicht ist.

Für den Klienten ist es sehr wichtig, dass ihm der Therapeut ‚glaubt‘. Wenn dieser vom Klienten gefragt wird, ob er glaubt, dass das wirklich so geschehen ist, kann er etwa antworten: „Ich glaube, dass du glaubst, dass das, was du mir erzählt hast, wirklich passiert ist. Ob das geschichtlich wahr ist oder nicht, spielt für mich keine Rolle." Unser Beruf ist nicht die Rechtsprechung. Wir suchen nicht die objektive Wahrheit.

> 4. Bestimmte symbolische Bilder können einen wohltuenden Einfluss auf den Klienten haben und ihm helfen, seine Identität zu stärken. Carol half in schwierigen Zeiten oft das Bild der Sonne. Sich auf das innere Bild der Sonne zu konzentrieren und diese zu malen, half ihr in zweierlei Hinsicht. Es half ihr, dem schlechten emotionalen Einfluss des ‚Schattens‘ entgegenzuwirken. Und es unterstützte Gefühle von Wärme und Vertrauen in sich selbst.

Aber dabei gibt es auch ernsthafte Gefahren. Diese Methode kann einen Klienten auch destabilisieren und sollte deshalb vom Therapeuten mit großer

Sorgfalt und unter ständiger Beachtung der Bedürfnisse und Möglichkeiten des Klienten eingesetzt werden.

Die Konfrontation mit traumatischen Bildern ist kein Heilmittel an sich und sollte kein eigenständiges Ziel sein. Wenn damit gearbeitet wird, sollte es in dem Gesamtziel einer besseren Anpassungs- und Funktionsfähigkeit des Klienten eingebettet sein. Mehr darüber später.

Die Bedeutung von Ich-Stärke und Struktur im Alltag

Das in der Literatur am häufigsten erwähnte Verfahren in der Traumatherapie ist das Aufdecken innerer Bilder (Bildschirmtechnik oder auch Leinwandtechnik genannt). Aber als isoliertes Verfahren ist es meistens nicht hilfreich und kann sogar schädlich sein. Das kann der Fall sein, wenn der Betroffene über keine ausreichende Ich-Stärke verfügt. Das „Ich" ist die in einem Menschen angelegte Fähigkeit, für die Integration von Erfahrungen und für emotionales Gleichgewicht zu sorgen. Um dabei zu helfen, besser mit den traumatischen Bildern umzugehen, muss er darin trainiert werden, die emotionalen und psychischen Einflüsse, die sich aus den Bildern ergeben, zu integrieren. Er benötigt Fähigkeit und Stärke, um mit diesen Inhalten umzugehen.

Ein Klient schrieb diese Überlegung nieder:
„Solange ich mir meines Traumas nicht bewusst war, war ich wie vereist, steckte fest. Im Laufe meines Lebens sammelte sich nur noch mehr Eis an. Jetzt, wo ich auftaue, fange ich an, das was geschehen ist, wahrzunehmen und zu spüren. Das tut sehr weh und macht mir Angst. Vielleicht wird sich mit der Zeit etwas Neues entwickeln, oder es werden verborgene Qualitäten lebendig. Aber jetzt brauche ich Halt. Ich brauche ein Ziel für die Zukunft, sonst werde ich von Depression und heftigem Schmerz überwältigt."

Traumatherapie sollte zu allererst eine bessere Bewältigung des täglichen Lebens im Blickpunkt haben, damit angemessene Bedingungen bereit gestellt werden, sich dem traumatisch-psychologischen Stoff unmittelbar zu nähern.

In den Fällen, in denen nicht genug Ich-Stärke vorhanden ist und die Erforschung des traumatischen Inhalts zur Dekompensation der Persönlichkeit führen könnte, sollte jede direkte Behandlung des traumatischen Inhalts vermieden werden. Die Therapie sollte sich dann auf die Bewältigung von konkreten Alltagsfragen beschränken. Der Klient muss notwendigerweise eine strukturierte Basis entwickeln, auf die er zurückgreifen und aus der er neue Kraft gewinnen kann.

Die Arbeit mit dem traumatischen Material und der Einsatz von aufdeckenden Imaginationen kommen erst danach in Frage. Noch ein Beispiel:
John, ein schüchterner, ungepflegt aussehender 40jähriger Mann, hatte große Schwierigkeiten, Beziehungen zu leben und einen rechten Platz in der Gesellschaft zu finden. Er ist auch arbeitslos. Im Erstgespräch erwähnte John, dass er im Alter von sieben Jahren seinen Vater verloren hat. Der Tod seines Vaters, den er sehr geliebt hatte, veränderte sein Leben dramatisch. Seine Mutter war nicht fähig, die Familie mit John und seinen vier Geschwistern durchzubringen. John, der auch sehbehindert war, wurde in einem Heim untergebracht. Als er das Heim im Alter von 15 Jahren verließ, hatte er sich gefühlsmäßig zurückgezogen und fühlte sich unerwünscht und unzulänglich. Es schien auf der Hand zu liegen, dass der Verlust seines Vaters einer der Hauptgründe seiner heutigen Probleme war. Aber mit dem Therapeuten über dieses Ereignis zu sprechen und zu erinnern, was damals geschah, rief bei ihm großen Stress hervor. Als er nach der Sitzung nach Hause kam, aß er tagelang nichts, wusch sich nicht und zeigte keinem sein Gesicht. Nur weil er nicht zum nächsten Termin in der folgenden Woche erschien, wurde dem Therapeuten die Schwere von Johns Zustand klar. Das Gespräch über den Tod seines Vaters brachte eine so überwältigende Flut von Bildern und Gefühlen der Einsamkeit hervor, dass er buchstäblich bewegungsunfähig war und keine alltäglichen Arbeiten mehr durchführen konnte. In den folgenden zwei Jahren bestand die Therapie darin, John beim Strukturieren seines Lebens zu helfen; damit er lernte, sich um sich zu kümmern, Zeit und Mühe einzusetzen, sich und seine Kleider regelmäßig zu waschen, sich mindestens fünf Mal in der Woche ein richtiges Essen zu kochen und sein Haus so zu putzen, dass er jemanden empfangen konnte. Schließlich fand John auf Anregung des Therapeuten eine ehrenamtliche Arbeit in einem Altersheim. Während all dieser Zeit wurde der Tod seines Vaters nie angesprochen. Es war zuerst notwendig, mehr Struktur in seinem Alltag zu bringen. Obwohl die Quelle seines Schmerzes aus der Vergangenheit nicht direkt behandelt wurde, entwickelten sich Johns Kraft und seine Lebenslage bis zu dem Punkt, dass er Freundschaften einging und er einen ihn befriedigenden Job fand.

Das Ich stärkende Strategien.
Für diese therapeutische Phase könnten folgende Strategien von Nutzen sein:

1. Die Anpassungsfähigkeit für den Alltag wiederherstellen und unterstützen. Für Mahlzeiten, persönliche Hygiene, Reinhaltung des Hauses, Sicherheit usw. sorgen
2. Die Selbstwertschätzung steigern

3. Eine positive Perspektive entwickeln; wo Schwäche ist, Stärke entwickeln, neue Hoffnung nähren
4. Symptome und Beschwerden behandeln lassen, erforderliche Medikationen evtl. in Zusammenarbeit mit dem Arzt des Klienten überprüfen
5. Aktives Zuhören des Therapeuten („Ich höre, dass du ...")
6. Den Fokus auf positive Aspekte in der Gegenwart und der Zukunft richten
7. Heilende Vorstellungen

Ein Beispiel für eine heilende Vorstellung: Nach einer Entspannung: „Stell dir vor, du bist an einem angenehmen Ort, vielleicht in der Natur, vielleicht anderswo. Geh dahin, wo du dich wirklich sicher und wohl fühlst. ... Nimm zur Kenntnis, wie dieser Ort aussieht. ... Spür die wohltuende Atmosphäre. ... Lass sie in deinen Körper einfließen, ... deine Zellen, ... entspanne in der Sicherheit dieses Ortes. ... Nimm die Gerüche wahr, ... und was du hörst. ... Mache dir diesen Ort so vertraut, dass du jederzeit zu ihm zurück kehren kannst, um dich zu entspannen und wohl zu fühlen."

8. Hausaufgaben geben (Schreiben oder andere Aufträge). Sorge dafür, dass du in der nächsten Sitzung darauf zurück kommst. Würdige geschaffte Aufgaben.
9. Verändere das innere Bild des Klienten von ‚Opfer' zu ‚Überlebender'.
10. Setze transpersonale Energien ein. In der Literatur gibt es dafür verschiedene Bezeichnungen (Kern, innerer Weiser, höheres Selbst, spiritueller Helfer). Erstaunlicherweise erwähnen viele schwer Traumatisierte das Vorhandensein transpersonaler Energien.

Beispiel: Eine Klientin, die von ihrem Vater eine beträchtliche Zeit ihrer Kindheit missbraucht worden war, berichtete, dass es da immer ‚einen Engel gab, der für mich Psalmen gesungen hat'. Ihrer Meinung nach hatte ihr das geholfen, zu überleben. Eine weitere Klientin berichtete von einem weißen Licht, das auftauchen und darüber hinweg helfen würde, wenn sie es am meisten brauchte. Andere finden Trost, indem sie in ihrer Vorstellung zu einem Ort gehen, wo es keinen Schmerz und kein Leiden gibt.

Man bekommt einen guten Zugang zu diesen Energien der Klienten, wenn man fragt: „Was hat dir geholfen, zu überleben? Was hat dich getragen?" Transpersonale Energien können Klienten unterstützen und nähren und ihnen dabei helfen, Sinn und Identität zu entwickeln. Manchmal jedoch kann transpersonale Energie aus dem Gleichgewicht bringen. Sie kann auch

Dissoziation fördern. In solchen Fällen kann der Klient dabei unterstützt werden, als Gegenkraft andere Fähigkeiten zu entwickeln. Einem Klienten, der in ‚himmlische Sphären' entfliehen will, kann man z.B. zu mehr Durchsetzungsvermögen verhelfen. Dann hat er die Möglichkeit, eher standzuhalten als zu fliehen.

Der Umgang mit dem Trauma selbst:

Die Arbeit mit Imaginationen kann eine hervorragende Technik bei der Heilung von Traumata sein. Das Durcharbeiten besteht darin, mit den ursprünglichen Vorfällen, Gefühlen, und/oder traumatischen Bildern Kontakt aufzunehmen und dann das, was in der damaligen Reaktion des Klienten dysfunktional zu sein schien, zu korrigieren.

Man kann in dem Prozess folgende Schritte unterscheiden:

1. Die Bedeutung des Traumas erkennen und anerkennen

Gibt es noch einen schlechten Einfluss im gegenwärtigen Leben des Klienten? Der Klient ist sich oft im Unklaren über das Ausmaß der Schädigung, verleugnet den Einfluss, den das Trauma noch hat oder spielt es runter. Das kommt oft aus der Kraftlosigkeit und der Angst. Nur wenn der Mensch ausreichend von der Ernsthaftigkeit des Traumas überzeugt ist, kann er die nötige Motivation entwickeln, das Durcharbeiten zu riskieren.

2. Kontext und Diagnose

a. Einschätzung des sozialen Umfelds, Hintergrund, Alltag des Klienten
b. Um welches Trauma geht es. Wie viel Verständnis und Bewusstheit ist vorhanden? Was gibt es an emotionalen und situativen Auslösern (Trigger). Welche körperlichen Empfindungen oder Beschwerden gibt es?
c. Ist da genügend Motivation, das Trauma durchzuarbeiten?
d. Gewünschter Zustand? Was kann hoffentlich erreicht werden? Wie angemessen und durchführbar ist das Durcharbeiten?

3. Verankerung

Bevor das eigentliche traumatische Geschehen in Augenschein genommen wird, muss der Klient lernen, sich in seinem Körper und im Hier und Jetzt zu ‚verankern'. Das macht es dem Klienten möglich, zurück zu kommen, wenn er droht, überwältigt zu werden. Er weiß, wie er zu seinem Körper und seinem ‚sicheren Ort' zurückkehren kann.

Ein geeignetes Vorgehen sieht etwa so aus: Der auf seinem Stuhl sitzende Klient wird dabei begleitet, wahrzunehmen, wie seine Füße auf dem Boden stehen, wie er vom Stuhl unterstützt wird, wie sein Atem ein und aus fließt.

Sobald der Klient einen zufrieden stellenden Grad der Entspannung erreicht hat, kann er gebeten werden, eine Stelle an seinem Körper zu berühren (seinen Puls, seinen Ellbogen) und symbolisch sein Gefühl der Entspannung verankern. Wann immer er nun beim Durcharbeiten zu viel Spannung oder Überwältigt sein spürt, kann er diese Stelle berühren und sich wieder zurück in die Wohlspannung bringen. Auch der Therapeuten kann den Klienten per Berührung in die Verankerung bringen, wenn es nötig zu sein scheint.

4. Mit dem Trauma verknüpfte Gefühle zulassen
Ist dieser Mensch darauf vorbereitet, den möglicherweise auftauchenden Gefühlen zu begegnen? Frage zum Beispiel: „Was ist das Schlimmste, was du entdecken könntest?" - „Und glaubst du, dass du damit umgehen kannst?"

5. Das traumatische Geschehen wieder erleben oder wieder anschauen
Hier sind verschiedene Formen und Abstufungen möglich. Anfangs kann es nötig sein, Abstand zum traumatischen Geschehen zu halten. Der Klient könnte regredieren und in die Position des ‚überwältigten Opfers' zurück rutschen. Das ist meistens nicht wünschenswert. Damit der Klient mehr emotionalen Abstand halten kann, weist ihn der Therapeut an, die Bilder auf einer Filmleinwand erscheinen zu lassen. Oder der Therapeut kann betonen, dass die gegenwärtig 45jährige Sandy aus ihrer sicheren Position auf dem Stuhl mit ihren gegenwärtigen Mitteln das anschaut, was die sechsjährige Sandy durchmacht und erlebt. Oder der Therapeut kann den Klienten bitten, sich vorzustellen, dass er Drucktasten hat, um den Film anzuhalten, wann immer er es will.
Manche Therapeuten bitten den Klienten, zurück zu gehen und wieder zu erleben, was passiert ist. Das setzt eine große Ich-Stärke beim Klienten voraus. Zum Schluss ist der Therapeut eine Art guter Elternteil, der dem Klienten hilft, sich von der schmerzhaften Erfahrung zu erholen.

John Krop legt große Aufmerksamkeit auf die Beschlüsse, die der Klient unter dem Einfluss des Traumas gefasst hat. Er unterscheidet zwischen einer ‚schlechten Erfahrung' und einem Trauma. Bei einer ‚schlechten Erfahrung' bleibt das Glaubens- und Wertesystem des Klienten intakt, und der Klient kann die Erfahrung ohne große Veränderungen in sein Glaubenssystem integrieren. Bei einem Trauma kann der Klient sein Glaubens- und Wertesystem nicht mehr aufrecht erhalten, es ist zerrüttet. Und zu seinem eignen Schutz macht der Klient nun einen Lebensbeschluss, der lebensverneinend sein kann und die ihm zur Verfügung stehenden Wahlmöglichkeiten ernsthaft einschränkt.

Die Rolle des Therapeuten

Der Umgang mit einem Trauma ist kompliziert und fragil, hat viele Fallen und verlangt vom Therapeuten eine Menge Sensibilität und eine achtsame schrittweise Annäherung. Wenn der Therapeut den Klienten in die Konfrontation mit dem Trauma begleitet, sorgt er durch seine einfühlsame Präsenz für emotionale Unterstützung, ohne in irgendeiner Weise zu drängeln.

Um wieder im Bild von Krop zu bleiben, geht der Therapeut einen Schritt hinter dem Klienten her, mit einer Hand auf seiner Schulter. Der Klient führt. Wenn der Klient anhält, hält der Therapeut auch an und erkundigt sich, was jetzt passiert. Wenn der Klient aussteigen will, steigt der Therapeut mit ihm aus. Wenn der Klient etwas Besonderes macht: z.B. den Atem anhält, einen Arm hebt, sich abwendet, fragt der Therapeut „Was passiert jetzt gerade?" Auf diese Weise wird der Klient weder geführt noch gedrängt. Der Therapeut bleibt hinter dem Klienten und hilft ihm, herauszufinden, was bei ihm abläuft und was er will. Er läuft nicht vor ihm her und zieht ihn hinter sich her. Er geht mit ihm durch die Erfahrung. Zeitweise, wenn der Klient Schutz braucht, kann der Therapeut die Position des Folgens verlassen und eine aktive Rolle übernehmen, aber er muss so bald wie möglich wieder seine folgende Position einnehmen.

Ein frühkindliches Trauma, speziell bei Inzest, hat oft eine schwere Entwicklungsstörung zur Folge. Das Trauma betreffend funktioniert das ‚Ich‘ noch auf dem Level des traumatisierten Kindes, empfindet noch die gleiche Kraft- und Machtlosigkeit zum früheren Geschehen und hat sich oft davon abgespalten (Dissoziation). Daher ist es in der ersten Phase der Therapie nötig, mit dem Klienten eine stabile Bindung aufzubauen. Diese Bindung dient dazu, die Lücken in der Entwicklung des Kindes zu schließen, damit der Erwachsene das Rüstzeug erhält, die anstehenden Probleme in Angriff zu nehmen. Der Therapeut übernimmt zeitweise die Rolle eines schützenden, nährenden, unterstützenden Elternteils, welches zu dem Zeitpunkt des / der traumatischen Erlebnisse(s) bitter nötig aber nicht vorhanden war. Das hat weitreichende Konsequenzen für die Beziehung zwischen dem Therapeuten und dem Klienten. Es erfordert ein emotionales Engagement des Therapeuten, viel Geduld und die Fähigkeit, mit Aggression oder Misstrauen umgehen zu können. Ein großer Teil der therapeutischen Arbeit läuft über die Übertragung mit dem Therapeuten. Glücklicherweise sind die eine Rolle spielenden Gegenübertragungsphänomene mehr und mehr bekannt.

Bei einer zu geringen Ich-Stärke des Klienten kann der Therapeut sein ‚Ego ausleihen‘, um dem Klienten zu helfen, durch die Turbulenzen in seinem Inneren hindurch zu finden. Hier wieder ein Beispiel:

Gerard wird von Bildern verfolgt, wie sein Vater mit einem Beil hinter ihm her war. In seiner Kindheit war sein Vater aggressiv und gewalttätig gewesen.

Nach der Scheidung seiner Eltern - Gerard war zu der Zeit sechs Jahre alt - wurde er von seiner Mutter großgezogen. Die Bilder von seinem Vater mit der Axt waren noch so stark, dass sich Gerard einen großen Teil des Tages in seinem Zimmer einschloss. Während der Nacht hatte Gerard zuweilen Gewaltausbrüche, zerschlug Sachen und verletzte sich manchmal selbst. Sein Studium brach er ein Jahr vor dem Ende ab.

Die Konfrontation mit dem Bild eines eine Axt schwingenden Vaters war heftig. Am Anfang schrie Gerard und zitterte. Es war, als wäre sein Vater im Therapieraum anwesend. Zu dieser Zeit wurde der Therapeut für ihn ein schützender und unterstützender Elternteil, der ihn so gut wie möglich vor den mörderischen Attacken schützte. Wenn nötig, schrie er den vorgestellten Vater - den nicht der Therapeut, aber Gerard sah - an, Gerard in Ruhe zu lassen. Seine Angst nahm Stück für Stück ab. Die Bedrohung durch seinen Vater aber blieb, bis Gerard bei einer imaginierten Auseinandersetzung mit seinem Vater verzweifelt versuchte, diesem die Axt zu aus den Händen zu ringen. Anfangs war er nicht erfolgreich, jedoch gaben ihm die mit Unterstützung und Anleitung des Therapeuten gemachten Anstrengungen mehr Selbstvertrauen. Gerard begann z.B. jetzt, sich wegen der Wiederaufnahme seines Studiums beraten zu lassen.

Kombinierte mentale und kreative (oder expressive) Formen der Imagination

Es ist möglich und oft wertvoll, eine Kombination von geistigen Vorstellungen und künstlerischem Ausdruck zu gebrauchen. Anstatt die Bilder zu beschreiben, kann der Klient seine Emotionen ausdrücken, Spannung entladen und sein inneres Erleben nach außen bringen. Die Gestaltung über kreative Medien verhilft Gefühlen und oder Erlebnissen, die - bewusst oder unbewusst - dem Klienten unannehmbar erscheinen, zum Ausdruck. Oft ist es nötig, zu betonen, dass geschmackvolle oder ästhetische Darstellungen nicht das Ziel des Ausdrucks sind. Manchmal fühlen sich die Klienten in der schöpferischen Gestaltung gehemmt, weil es Erinnerungen an Erfahrungen gibt (z.B. in der Schule), wo ihre ‚Leistung' schlecht beurteilt wurde. Um diesen schlechten Erwartungen entgegen zu wirken, sollte der Therapeut betonen, dass die Arbeit mit kreativen Medien nichts ‚Schönes' hervorbringen muss. Man kann dann z.B. den Klienten bitten, ein paar befreiende Übungen zu machen, z.B. absichtlich ‚hässliche Bilder' zu malen. Auf die Wahl des Materials sollte besonders geachtet werden. Jedes expressive Medium hat seine eigenen Möglichkeiten. Einem Klienten, der die Tendenz hat, sich in Phantasien zu verlieren, kann man Ton oder Lehm anbieten. Das kann ihm helfen, sich mehr zu erden. Das Malen bietet dem Klienten eine Vielfalt von Formen und Farben. Wichtig ist die Größe des Papiers. Der Klient mag zu zaghaft sein, ein großes Blatt zu benutzen und lieber mit einem kleinen Blatt oder der Ecke eines großen Blattes anfangen wollen. Später kann der Klient kühner werden und beherzter malen wollen. Der Ausdruck mittels kreativer Medien bedeutet Handeln und zwar konkretes Handeln. Folglich werden seine Fähigkeiten, mitzumachen und sich festzulegen, mobilisiert. Der greifbare Umgang mit den Materialien, die aktive Wahl von Kunstform und Material, steigert die Teilnahme des Klienten an seinem eigenen Heilungsprozess und vergrößert seine Vermögen, Probleme zu lösen.

Die Kombination von mentaler Vorstellung und Ausdrucksmittel kann innere Bilder sichtbarer machen, und umgekehrt kann eine Zeichnung, eine Malerei oder ein gestalteter Gegenstand zu weitergehenden Imaginationen führen. Oft geschieht es, dass der künstlerische Ausdruck eines Klienten schon etwas sichtbar macht, dessen er sich noch nicht bewusst ist. Dann kann es sein, dass er sechs Monate später sagt: „Oh, das hat es bedeutet!"

Ohne Frage ist der Ausdruck an sich schon von heilender Wirkung. Es gibt auf diesem Gebiet unterschiedliche Meinungen darüber, wie sehr dieser Prozess und sein Ergebnis interpretiert werden darf. Ich glaube, man ist auf der sicheren Seite, wenn man den Klienten nach seiner Ansicht fragt oder ihn sogar bittet, sich in den Gegenstand oder das Gemalte zu versetzen und als diese zu sprechen. Und wir glauben, dass es gefährlich werden könnte, anzunehmen, dass wir, die Therapeuten, wissen, was ein Bild bedeutet und darauf bestehen, dass der Klient unsere Erklärung in Betracht zieht oder sie uns sogar übernimmt. Hier ein Beispiel für die Kombination von mentalen Vorstellungen und kreativen Medien:

Vera wuchs in großer Einsamkeit und viel Angst auf. Sie betrachtet sich als ,Rose, die gebrochen und auf die Erde gefallen ist'. Anders kann sie sich nicht erleben. Der Vorschlag des Therapeuten, sich ein stärkeres, idealeres Bild vor Augen zu führen, ist nutzlos. Die Vorstellung von der abgebrochenen Rose kommt immer wieder. Erst als sie mit dem Malen anfängt, tritt allmählich eine Veränderung auf. Der Therapeut bittet sie, Farben zu mischen, die für sie Kraft repräsentieren. Dann bittet er sie, diese Farben auf ein Blatt Papier zu schmieren; dann auf ein weiteres, diesmal größeres Blatt. Es ergibt sich, dass sie Gefallen an der Arbeit mit Farben findet und ein Bild aussucht, um es zu Hause an die Wand zu hängen. In den folgenden Sitzungen macht sie weiter mit kreativen Medien. Sie arbeitet mit Kreide, Farbe, Kollagen um das Thema ,Kraft' und ,Rose' herum. Die Rose bleibt allerdings ohne Wurzeln. Auf Vorschlag des Therapeuten wechselt sie von der Rose zum Rosenstrauch. Aber der Rosenstrauch wird stetig zurückgeschnitten, sogar bis zum Boden. Bei einer weitergehenden Auswertung darüber taucht ,ein Mann mit Scheren' auf, der ,nachts kommt und das macht'. Als diese Vorstellungen auftauchen, wird ihr übel. Nach einigen Übungen im Verankern (Ich-Stärke) fühlt sie sich schließlich stark genug, diesen Mann zu malen und ihn nachträglich mit dicken Strichen hinter Gitter zu setzen.

Die Arbeit mit Traumatisierten geht fast immer langsam voran, in kleinen Schritten. Eines führt zum anderen. In Veras Fall berichtete sie, dass sie nach der Sitzung mit dem ‚Auskreuzen des Mannes' eine Veränderung in ihrer Arbeitssituation erwirkt hatte. Als das erfolgreich war, kam ihr Gefühl für Stärke wieder zur Geltung und das schlug sich in der Vorstellung vom Rosenstrauch nieder. Er wurde nicht mehr zurück geschnitten und neue Zweige und Knospen begannen zu wachsen.

Zusammenfassung

Die Arbeit mit Imaginationen ist in der Traumatherapie besonders sinnvoll. Extrem quälende und angstmachende Situationen können in bildhafter und symbolischer Form ausgedrückt und durchgearbeitet werden, ohne dass notwendigerweise alle Details erwähnt werden müssen. Die Behandlung bringt es mit sich, dass offensichtlich wird, was zu Heilung nötig ist und was den Schmerz und die fortwährende Regression und Dissoziation vermindert. Um eine erfolgreiche Genesung zu bewirken, müssen neue hilfreiche Elemente in die Vorstellungen eingefügt werden. Eine besondere Beachtung sollte der ‚Ich-Stärke' des Menschen geschenkt werden. Man kann nur voran kommen, wenn der Mensch genug im Hier und Jetzt verankert ist und das rettende Material in sich aufnehmen kann. Bei einem frühkindlichen Trauma (z.B. Inzest) finden wir oft eine erhebliche Störung in der Persönlichkeitsentwicklung. Diese muss zuerst behandelt werden.

4. Arbeit mit Marie - ein Lehrbeispiel

Joop fordert Gertrud und Lothar auf, mit ihm zu arbeiten. Er wird Marie spielen. Sie ist eine ehemalige Klientin von ihm, und er möchte uns auf diese Weise ein praktisches Beispiel für die Arbeit mit einer Geleiteten Phantasie geben.
J = Joop, M = Marie (von Joop gespielt),
kl. M = kleine Marie (von Joop gespielt),
L = Lothar, G = Gertrud

Joop stellt sich uns als Marie vor: Ich bin 32 Jahre alt, dies ist meine 4. Sitzung mit Joop, ich vertraue ihm ein bisschen, und sage nun:
M: Ich habe etwas Schweres, was mich immer empört hat, und daran will ich heute arbeiten. Es hat zu tun mit Sexualität. Ich mag Sex nicht, ich finde, da ist etwas verkehrt mit Sex, und ich glaube, es hat etwas damit zu tun, dass mein Onkel mich missbraucht hat, als ich 8 oder 9 Jahre alt

war. Das kann ich nicht vergessen.

J: Ihr seid meine Therapeuten, und ihr geht mal ran.

L: Marie, du hast erzählt, dass du keinen Sex magst, und dass du glaubst, es hat zu tun mit dem Missbrauch durch deinen Onkel. Kommt dir irgendein Bild, hast du eine innere Vorstellung?

J: Warte mal. Wir haben noch keinen Kontrakt miteinander. Frage mich: Will ich daran arbeiten und so weiter. Dann stellst du vor, dass wir eine Geleitete Phantasie machen.

L: Marie hast du ein Anliegen, wenn du das so sagst?

M: Ja, ich möchte daran arbeiten. Es ist Zeit.

L: Ok, das heißt du möchtest mehr darüber wissen?

Offensichtlich hat L hier nicht den idealen Zugang gewählt, um das Motiv der Arbeit von M zu benennen. Es geht nicht ums Wissen, wie die Antwort von M zeigt.

M: Ja, ich möchte es hinter mir lassen.

L: Ok.

M: Ich weiß nicht, ob ich das kann.

L: Du weiß nicht, ob das geht.

G: Wenn wir jetzt davon sprechen, Marie, hast du auch Angst, wenn du das so sagst?

M: Ja, ich bin ein bisschen ängstlich, aber dennoch weiß ich, es ist Zeit.

G: Und du weißt, wir sind da, wir sind bei dir, wenn du jetzt arbeitest.

M: Ja.

Gertrud spricht mit ihrer Intervention das Gefühl von Marie im Hier und Jetzt an. Anschließend gibt sie ihr durch Verankerung im Hier und Jetzt Sicherheit und baut den Anfang eines Yes-Sets auf.

J: Jetzt denke ich, dass wir einen Kontrakt haben.

Für Joop ist es ganz wichtig, mit dem Klienten einen Kontrakt für die Arbeit zu schließen. Das drückt einerseits seinen Respekt vor dem So-Sein des Klienten aus, andererseits lässt er so die Verantwortung für die Arbeit beim Klienten.

L: Wärst du einverstanden, wenn wir mit einer Geleiteten Phantasie arbeiten würden?

M: Was ist das?

L: Das ist eine Methode, mit der du ein inneres Bild entwickeln kannst von dem, was gewesen ist. Du kannst dieses Bild auch dazu benutzen, die Gefühle, die dich jetzt behindern, zu verändern.

M: Mhm, ich begreif es noch nicht ganz, was du machen willst.

L: Ich werde dich gleich bitten, dass du in dein Inneres gehst und ein Bild entstehen lässt. Kannst du dir das vorstellen?

M: Ein Bild?

L: Ein Bild, von dem, was damals war.

Pause

J zwingt L durch seine gut gespielte Begriffsstutzigkeit dazu, eine Definition der Geleiteten Phantasie zu geben. Das gelingt L aber nicht wirklich. Dahinter liegt der Versuch, sich an die traumatisierende Szene nur langsam heranzutasten. J fordert zum direkten Zugang auf.

L: Begreifst du das?

G: Ist das zu schwer?

M: Ich denke ein Bild, wie eine Statue.

L: Du meinst, du würdest eine Statue sehen?

J: Es geht um ein Bild, in dem du von der heutigen 32jährigen Marie auf die kleine 8jährige Marie schaust, die von dem Onkel missbraucht wurde.

L: So konkret sollen wir das benennen?

J: Ja. Dann wollen wir von dort aus sehen, ob wir es hinter uns lassen können. Ich habe ein paar Mal gesagt: ich möchte es hinter mir lassen. Ich weiß nicht, ob das möglich ist, aber ich möchte das.

Jetzt präzisiert J für M noch einmal das Ziel der Arbeit, das vorher schon aufgetaucht war, aber nicht genügend gewürdigt wurde.

L: Dann setzten wir da noch mal ein. Du hast gesagt, du möchtest wissen, was eine Geleitete Phantasie ist, du begreifst das noch nicht so richtig.

M: Ja.

L: Wir möchten gerne, dass du als Marie, die du heute bist mit deinen 32 Jahren, zurückschaust auf das kleine Mädchen, das du damals warst.

M: weint.

Das Weinen ist ein Zeichen der beginnenden Identifikation mit der kleinen Marie.

L: Du merkst schon, wie dich das berührt. und wir haben die Hoffnung, dass du dann, die Erlebnisse von damals hinter dir lassen kannst. Weißt du?

M: OK.

L: Sollen wir es dann jetzt tun?

M: (mit leiser Stimme) Ja.

G: Wenn du jetzt als 32jährige Marie auf die Kleine schaust, welches Bild siehst du dann?

M: Aha. Pause.

J: Ich möchte es noch konkreter haben. Nicht auf die Kleine schauen, sondern in die Episode, in der der Onkel das macht, mit der kleinen Marie. Den Missbrauch.

L: Direkt so rein?

G: Sofort?

G und L sind erstaunt.

J: Wenn die Klientin so ängstlich ist, kann ich als weibliche Therapeutin sagen:

,Kann ich deine Hand halten? Und wenn es zu scheußlich wird, dann drück meine Hand.' Damit erinnere ich die Klientin an die Ressource, die sie als 32jährige Frau hat. Sie kann um Hilfe bitten. Diese Ressource hatte die kleine Marie nicht.

L: Wenn du ein männlicher Therapeut bist, geht das nicht so gut?

J: Das hängt von der Beziehung zu der Klientin ab.

L: An welcher Seite würdest du sitzen.

J zeigt auf die linke Seite.

G: Marie, ich setz mich jetzt mal an deine Seite.

M: Ja.

G: Du musst sagen, wenn dir das unangenehm ist.

M: Das fühlt sich schon besser an.

L: Fühlt sich schon besser an.

G: Ok.

M: Ich fühle mich von hinten unterstützt und nicht konfrontiert.

G: Das ist gut. Du musst sagen, wenn es dir zu viel wird. Ich gebe dir die Hand und wenn es zu schmerzlich wird, drückst du meine Hand.

M: Ok, das fühlt sich gut an.

G: Kannst du mal sagen, ob dieses Bild mit dem Onkel in diesem Augenblick in dir hoch kommt?

G knüpft an unser Gespräch auf der Metaebene an, J korrigiert sie, indem er die drei Schritte der Geleiteten Phantasie noch einmal präzisiert.

J: Lass zuerst ein Bild aufkommen und gib dann ein bisschen Zeit, um es aufkommen zu lassen. Dann frage: was siehst du da. Ich habe meine Augen noch auf, fordere mich vielleicht auf, die zu schließen.

G: Ich sitze jetzt hier und du bist bereit. Du kannst die Augen schließen und ein Bild aufkommen lassen.

Kl. M: weint

L: Das berührt dich.

Kl. M: Ich bin in meinem Bett, und ich höre meinen Onkel die Treppe herauf kommen. Und ich gehe unter meine Decke. Er liest mir vor.

L: Er sitzt auf deinem Bett?

Kl. M: Ja, er sitzt auf meinem Bett.

G: Du versteckst dich unter deiner Decke.

Kl. M: Er sagt, komm raus, ich lese dir vor. Das macht er, er liest mir eine Geschichte vor. Und wenn die Geschichte zu Ende ist, dann geht er mit der Hand unter die Decke und berührt mich.

J: Man könnte jetzt auch in die Identifikation mit der kleinen Marie gehen, aber ich denke, es ist besser noch die erwachsene Marie zu bleiben und ungefähr so zu sagen: Ich sehe, dass der Onkel seine Hand unter die Decke tut. Wenn ich in die Identifikation gehe, komme ich in Kontakt mit tiefen Gefühlen. Das ist ein anderer Weg.

L: Frage ich dann nach den Gefühlen?

J: Ja.

Wir haben uns auf einer unbewussten Ebene darauf verständigt, mit der kleinen Marie weiterzugehen. Obwohl J eigentlich empfohlen hatte, noch bei der erwachsenen Marie zu bleiben.

Kl. M: Er geht mit der Hand unter die Decke und befühlt mich.

L: Was fühlst du dabei?

Kl. M: Es ist scheußlich. Ich werde ganz steif. Er sagt, dass es ok ist, dass ich mich entspannen soll. Dann macht er seinen Hosenschlitz auf und bringt das Ding raus.

L: Das Ding. Und du, wie geht es dir?

Kl. M: Und er bittet mich, das Ding anzufassen. Und dann muss ich es anfassen und bewegen (weint).

G: Ja, jetzt kommt der Druck.

Kl. M: Und dann lässt er mich das so lange tun, bis der Saft rauskommt.

G: Mhm.

Kl. M: Er hat ein Taschentuch dabei.

G: Mhm.

G hält lautmalerisch den Kontakt zur kl. M und öffnet ihr damit einen Raum, ihre Gefühle zuzulassen. Die kl. M bleibt in der Erfahrung, dass sie in diesem Prozess nicht allein ist.

Kl. M: Seufzt. Das ist so ..., so gemein, wenn mein Onkel das macht.

L: Weil du den Onkel eigentlich magst?

Mit dieser Intervention thematisiert L den inneren Zwiespalt von Marie, der bei Opfern sexueller Gewalt so häufig anzutreffen ist.

M: Heftig. Ja, ich liebte meinen Onkel.

L: Du liebtest deinen Onkel.

G: Mhm.

Wir erleben hier wie ein Pendeln zwischen kleiner und großer Marie stattfindet. Ein typischer Vorgang in dieser Phase der Arbeit. Erkennbar ist das Pendeln an dem Wechsel der Zeit in den Verben. Präsens steht für kleine Marie.

Kl. M: Warum macht er das?

L: Du hast ihm auch vertraut.

Kl. M: Ich kann nichts tun. Ich kann es nicht den Eltern erzählen. Und es ist schlecht, was ich tue. Ich bin schuldig.

G: Eigentlich darfst du das gar nicht.

L: Du fühlst dich schuldig.

Kl. M: Ja.

L: Wenn du jetzt mal einen Augenblick zu der großen Marie zurückkehrst.

M: Ja.

L: Sie schaut das kleine Mädchen an. Was kann sie dem kleinen Mädchen sagen? Was sagt die erwachsene Frau dem kleinen Mädchen?

M: Es ist nicht deine Schuld.

L: Kannst du ihr das mal sagen?

M: Mariechen, es ist nicht deine Schuld. Dein Onkel hat es getan, und das war sehr falsch. Er hat die Schuld.

L: Kannst du das noch mal wiederholen?

M: Ja.

G: Kann die Kleine das hören?

J: Kann Mariechen das hören?

L: Kann Mariechen das hören?

G: Glaubt sie das auch?

Kl. M: Beinahe.

G: Noch nicht ganz richtig?

L: Wie musst du es sagen, dass sie es glauben kann?

J: Jetzt lass sie es noch mal sagen. Die andere Möglichkeit ist zu sagen, was denkst du, dass sie hören will.

G: Die große Marie fragt jetzt die Kleine: Mariechen, was möchtest du hören?

M: Sie muss hören, dass sie nicht schuldig ist. Und auch, dass Sex nicht schmutzig ist. Sie denkt noch immer ‚Sex ist schmutzig, und deshalb darf ich so was nicht machen.‘

L: Ok, wie musst du es ihr jetzt sagen?

M: Ich höre das und sage es. ‚Mariechen, Sex ist nicht schmutzig, du kannst es genießen, wenn du erwachsen bist.‘

Hier beginnt das sogenannte Reprogramming. Dass Marie den obigen Satz ausspricht, bringt eine neue Qualität in den Veränderungsprozess. Sie kommt so zum nächsten Schritt der Therapie. Joop hat ihr eine ganz subtile Suggestion angeboten, die er im weiteren Verlauf nutzen wird.

L: Es darf sein, dass du Sex genießen kannst.

J: Ich frage: Hört sie das, was antwortet sie? Ich habe eine Botschaft gegeben und jetzt muss man sehen, ob die Botschaft ankommt.

L: Hört Mariechen das?

M: Sie kann das nicht richtig begreifen. Sie ist noch zu jung.

G: Du bist noch zu jung, Mariechen. Du musst es auch nicht begreifen. Du bist noch zu jung.

G spricht jetzt noch einmal die kleine Marie an.

L: Kannst du begreifen, dass du nicht schuld bist?
Kl. M: Ja, das kann ich begreifen.
L: Kannst du das auch zur großen Marie sagen?
Kl. M: Ich habe es gehört, dass ich nicht schuldig bin.
L: Wie fühlt sich das an?
Kl. M: Wenn ich das sage, fühlt es sich gut an.
J: Da ist keine Disqualifizierung mehr.
L: Es klingt gut, wenn du das sagst: ‚Ich bin unschuldig.'
M: Ja, es war nicht meine Schuld. Es war seine Schuld.
L: Du spürst wie deine Stimme stärker wird.
M: (lauter) Es war seine Schuld.
L: Die lassen wir bei ihm, die musst du nicht nehmen.
M: Ja.
L: Wie fühlt sich das im Vergleich mit vorher an?
J: Sie hat akzeptiert, dass sie unschuldig ist. Aber ich habe mehr gesagt. Weißt du, was ich meine?
L: Ja, das mit der Lust.
J: Dass Sex schmutzig ist, dass sie es nicht genießen kann.
L: Das dachte ich, machen wir mit der großen Marie.
J: Das ist, was Mariechen sah und die große Marie muss ihr zur Hilfe kommen.
L: Genau. Die große Marie muss ihr zur Hilfe kommen. Ich wollte nur, dass die kleine Marie die Erleichterung auch spürt.
G: Dass sie keine Schuld hat.
J: Das ist schon ok.
G: Das heißt: Die kleine Marie ist jetzt auch froh, dass sie keine Schuld hat, das ist angekommen, sie ist erleichtert.
J: Ja. Das kannst du hören und fühlen.
G: Ja, an der Stimme.
L: Ja, wenn wir jetzt noch mal zurückkehren zu der großen Marie. Wenn du noch mal spürst, wie du die große Marie bist, eine Frau von 32 Jahren.
J: Da ist mehr zu sagen, und ich habe schon gesagt: Sex ist schmutzig und man kann es nicht genießen.
L: Und jetzt hast du ja gehört, Marie, wie die kleine Marie gesagt hat, sie hat keine Schuld. Die Schuld war beim Onkel. Kannst du jetzt vielleicht mal sagen, dass Sex schön sein kann?
L ist nicht in der Interaktion zwischen großer und kleiner Marie. Damit geht er viel zu sehr ins Grundsätzliche. Der Satz, dass Sex schön sein kann, hängt so völlig in der Luft. Joop führt wieder dahin zurück, wo die Lösung wartet. In der Interaktion von großer und kleiner Marie.

J: Was muss die große Marie zu der kleinen Marie zum Thema ,Sex ist schmutzig', sagen? Keep it short (mach es kurz).

L: Sex ist schön, Sex darf Lust machen.

J: Ja.

G: Und wenn du groß bist kleine Marie, darfst du Lust am Sex haben.

Pause

J: Nun brauch ich Hilfe. Die große Marie gibt eine Botschaft, die die kleine Marie nicht fassen kann.

G: Die kleine Marie kann es nicht fassen.

G: Kleine Marie, du musst es auch nicht fassen. Du bist noch zu klein dazu.

Kl. M: Das ist beruhigend.

J: Aber ich will dennoch hören, wenn Marie sagt: ,Aber wenn du groß bist, will ich, dass du dich daran erinnerst: Wenn die Zeit kommt, und du erwachsen bist und einen Mann kennst, dann kann Sex Spaß machen. Und als kleine Marie kannst du das nicht verstehen.

G: Ja klar, das kann die noch nicht.

L: Können wir dann die kleine Marie so lassen und nur noch mit der großen Marie weiter gehen?

J: Nein, die große Marie muss zur Hilfe kommen. Die kleine Marie sagt: ich kann es nicht verstehen. Zu Gertrud: Du sagtest etwas, das war gut: ,Du bist ok so.' Und da ist noch eine Botschaft: ,Später kannst du es genießen. Dann kannst du dich erinnern. Jetzt kannst du es vergessen.' Aber es ist dennoch gesagt.

L: Es bleibt gesagt, auch wenn du es vergessen darfst.

G: Und wenn du groß bist, dann kannst du erinnern, dass gesagt wurde: ,Sex darf Spaß machen.'

Kl. Marie: Ich begreif das nicht, aber vielleicht erinnere ich mich daran.

J: Marie hat nun gesagt: Sex macht Spaß. Und sie hat es auch aufgenommen.

G: Und die große Marie erinnert, dass die Kleine gehört hat, dass es später mal Spaß machen darf.

L: Sie hat es jetzt selbst gesagt.

Pause

L will zum Schluss kommen: Ok. Aber Joop ist noch nicht fertig.

J: Muss Mariechen noch mehr hören?

L: Das müssen wir fragen: muss Mariechen noch mehr hören?

M: Ja, (weint), sie ist ein nettes Kind.

G: Sie ist ein schönes Kind, ein nettes Mädchen.

M: Und ich liebe sie. Und es ist so schade, dass es ihr geschehen ist.

L: Kannst du es ihr mal sagen, Marie?

J: Ja, sie hat es schon gesagt. Hat Mariechen das verstanden?

Joop bleibt ganz in der Szene, sichert immer wieder, ob die Botschaft auch bei der Kleinen angekommen ist.

L zu Mariechen: Hast du das verstanden?

Kl. M: Ja.

G: Und wie geht es ihr damit?

J/ Kl.M: Sie will es noch mal hören. (Weint)

G: Sie kann gar nicht genug davon hören. Du bist ein schönes Kind, Du bist ein gutes Kind, ich liebe dich, und es ist schade, dass dein Onkel dir das angetan hat. Es ist sehr schade und traurig, dass er es gemacht hat. Ich habe dich gern, ich liebe dich, und du bist ein schönes Mädchen.

L: Hat sie das gehört, die Kleine?

M: Ja, und wenn du noch mehr hören willst, dann bin ich da für dich. - Weint - Ich bleibe bei dir.

G: Ich lass dich nicht allein.

M: Ich lass dich nicht gehen. Ich bleibe bei dir.

G: Wir beide gehören zusammen.

M: Mariechen ist ein gutes Kind.

G hat in dieser letzten Phase der Arbeit intensiv die Integration von großer und kleiner Marie betrieben. Jetzt kommt die Arbeit zum Abschluss.

Pause

J: Das ist das Ende. Jetzt kannst du fragen: Ist da noch mehr?

G: Ist das jetzt so gut für heute oder ist da noch mehr?

M: Nein, es ist gut. Es war schwer, aber gut.

L: Brauchst du jetzt noch was, Marie?

M: Nein, ich denke, ob ich mit meinem Mann Sex habe, den ich lustvoll finden kann, das weiß ich nicht.

L: Vielleicht reicht es für heute, dass du überhaupt die Möglichkeit sehen kannst. Nur für heute.

M: Für heute habe ich genug.

G: Das reicht erst mal.

M: Und ich muss noch mal sehen, wie sich das auswirkt.

G: Genau und ganz vorsichtig.

J: Die Frage kommt als Therapeut: Weiß der Mann von dem Geschehen?

L: Frage ich das jetzt nach der Sitzung?

J: Ich denke, ich sollte die beiden zu der nächsten Sitzung bitten.

L: Für heute lass ich das Ergebnis so.

J: Ja, mal sehen wie es bei ihr geht. Ich habe dann immer noch später die Möglichkeit zu fragen: Weiß er, dass du missbraucht wurdest? Ok. Dankeschön.

Anschließend entlassen wir Joop aus seinen Rollen und danken ihm für die oscarreife Vorstellung.

5. Phobien

Bei Phobien kann ein ganz ähnlicher Prozess eingeleitet werden. Die Klienten werden in eine entspannte Haltung gebracht und können sich nun aus sicherem Abstand betrachten, wie sie eine Angst auslösende Situation durchleben.

Der Therapeut arbeitet z. B. mit einer Frau, die Angst vor dem Fliegen hat. Er macht ihr zunächst klar, dass er sie in eine Entspannung und dann durch den ganzen Prozess des Fliegens begleiten werde. Und wenn ihre Angst so ansteigen würde, dass sie sich nicht mehr gut fühlen könnte, dann sollte sie sofort zu ihrem sicheren Entspannungsort zurückkehren. Wenn sie nun wieder ihre Entspannung erreicht hätte, sollte sie sich zum Flugplatz gehen sehen, einparken, ein Ticket kaufen, zum Gate gehen usw. So geht die Phantasie weiter. Jedes Mal wenn sie zu ängstlich wird, dann bittet der Therapeut sie, zu ihrem sicheren Ort zurück zu gehen und wieder zu entspannen. Und wenn sie wieder entspannt genug ist, kann er den selben Prozess noch einmal beginnen, so dass sie letztendlich zum Flughafen gehen, ein Ticket kaufen, im Warteraum warten, zum Flugzeug gehen, im Flugzeug sitzen und auf das Abheben warten und dann fliegen kann. Sie kann sogar einige Turbulenzen erleben, dann an ihrem Bestimmungsort landen und dann das Flugzeug verlassen. Jedes Mal, wenn sie zu ihrem sicheren Ort zurückkehren möchte, kann sie es tun.

B Biographie IX

1. Welfare Department

Nach der Zeit in San Francisco findet Joop eine Stelle als Trainer im Welfare Department (Sozialdezernat) des Santa Clara County, dem Bezirk, in dem er bis heute in der kleinen Stadt Los Gatos wohnt. Zunächst ist Joop allein in seiner Arbeit. Er ist ‚Director of Training' und soll die MitarbeiterInnen der Sozialämter schulen. Sie haben die Aufgabe, die Hilfebegehren einzuschätzen. Dazu brauchen sie eine gute Wahrnehmung der Menschen. Joop organisiert Schulungen. Er lädt die Größen der Therapieszene ein: Jim Simkin (Gestalt), Virginia Satir (Familientherapie), Eric Berne, Goulding und Edwards (Transaktionsanalyse), Albert Ellis (Rational Emotive Therapy). Auch ein ‚lokaler Held' wie Zaslow bekommt Gelegenheit, seine ‚Rage Reduction' (Wutverminderung s.o.) zu präsentieren. Joop nimmt selbst an diesen Präsentationen oder Workshops teil. So bekommt er einen großen Überblick über alle Therapierichtungen der damaligen, sehr bewegten Zeit. Der Bedarf an Sozialarbeit und Schulung wächst, und als Joop nach neun Jahren seine Stelle verlässt, hat seine Abteilung neun Mitarbeiter.

2. Center for Human Communication

Nach neun Jahren wechselt er zum Center for Human Communication, um dort als Trainer zu arbeiten. Aber er muss zunächst, wie auch die anderen acht Mitarbeiter des Centers, Therapie mit Ratsuchenden machen. Das Center ist eine privatwirtschaftliche Einrichtung. Es hat sich zur Aufgabe gemacht, neben der konkreten therapeutischen Arbeit vor allem Weiterbildungen in wichtigen Therapieverfahren anzubieten: Familientherapie, Gruppenarbeit, Psychosynthese u. a. Bevor die Universitäten diese Verfahren übernahmen und lehrten, konnten Interessierte bereits im Center Weiterbildungen in den Therapieverfahren, die sie besonders interessierten, besuchen. Übrigens eine Entwicklung, die einige Jahre später in Deutschland ganz ähnlich verlaufen ist. Für seine ehemaligen Kollegen ist der Schritt, zum Center for Human Communication zu gehen, schlicht ein Verrat. Ihr Urteil: „Beim Sozialdezernat passiert die wirkliche Sozialarbeit. Therapie ist nur was für die Reichen."
„Aber ich machte das", sagt Joop ganz ruhig. Auch im Center organisiert Joop Workshops mit bekannten Therapeuten. Als er nach einem Jahr Leiter des Center wird, und bis zu seiner Pensionierung bleibt, kommen ihm seine guten Kontakte aus der Zeit im Welfare Department zugute. Er lädt wieder praktisch alle ‚großen TherapeutInnen' ein, lernt sie alle persönlich kennen, besucht ihre Workshops und

entwickelt im Vollzug seiner Arbeit seine eigene Therapieform. „Er prüft alles und behält das Beste", könnte man mit dem biblischen Paulus sagen.

3. Leben und (therapeutisch) arbeiten 1970 - 1995

Als Joop Partner im Center wird, eröffnet er auch eine Praxis für Psychotherapie. Er arbeitet mit Einzelnen und Paaren. Zudem baut er Kontakte zu den Universitäten John F. Kennedy, University of San Francisco und Santa Clara University auf. Dort ist er auch noch im Ruhestand, also in der Zeit nach 1991, als Dozent tätig. Auch den Kontakt nach Holland hält er aufrecht und arbeitet für verschiedene Ausbildungsinstitute u. a. für das HEEL-Institut, bei dem wir ihn kennenlernen.

Persönlich hat Joop zu Beginn der 70er Jahre eine schwere Zeit. Seine Beziehung zu Ilona zerbricht. „Auch wegen sexueller Probleme", wie er offen erzählt. „Ich wollte nicht wie ein Mönch leben." 1971 lassen sie sich scheiden.

1974 ist Joop in Holland und leitet verschiedene Workshops. Eine Gruppe von Sozialarbeitern trainiert er in „Aktionsmethoden in der Therapie". In dieser Gruppe ist auch Truus. Er ist sofort beeindruckt von ihr und möchte ihr Herz gewinnen. So startet er „eine Aktion". Er lädt er sie zu einer Segelpartie in Friesland ein. „Das war kein großer Erfolg. Truus hat sich am Fuß verletzt und war von meiner Segelkunst nicht sehr beeindruckt", erzählt Joop. Von ihm offensichtlich doch. 1976 heiraten sie. Joop ist in einem Dilemma. Soll er zurück nach Holland zu Truus gehen oder in Kalifornien bei seinen Kindern und seiner Arbeit bleiben. In einer Arbeit mit Al Pesso klärt er seine Fragen (s. o.). Truus zieht von Amsterdam nach Los Gatos. Joop schließt seine Praxis 1991. Mit Truus erfüllt er sich einen alten Traum. „Mein Teil, der nach Holland wollte, wurde befriedigt", erzählt Joop. Sie mieten für ein Jahr ein Haus in Amsterdam, kaufen sich einen VW-Campingbus und reisen durch Europa. „Ich dachte, dass ich meine Klienten vermissen würde, aber das stimmte nicht", sagt Joop. „Ich fühlte mich sehr wohl mit Truus." Den Bus nehmen sie mit nach Amerika. „Das war trotz der Frachtkosten ein gutes Geschäft", in Joop blitzen die 300 Jahre Kaufmannstradition des Niederländers auf, als er uns das ‚ganz nebenbei' erzählt. Er gibt noch Kurse und Workshops an verschiedenen Universitäten bis er 1995 endgültig in den Ruhestand geht.

4. „Es war eine erlaubende Zeit ..."

So schildert Joop die 60er und 70er Jahre des vorigen Jahrhunderts in den USA. Vieles war möglich. In dieser Zeit entwickelt sich die Therapieszene speziell in Kalifornien rasant. Das Esalen-Institut im Tal Big Sur, südlich von Monterey, wurde zum experimentellen Zentrum für viele psychothera-peutische Methoden. Später wird man die verschiedenen Richtungen unter dem Begriff ‚Humanistische Psychologie' zusammenfassen. Der Fokus der therapeutischen Sicht verändert sich. Weg von einer Diagnostik, die defizit-orientiert die Menschen unter einem pathologischen Aspekt betrachtet, hin zur Entwicklung ihrer Potentiale, ihres persönlichen Wachstums. Ob Bioenergetik, Gestalttherapie, Festhaltetherapie oder Transaktionsanalyse - Joops ganz persönliche Begegnungen und Eindrücke bilden einen Schatz, den wir mit ihm heben und in die Darstellung seiner Aktionstherapie ein-arbeiten wollen.

C Quellen der Aktionstherapie IX
Neurolinguistisches Programmieren

Bandler und Grinder (NLP)

Joop erzählt, wie er John Grinder kennengelernt hat. Eine seiner Klientinnen wollte sich von Grinder in Hypnose setzen lassen. Sie vermutete, dass ihr Bruder, als sie acht Jahre alt war, sexuell etwas mit ihr gemacht hatte. Sie wusste es aber nicht genau und erhoffte sich, diese Informationen in der Hypnose zu bekommen. Sie bat Joop, zur Unterstützung mitzukommen. Joop wundert sich: „Grinder und seine Freundin hatten gar keine Eile, mit der Hypnose zu beginnen. Sie fragten sie zunächst, was ihr bevorzugtes Wahrnehmungssystem sei: visuell, kinästhetisch oder auditiv. Dann sagten sie zu ihr: ‚Nimm das Teil, das dich immer beschützt hat. Frage es, ob es denkt, dass du nun bereit bist, um das zu sehen'. Sie fragten auch, was das Schlimmste sein könnte, das sie sehen könnte, und ob sie bereit sei, damit umzugehen. Dieser ganze Prozess dauerte eine Stunde. Dann kam der Punkt, an dem sie fragten: ‚Denkt das Teil, das dich immer beschützt hast, dass du nun bereit bist, alles zu hören und zu sehen'? Dann führten sie sie in eine Entspannung und in eine leichte Trance. Grinder saß an der linken Seite der Klientin und gab ihr Entspannungssuggestionen. Seine Freundin saß an der anderen Seite und sagte ihr Nonsens-Sätze ins Ohr: ‚Der Mond isst Käse, zwei und zwei ist vier, aber die Summe ist fünf. Du kannst es nicht wissen, aber du weißt es.' Ich weiß nicht, ob das nützlich war, aber sie machten es. Und als sie richtig in Trance war, sollte sie ein Fingerzeichen geben. Sie fragten dann, ob sie nun bereit sei, von ihrer Position als Erwachsene die ganze Szene anzusehen. Wieder ein Fingersignal. Dann folgte eine Periode der Stille. Dann fragte Grinder wieder, ob sie nun gesehen habe, was sie sehen wollte. Wieder ein Fingersignal. Dann führte er sie aus der Trance, sagte ‚Dankeschön.' Das war's. Mir imponierte sehr, dass Grinder und seine Freundin scheinbar kein Interesse an dem hatten, was die Klientin gesehen hatte. Sie respektierten ihren inneren Prozess. Auf dem Rückweg fragte ich die Klientin, was sie gesehen hatte, weil ich neugierig war. Grinder fragte das nicht. Die Klientin war zufrieden, dass sie nun herausgefunden hatte, was der Bruder gemacht hatte.
Ich erlebte Grinder ganz verschieden. In der Gruppe: glatt, sarkastisch, komisch (meine Phantasie: nicht genug Respekt vor den Klienten); in der Einzelarbeit: sehr seriös, ernsthaft. Ich habe dieses Phänomen dann bei mir auch beobachtet. Wenn ich einen Workshop gegeben habe, guckte auch immer der Showman um die Ecke, und ich schaute auch bei Einzelarbeiten aus dem Augenwinkel immer auf die Gruppe. Wenn ich mit einem Menschen allein arbeitete, war ich voll auf ihn fokussiert.

Bandler war anders. Er war ‚paradoxal' (sprach gern in Gegensätzen). Er sagte: ‚Was wir heute gesagt haben, ist nicht wahr. Vergiss es.' Wenn man Fragen stellte, wurden die auch paradox beantwortet. ‚Du hast recht. Es ist nutzlos, was wir tun.' Das war ein bisschen komisch, aber es war auch effektiv. So musste man selber entscheiden, ob das, was man für viel Geld gelernt hatte, für einen selbst wertvoll war. Ich habe paradoxe Interventionen nur gebraucht, wenn ich frustriert war. Später habe ich gehört, dass paradoxe Interventionen sehr gut bei sehr herausfordernden Menschen funktionieren. Wenn Klienten sehr fordernd sind, ist es total ok, paradoxal zu sein. Ich dachte, dass es nur gut war, um mich zu schützen, aber es war auch gut für den Klienten. Wenn da zum Beispiel ein Mann war, der sich zwanghaft die Hände wusch, fragte ich ihn: ‚Wie oft machst du das?'- ‚Oh, vielleicht siebenmal pro Tag.' - ‚Nun, mach es zwölf Mal.' Das ist ja eine Symptomverschreibung. Wichtig war, dass der Status quo durchbrochen wurde, und ich seinen Lösungsversuch des Händewaschens anerkannt habe. (Anm.: Hinter jedem Zwang steht ja ein Heilungsversuch der Seele für einen inneren Konflikt.) Das war wirkungsvoller, als wenn ich gesagt hätte: ‚Mach es nur noch dreimal.' Da wäre die Chance ja zu groß gewesen, dass er es nicht schafft und sich als Versager fühlt. Der Preis, den ich für diese Art der Intervention bezahlen musste war, dass ich nicht mehr der liebe, gute Therapeut war. Ich musste durch die Frustration auch manchmal Schmerz zu meinem Klienten bringen. Wichtig ist, dass ich das als Therapeut auch kann. Für meine Studenten war das ein schwieriger Punkt, weil sie das Gefühl hatten, dass der Therapeut immer alles akzeptieren muss, immer nett sein soll. Aber willst du zu einem Chirurgen gehen, der kein Messer gebraucht? Dann kommt der Punkt: Wie viel kann man dem Klienten zumuten. Das muss man einschätzen. Da habe ich meiner Intuition vertraut. (Anm.: In der Gestalttherapie sprechen wir von angemessener Frustration (skilful frustration)."

Neurolinguistisches Programmieren (NLP)

Mitte der siebziger Jahre des vergangenen Jahrhunderts beginnen an der Universität von Santa Cruz in Kalifornien zwei Nichttherapeuten erfolgreiche Therapeuten bei ihrer Arbeit zu beobachten. Richard Bandler hatte an der University of California in Santa Cruz 1975 seinen Magister in theoretischer Psychologie gemacht. Er hatte aber auch Informationswissenschaften und Mathematik studiert. 1972 transkribierte er Gestaltsitzungen von Fritz Perls. Als er dann selbst Gestaltgruppen leitete, nahm John Grinder an diesen als Supervisor teil. Grinder war Assistent an der Universität und hatte das Spezialgebiet Transformationsgrammatik.

In den Gruppen tauschten sie auch die Rollen und entwickelten bald ein besonderes Faible für die linguistische Analyse von Sprachmustern, später bezogen sie auch die nonverbale Kommunikation in die Analyse ein. Ihre Zusammenarbeit schlug sich in ihrem ersten Buch „The Structure of Magic I" (1975) nieder. Anstatt sich aber nun einer der damals populären Therapieschulen (Gestalt, Bioenergetik o.a.) anzuschließen entwickelten sie folgende Idee weiter: Sie wollten die Arbeit der besten Therapeuten der jeweiligen Fachrichtung genau analysieren, um herzauszufinden, was deren Arbeit so herausragend machte. Sie nannten diesen Vorgang „Modellieren". So ‚modellierten' sie Fritz Perls, Virginia Satir, Milton H. Erickson, Moshe Feldenkrais (Bandler) u. a. Dabei fanden sie heraus, dass alle ‚modellierten Therapeuten' eine ungewöhnliche Art hatten ihre Fragen zu stellen. Sie beobachteten, dass durch das Spiegeln der Körpersprache des Klienten durch den Therapeuten eine Vertrauensbeziehung hergestellt wurde. Außerdem beobachteten und analysierten sie die Sprachmuster, aber auch Gestik und Mimik, sowie die Stellung der Augen (s.u.). Diese Wahrnehmung erlaubte ihnen, die Denk- und Wahrnehmungsstruktur der Klienten zu begreifen und so die individuelle Reaktion auf Reize festzustellen. Daraus entstand die Idee, dass diese Reaktionen auf Ausgangsreize veränderbar seien und somit die Kommunikation „erfolgreicher" gestaltet werden kann. Interessant ist hier das Verständnis von Kommunikation. Es meint im NLP nicht nur die Kommunikation mit einem Außen sondern auch den inneren Dialog. Menschen entwerfen „innere Landkarten" ihrer Umwelt, um sich zu orientieren. Diese inneren Landkarten entstehen durch Einordnung der Wahrnehmungen eines Menschen. Die Einordnung geschieht gemäß dem eigenen Glaubenssystem. „Wahrnehmung ist die Konstruktion von Wirklichkeit." Wenn diese Einordnung der Wahrnehmung aufgrund der eigenen Grundannahmen, Werte und Normen erfolgt, also grundsätzlich subjektiv ist, wird sich die Wahrnehmung verändern, wenn sich das System verändert, auf deren Grundlage die Einordnung geschieht. (vgl. Albert Ellis „Change your belief system")
Um die Veränderung im System der Einordnung der Wahrnehmung und damit die Reaktion des Klienten auf einen Reiz zu entwickeln, benutzten Bandler und Grinder alle ihnen bekannten Methoden der Therapie- und Kommunikationsforschung. In diesem Sinne versteht sich NLP nicht als eine eigene Methode, sondern man könnte es salopp formulieren als ein „Best Practice Modell" aller Methoden. NLP ist ein offenes, lernendes System, das auf Weiterentwicklung angelegt ist.

Nun schauen wir uns einige Elemente dieser Methoden an, um einen Eindruck zu gewinnen, ohne einen Anspruch auf Vollständigkeit zu erheben. Grundlage jeder Arbeit mit einem Menschen ist der Kontakt (vgl. Gestalttherapie). Aus Kontakt entsteht Beziehung, diesen Vorgang nennt das NLP

„Rapport herstellen". Zwei grundlegende Fähigkeiten gehören dazu: Pacing und Leading, Begriffe, die ursprünglich aus der Hypnotherapie von Ericsson stammen. Wir werden in Zukunft darauf verzichten, jeweils die Quellen der einzelnen „NLP-Formate" anzugeben (NLP- Format meint ein bestimmtes, methodisches Vorgehen des Trainers in einer Sitzung), da das den Rahmen dieser kleinen Übersicht sprengen würde.

Pacing ist eine Mischung aus Anpassen und Mitgehen mit dem Gegenüber. Die Annahme ist: wenn Menschen auf der Beziehungsebene in gutem Kontakt sind, gleichen sie sich auch in ihrer Kommunikation einander an. So entsteht ein Klima des Vertrauens, in dem Veränderung eigener Muster angstfrei geschehen kann.

Leading (Führen) setzt neue Impulse in der Kommunikation durch verbale oder nonverbale Signale, um die Übernahme der Gesprächsführung anzuzeigen. Auf der Grundlage eines guten emotionalen Kontaktes (s. Pacing) wird die Übernahme der Gesprächsführung nicht als bedrohlich erlebt. Sondern die neuen Impulse werden gern aufgenommen, die Gesprächspartner „schwingen" gemeinsam.

Wahrnehmung: VAKOG

Menschen nehmen die Welt mit ihren fünf Sinnen wahr:
1. Visuell - sehend
2. Auditiv - hörend
3. Kinästhetisch - spürend mit allen Teilen des Körpers
4. Olfaktorisch - riechend
5. Gustatorisch - schmeckend

Jeder Mensch benutzt in der Wahrnehmung bevorzugte Sinneskanäle (NLP: Lerntyp). Diese Prägung hat zur Folge, dass nur bestimmte Wahrnehmungen ins Bewusstsein aufsteigen. In Paarbeziehungen kann es schwierig werden, wenn einer der Partner vorzugsweise visuell orientiert ist und der andere auditiv. Ein Dialog hört sich dann so an:

A: Du hörst mir nicht zu!

B: Ich sehe nicht, was das für eine Rolle spielen soll! Was willst du eigentlich?

A: Dass du mir zuhörst, wenn ich etwas sage.

B: Tu ich doch, aber du zeigst mir eben nicht, dass du mich liebst.

NLP macht diese Prägungen bewusst und schafft durch Entwicklung bewusster Strategien Veränderungsmöglichkeiten.

Augenstellung

NLP geht von der Annahme aus, dass die Stellung der Augen eines Menschen etwas über seine inneren Prozesse im Kontakt aussagt.

Dabei ist folgendes Schema entstanden:
Klient schaut nach oben rechts = er konstruiert eine Erinnerung visuell
Klient schaut nach Mitte rechts = er konstruiert eine Erinnerung auditiv
Klient schaut nach rechts unten = er hat gerade eine kinästhetische Empfindung
Klient schaut nach oben links = er erinnert visuell
Klient schaut Mitte links = er erinnert auditiv
Klient schaut nach unten links = er ist in einem inneren Dialog

Ankern = Erinnerungen werden im limbischen System unseres Gehirns mit bestimmten gefühlmäßigen Konnotationen versehen. Deshalb erinnern wir z. B. den ersten Kuss leichter, auch wenn er viele Jahre her ist, als was wir vor einer Woche um diese Zeit gemacht haben, wenn es kein emotional berührendes Geschehen war. Dies macht sich die Technik des Ankerns zu Nutze, indem neue Erkenntnisse, die mit einem gewissen Glücksgefühl verbunden sind, mit einer Körpergeste verbunden werden und damit jederzeit später abrufbar sind.

Future-Pace = Imagination gewünschter Wirklichkeit. Durch den zeitlichen Sprung in eine gewünschte Wirklichkeit ergeben sich therapeutisch interessante Möglichkeiten zur Nutzung der Ressourcen des Klienten. Indem er sich vorstellt, dass er ein ihn jetzt bedrängendes Problem gelöst hat, räumt er zunächst grundsätzlich die Möglichkeit einer Problemlösung ein. Wenn er dann im Rückblick sieht, wie er das Problem gelöst hat, erhält er wichtige Informationen über gelingende Handlungsstrategien. Und das alles geht ganz einfach mit der Kraft des Unbewussten.

Wenden wir uns noch einigen Grundannahmen des NLP - ohne kritische Bewertung zu:
• Die Reaktion der Umwelt ist die entscheidende Dimension der Kommunikation. Es zählt nicht, was du tust, sondern wie die Welt darauf reagiert. „Wahr ist nicht, was A gesagt; wahr ist, was B verstanden hat". (Paul Watzlawick)
• Jede Kommunikation ist Feedback. Es gibt auf Grund der Interdependenz in der Kommunikation keine einseitigen Schuldzuweisungen. (vgl. Paul Watzlawick)

- Im Rahmen ihres Modells von der Welt treffen Menschen grundsätzlich die beste ihnen mögliche Wahl.
- Wenn etwas nicht gelingt, heißt es nur, dass es auf diesem Weg nicht funktioniert. Probiere einen anderen.
- In einem festen System kontrolliert der Teilnehmer mit der größtmöglichen Flexibilität im Verhalten das System.

In den 1980er Jahren wurde NLP auch in Deutschland populär. Bandler und Grinder untersuchten viele erfolgreiche Menschen (Sportler, Künstler etc.) und fanden heraus, wie sie sich motivierten, ihre Einstellung veränderten, um ihre Ziele zu erreichen, Misserfolge ‚abhakten' usw. So verfeinerten sie die Methode des NLP immer mehr.

A Aktionstherapie X

Arbeit mit Symbolen in der Phantasie

Wenn wir wie in der Gestalttherapie Träume bearbeiten, dann bitten wir gerne die Leute, sich mit den Symbolen zu identifizieren, die sie in ihrem Traum gesehen haben. Wir betrachten Symbole als projizierte (An-)teile der Klienten, die sie bisher nicht assimilieren konnten. Der Sinn der Arbeit liegt darin, dass die Menschen diese Teile ihrer selbst wieder annehmen und so auch die Kraft zurückgewinnen, die sie projiziert haben. Mit anderen Worten heißt es, dass Teile des Traums vom Träumer als fremde Objekte angesehen werden. Und in der Arbeit mit Träumen machen wir deutlich, dass sie Teile der Person selbst sind, die abgespalten sind und wiedergewonnen werden können.

In der Geleiteten Phantasie wird nach demselben Konzept gearbeitet. Wenn wir z. B. mit einem Gefühl arbeiten, das dem Klienten bei seiner Lebensbewältigung im Wege steht, dann bitten wir den Klienten, ein Bild aufkommen zu lassen, welches dieses bestimmte Gefühl repräsentiert.

Und wenn erst einmal ein Bild auf der inneren Leinwand des Klienten erschienen ist, dann kann man auch mit diesem Bild so arbeiten, dass der Klient es erforschen, sich damit identifizieren und damit ins Reine kommen kann.

1. Jacks Ärger

Ein Beispiel von Krop:

Jack möchte an seinem Ärger arbeiten. Ich schlage vor, das mit einer Geleiteten Phantasie zu beginnen. Jack stimmt zu. Ich beginne.

Therapeut: ‚Okay, Jack, dann entspann dich erst einmal. Wenn du deine Augen schließen möchtest, dann tue es. Atme ein paar Mal, nimm wahr, wo dein Atem hingeht. Nun lass ein Bild aufkommen, das deinen Ärger repräsentiert.' Ich warte dann einige Zeit und sehe an Jacks Gesicht, dass ein Bild aufgekommen ist. Und dann frage ich ihn wie das aussieht.

Jack: ‚Ich sehe eine menschenleere Gegend wo Feuer brennen.'

Therapeut: ‚Kannst du diese Feuer beschreiben?'

Jack: ‚Es sind große und sehr wilde Feuer:'

Therapeut: ‚Okay, schau genauer hin, was siehst du?'

Jack: ‚Sie sind gelb und blau und sehr heiß. Und sie schießen oder sprießen aus dem Boden.'

Therapeut: ‚Was empfindest du, wenn du diese Feuer siehst?'

Jack: ‚Ich fürchte mich, aber ich bin auch von ihnen angezogen.'

Therapeut: ‚Was tun diese Feuer da, was wollen die?'

Jack: ‚Die kommen aus dem Boden heraus und werden von unten
genährt.‘

Therapeut: ‚Okay, möchtest du etwas mit diesen Feuern machen?‘

Jack: ‚Ich gucke sie immer noch an. Ich bin fasziniert, und ich bin nicht
mehr so ängstlich.‘

Therapeut: ‚Okay.‘

Jack: ‚Es sieht aus, als ob sie hoch- und niedergehen, höher und niedriger.‘

Therapeut: ‚Möchtest du gerne sehen, wie das passiert.‘

Jack: ‚Ja, aber wie soll ich das machen? Diese Feuer sind sehr heiß.‘

Therapeut: ‚Ah ja, du möchtest es lieber nicht.‘

Jack: ‚Nein, nein, ich sehe, es gibt da eine Art von Hahn.‘

Diesen Hahn kann ich nun als Symbol behandeln, und ich kann dieses Symbol
wieder in derselben Art erforschen.

Bei der Untersuchung eines Symbols habe ich vier Grundfragen, die ich
immer wieder benutze.

> Sie lauten:
> 1. Beschreibe, was du siehst.
> 2. Was fühlst du, wenn du es siehst?
> 3. Was macht das Symbol da? Was sagt es? Was möchte es (das ist eine
>   Frage, die dazu einlädt, sich mit dem Symbol zu identifizieren)?
> 4. Beginne ein Gespräch mit dem Symbol.‘

Diese Punkte helfen mir, mit dem Symbol zu arbeiten. Ich benutze sie nicht
immer und nicht immer in der gleichen Reihenfolge. Aber sie helfen, eine
Struktur in die Arbeit zu bringen. Jack kann ich also jetzt bitten, diese Hähne
anzuschauen und fragen, wie sie auf ihn wirken, was sie da wohl tun, was er
tun möchte usw. Wenn Jack genug gesehen hat, kann ich ihn bitten, in den
Raum zurückzukehren.

Bei dieser Art von Phantasie erwarte ich vom Klienten, dass er mir berichtet,
was passiert, damit ich weitere Anleitungen geben kann.“

Es ist sehr wichtig, in dieser Art von Phantasie das persönliche Tempo des
Klienten zu respektieren. Wenn er z. B. Zweifel äußert oder Ängste, dann ist
es keine gut Idee, jemanden da hindurch zu drängeln nach dem Motto: ‚Nun
sei tapfer und gehe einfach weiter.‘ Es ist dann besser, in den Zweifel oder in
die Ängste hinein zu gehen. ‚Schau diese Angst doch einen Moment an‘, um
dann heraus zu finden, was der Klient jetzt machen will.“

Es folgt ein weiteres Beispiel von John Krop. Lies es mit den obigen vier
Fragen im Hinterkopf.

2. Sheilas Angst

Ich arbeite mit Sheila, die wiederholt an Panikattacken leidet und diese gerne loswerden möchte. Ich schlage ihr vor, diese Gefühle in einer gelenkten Phantasie gemeinsam anzuschauen, womit sie einverstanden ist. Ich stelle meinen Stuhl neben sie, so dass ich nicht mehr in ihrem Blickfeld bin und bitte sie, sich zu entspannen und ihren Kopf gegen die Wand zu lehnen und sich behaglich in den Sessel zurücksinken zu lassen. Dann bitte ich sie, an einen Ort zu gehen, wo sie sich ganz und gar wohl fühlt. An einem Nicken sehe ich, dass sie ein Bild bekommen hat und fragte sie, ob sie so einen Ort gefunden hat. Sie sagt „ja".

Ich bitte sie, diesen Ort zu beschreiben. Sie erzählt, dass er zu Hause in ihrem Bett unter der Decke ist; da fühlt sie sich gut beschützt. Nun bitte ich sie, ein Symbol für ihre Angst aufkommen zu lassen. Ich warte eine Weile; dann sehe ich, dass ihre Augen ein bisschen flattern und frage, was da aufkommt. Sie sagt: „Ich sehe eine Hexe, und die kichert und gackert. Und sie macht mir Angst."

Ich: „Beschreibe diese Hexe genauer."

Sheila: „Sie trägt einen auffälligen schwarzen Hut ... und hat eine lange Nase ... und lange Finger und Nägel ... und ein schwarzes, weites, Jutesack-Kleid. Sie hat schwarze, stechende Augen ... und sie lacht gackernd."

Ich: „Okay, was fühlst du, wenn du sie siehst?"

Sheila: „Ich bin zum Weglaufen erschreckt."

Ich: „Was möchtest du jetzt tun?"

Sheila: „Mir ist, als ob ich festgenagelt bin und mich nicht bewegen kann."

Ich: „Okay, kannst du die Hexe noch einmal anschauen und sehen, was sie von dir will?"

Sheila: „Ich weiß nicht, was sie will."

Ich: „Kannst du sie fragen?"

Sheila: Schweigen

Ich: „Was sagt die Hexe?"

Sheila: „Ich möchte, dass du gut bist."

Ich: „Macht das Sinn für dich?"

Sheila (als Hexe): „Ja und nein."

Ich: „Magst du sie fragen, was sie meint?"

Sheila (zur Hexe): „Was meinst du?" - „Sie sagt: ‚Du musst alle deine Verpflichtungen erfüllen, und du musst immer alles tun, was du versprichst'."

Ich: „Was möchtest du ihr sagen, Sheila?"

Sheila: „Ja, ich möchte das schon tun, aber du stellst so unmögliche Forderungen, ich muss einfach alles tun!"

Ich „Was hat die Hexe dazu zu sagen?"

Ich: „Sie sagt: ‚Wenn du es einmal versprochen hast, dann musst du es auch tun'."

Ich: „Sheila, ich schlage vor, dass du diesen Dialog mit der Hexe noch weiterführrst. Sieh mal, ob du das auch willst."

Sheila: „Ich muss zu Vieles machen, ich schaffe das nicht alles."

Hexe: „Das ist dein Problem."

Sheila: „Ich habe solche Schwierigkeiten ‚Nein' zu sagen. Ich habe das Gefühl, ich muss alles machen, worum mich andere Leute bitten."

Hexe: „Das zeigt mal wieder, wie dumm du bist. Du kannst nicht für dich sorgen. Wenn du es einmal versprochen hast, dann musst du es auch tun."

Ich: „Sheila, ist es möglich, dass die Hexe irgendeinen Rat für dich hat?"

Sheila fragt die Hexe, und die Hexe antwortet: „Du musst lernen ‚Nein' zu sagen. Du bist immer so nett, und du bist nicht gemein genug. Du musst lernen so gemein zu sein wie ich."

Ich warte ein wenig und bitte Sheila noch einmal, zu der Hexe hin zu schauen, um zu sehen, wie es ihr jetzt geht. Sheila tut es und sagt, die Hexe gucke nicht mehr so beängstigend. Und Sheila fühlt sich nicht mehr so versteinert.

Ich schlage jetzt vor, dass Sheila die Hexe fragt, ob sie noch irgendetwas für Sheila hat, bevor sie geht. Sie fragt die Hexe, und die Hexe sagt. „Viel Glück" und geht kichernd weg, die Büsche mit ihrem Stock peitschend. Jetzt fragt Krop Sheila, ob sie genug gesehen hat. Sie sagt ja. Dann bittet er sie, in den Raum zurückzukommen. Sheila öffnet ihre Augen und schaut sehr nachdenklich drein.

Ich warte einen Augenblick und frage: „Was für ein Sinn ergibt sich aus dem Ganzen für dich?"

Sheila antwortet: „Die Hexe hat Recht. Ich will mehr ‚Nein' sagen. Ich fühle mich immer gemein, wenn ich ‚Nein' sage. Ich möchte alles immer nett und freundlich halten, und das bringt mich in Schwierigkeiten."

Jetzt könnte ich sie bitten, weiter zu machen, um zu erleben, was passiert, wenn sie in ihrer Vorstellung mehreren Leuten in ihrem Lebens jetzt ‚Nein' sagt. Stattdessen frage ich sie, ob sie jetzt mit dem ‚Nein'- Sagen ein kleines Experiment machen will. Sie ist einverstanden, und ich setze die Stunde damit fort, dass ich ihr immer wieder mit unterschiedlichem Tonus in der Stimme sage „Ja, du möchtest das!" Und Sheila antwortet immer so bestimmt wie möglich: „Nein, ich will das nicht!"

Anhand dieses Beispiels wird deutlich, dass Symbole häufig als fremde Elemente außerhalb unseres Selbst erlebt werden, die Macht über uns haben. Durch die Phantasiearbeit können sie als Anteile von uns wieder angenommen werden. Der Prozess in dieser Geleiteten Phantasie hilft Sheila, einen verdrängten Anteil von sich selbst wieder anzunehmen. Sie ist nicht mehr hilflos gegenüber dem Symbol, und das Symbol ist ihr nicht mehr feindlich gesinnt. Die Phantasie bewirkt ein konstruktives Handeln und einen konstruktiveren Abschluss.

3. Probleme in der Arbeit mit Symbolen

a. Energie
Keine Energie kann verschwinden, sie ändert nur ihre Form. Wenn z. B. in einer Geleiteten Phantasie ein Symbol nicht konstruktiv behandelt werden konnte, dann weiß der Therapeut, dass höchstwahrscheinlich das Problem noch nicht zu einer befriedigenden Lösung geführt wurde. Wenn Sheila z. B. die Hexe getötet hätte, dann wäre klar, dass das nicht das Ende dieses Symbols wäre. Auch wenn sie von dem Symbol weggelaufen wäre, ohne mit ihm zu verhandeln, hätte der Therapeut gewusst, dass das Problem weiter existieren und zurückkommen würde.

Hätte also Sheila die Hexe getötet, dann hätte Krop höchstwahrscheinlich angedeutet, dass die Hexe noch immer eine Macht besäße, die eigentlich zu Sheila gehöre; und dass er gerne dabei gewesen wäre, wenn sie versuchen würde, sie zurückzubekommen. Er hätte sie dann gebeten, einfach zu warten und zu sehen, was geschieht, oder er hätte sie vielleicht gebeten, die Hexe in eine Plastiktüte zu tun und mitzunehmen, bis sie an einen Ort käme, wo die Sonne schiene. Dann hätte er vorgeschlagen, dass sie einfach die Tüte in die Sonne stellt, um zu sehen, was passiert. Es ist häufig möglich, auf diese Art die Hexe in ein anderes Symbol zu verwandeln.

b. Hilfen
Im Prozess der Geleiteten Phantasie kann man manche Symbole als Unterstützung benutzen. Die Sonne oder das Sonnenlicht sind oft Symbole für Verwandlung. Darum könnte der Therapeut Sheila auch bitten, zu warten, bis die Sonne auf die tote Hexe scheint, um zu sehen, was dann geschieht. Häufig findet dann eine Transformation statt. Das Symbol des Aufwärtsgehens in der Phantasie, z. B. einen Berg hinauf, bewirkt häufig, dass das ganze Erlebnis auf ein höheres Niveau gehoben wird. Auch z. B. in der besprochenen Phantasie „Das Kind, das du mal warst" spielt der Bergweg in dem Sinne eine große Rolle.

Oder wenn z. B. Klienten sich in einem Prozess der Auseinandersetzung mit ihrem Vater befinden, kann man sie bitten, sich zu sehen, wie sie mit ihm zusammen eine sanfte Anhöhe hinaufsteigen. Meistens entwickelt sich die Beziehung im Prozess des Aufwärtsgehens auf ein höheres Niveau.

Das Symbol des Berges mit den aufwärts führenden Wegen kann man auch bei Klienten benutzen, die zwei sich befehdende Teile in sich tragen; man bittet sie dann einfach, jeden Teil auf einer Seite des Hügels zu sehen, und jeder Teil geht aufwärts und trifft den anderen auf der Höhe. Häufig haben diese zwei Anteile auf dem Weg nach oben ihre Haltung verändert und sind jetzt bereit, sich zu einigen.

Die Wiese oder der Garten, können Symbole sein, die den Klienten erst einmal zum Entspannen bringen und haben darüber hinaus großen Aussagekraft bzgl. dessen, was im gegenwärtigen Leben des Klienten gerade vorgeht. Das Symbol der Grotte oder des Kellers in einem Haus oder eines lange verschlossenen Raumes, können zu lange verdrängten Erfahrungen führen.

Diese Symbole geben manchmal eine Ahnung, was in dem Klienten gerade vorgehen könnte. Aber das sind Vermutungen; es ist immer gut, sie zu überprüfen, bevor man damit arbeitet.

Heilende Phantasie

> *„Die Wirklichkeit der menschlichen Existenz*
> *schließt die Erfahrung von Krankheit, Leiden und Tod ein.*
> *So zu tun, als seien wir nicht krank, wenn wir es sind,*
> *oder dass wir nie sterben würden, wäre ebenso närrisch,*
> *wie die Möglichkeit der Gesundung zu leugnen."*
> (Dalai Lama in A.A. Sheikh „Heilende Bilder")

Zwischen Körper und Geist besteht ein seltsames Zusammenspiel. Verbreitet ist die Vorstellung, dass der Geist höher als die Materie sei. Wir gehen allerdings von der Einheit von Körper, Geist und Seele aus. Ein „Beherrschen" ist ohnehin nur möglich, wenn man ein umfassendes Verständnis dafür hat, was man beherrschen möchte.

Wir sind überzeugt, dass wir eine Menge, uns unbewusster Kenntnisse von unserem Körper haben. Für uns sind die geleiteten heilenden Phantasien hilfreich, das Zusammenspiel zwischen Geist und Körper und die natürlichen Heilungsprozesse, die unserem Organismus mehr oder weniger bewusst oder unbewusst innewohnen, zu fördern.

1. Clarks Magen

Hier eine Arbeit mit Clark, der in seinem Magen eine starke Spannung spürt: Er stößt häufig auf und hat das Gefühl, dass sein Magen verrücktspielt. Der vom Therapeuten vorgeschlagenen Geleiteten Phantasie stimmt er zu, entspannt sich und beginnt dann, seinen Magen zu visualisieren.

Er berichtet, dass er einen dudelsackähnlichen Beutel sieht, der etwa ein Viertel mit Flüssigkeit gefüllt ist, in der einige Essensreste herumschwimmen. Darum gebeten, den Prozess, der gerade im Gange ist, zu beobachten, berichtet Clark, dass er den Eindruck habe, sein Mageninhalt sei irgendwie zu sauer. Jetzt sieht er Kaffee hinunter strömen und seinen Magen und vor allem seine Magenschleimhaut noch stärker irritieren. Dann sieht er auch Wein in den Magen eintreten und wiederum die Magenschleimhaut angreifen. Er untersucht die Magenschleimhaut und sieht, dass es einige Stellen gibt, wo die Magenschleimhaut verletzt ist. Der Therapeut bittet ihn, wahrzunehmen, was der Magen offensichtlich braucht, um seine Schleimhaut zu regenerieren. Er visualisiert, wie der Magen leer wird und etwas Milch oder Schutzflüssigkeit hineinfließt, die ihn innen vor der Säure schützt. Er sieht außerdem, dass die Säuredrüsen zu viel Säure produzieren. Gefragt, wie sie weniger produzieren könnten, berichtet Clark, dass diese Säuredrüsen so produzieren, wie Nahrung im Magen ist. Jetzt bittet der Therapeut ihn, seinen Magen anzusprechen und ihn zu fragen, was los sei. Der Magen antwortet: „Du behandelst mich nicht richtig, du schüttest unkritisch alles in mich hinein, und ich kann nicht damit umgehen. Ich kann nur für dich sorgen, wenn du auch für mich sorgst."
Der Therapeut fragt Clark, ob dieser Rat für ihn sinnvoll klinge. Er antwortet: „Ja, ich esse nicht richtig. Mein Magen ist o.k., nur ich misshandele ihn." Der Therapeut fragt ihn, ob er noch mehr von seinem Magen hören möchte. Er fragt seinen Magen, und sein Magen antwortet:
„Ich bin dein Freund. Ich möchte dir schon helfen, aber ich brauche auch Hilfe von dir." Der Therapeut fragt ihn wieder, wie es ihm mit dieser Antwort gehe und er sagt: „Mein Magen hat Recht. Ich muss meine Essgewohnheiten ändern. Ich muss den Kaffee weglassen und den Wein, und ich sollte nicht so viel essen."
Der Therapeut weist jetzt darauf hin, dass sie nun beide wissen, wie die Dinge nicht noch schlimmer gemacht werden könnten. Auf die weitere Bitte hin, noch einmal hin zu schauen und zu fragen, was er brauche, um zu heilen, berichtet Clark, dass der Magen sehr zart sei, und dass er öfter ruhen müsse, so dass sich ein natürlicher Heilungsprozess entwickeln kann. Es folgt jetzt die Frage, ob er seinen Magen in Ruhe sehen kann. Clark berichtet, sein Magen sei jetzt nahezu aber noch nicht völlig entspannt. Der Therapeut frage weiter, was er brauche, damit sein Magen total entspannt ist. „Ich muss mich um Sachen kümmern, die mich beschäftigen und ärgern." „Zum Beispiel?" Und Clark sagt: „Meine Lebenssituation ist zu angespannt. Ich muss sie vereinfachen." Diese Bemerkung notiert der Therapeut innerlich, weil er sich vorstellen kann, dieses Thema später noch einmal anzusprechen, evtl. mit Hilfe einer neuen Phantasie.

Jetzt schlägt er ihm vor, dass er ganz genau den Vorgang betrachtet, wie sein Magen heilt. Damit hat Clark Schwierigkeiten. Er sieht nur einige Stränge langsam von einer Seite der schadhaften Stelle zur anderen sich spannen und langsam wieder Gewebe wächst. Der Therapeut bittet ihn, zu warten, bis der ganze Bereich mit Gewebe bedeckt ist. Clark kann fast die völlige Schließung dieser defekten Stelle erkennen, aber es bleibt ein kleines Loch übrig.

Der Therapeut schlägt ihm vor, das Loch zu fragen, was es da mache und was seine Botschaft sei. Er fragt und das Loch antwortet: „Ich werde dich immer daran erinnern, dass du für deinen Magen sorgst und klüger deine Nahrung zu dir nimmst." Nach dieser Phantasie hat der Therapeut nicht den Eindruck, noch mit dem Klienten darüber sprechen zu müssen.

2. Karins Kopfschmerz

Karin kommt mit Kopfschmerzen in die Praxis. Sie hat häufig Kopfweh. Der Therapeut fragt sie, ob sie an diesem Kopfschmerz arbeiten will. Sie stimmt zu, und er schlägt eine Geleitete Phantasie vor. Zunächst fragt er sie, wie stark ihr Kopfschmerz auf einer vorgestellten Skala von 1 - 10 sei. Sie sagt: „Acht". Er bittet sie nun, ihren Kopfschmerz zu visualisieren. Er stellt alle möglichen Fragen über den Kopfschmerz, so dass sie aus immer neuen Sichtweisen darauf schauen kann, so z. B. „Wie ist die Form deines Kopfschmerzes? Wie groß ist er? Zeig mal mit deiner Faust, wie hoch die Spannung darin ist. Welche Farbe hat er? Wie viele Zuflüsse gibt es zu deinem Kopfschmerz von außen? Ist er isoliert oder verbunden mit deinem übrigen Körper? Und was sagt der Kopfschmerz dir?" Dann bittet er sie, wieder auf den Kopfschmerz zu schauen und zu sehen, wie schlimm er jetzt ist. (Es ist jetzt auf der vorgestellten Skala bei 6).

Jetzt wiederholt er die Fragen noch einmal „Schau dir die Größe deines Kopfschmerzes an, schau seine Form an. Wie gespannt ist er? Welche Farbe hat er? Wenn er reden könnte, was würde es sagen?" usw. Die Erfahrung zeigt, dass ein Schmerz, den man sorgfältig anschaut, beinahe völlig verschwindet. Zumindest wird er reduziert.

Irving Oyle benutzt in seinen Imaginierungsprozessen einen persönlichen Ratgeber. Das heißt, er bittet den Patienten, an einen Ort am Waldrand (oder an irgendeinem anderen Ort) zu gehen und dort auf ein Wesen zu warten, das erscheinen und helfen könnte. Wenn dieses, etwa in Gestalt eines Bären, eines Fuchses, eines Menschen oder wie auch immer erscheint, wird der Patient aufgefordert, dieses Wesen um einen Rat zu bitten. Nach dem Rat verschwindet das Wesen wieder im Wald; indes kann der Patient immer wieder an diese Stelle kommen, wenn er wieder mal einen Rat braucht. Dieser Heilungsprozess mit Hilfe der Imagination ist relativ leicht anzuleiten. Es ist sogar so leicht, dass du, lieber Leser, das jetzt in diesem Augenblick ausprobieren könntest. Wenn du irgendeinen Schmerz oder Spannung in deinem Körper spürst, dann schließe deine Augen, lass ein Bild dieser bestimmten Körperstelle aufkommen und stelle ihr alle Fragen, die du an sie hast und warte ab, welche Antwort du bekommst. Du wirst wahrscheinlich überrascht sein. Willst du es jetzt versuchen? Okay, dann tue es.

3. Geleitete Phantasie in der Begleitung von Krebspatienten

Ein gutes Beispiel für die Nutzung geleiteter Phantasien zu Heilungszwecken findet man in der Arbeit mit Krebspatienten von Carl und Stephanie Simonton in Texas. Sie nutzen die Vorstellungskraft der Patienten, um die Selbstheilungskräfte und die Wirksamkeit der medizinischen Behandlung (z.B. während der Chemotherapie) zu unterstützen. In der Geleiteten Phantasie werden die Patienten gebeten, ihren Krebs als einen chaotischen Zellhaufen zu sehen, der durch das Immunsystem angegriffen und unschädlich gemacht, dann beseitigt und aus dem Körper eliminiert wird.

Carl und Stephanie Simonton beschreiben in ihrem ersten Buch „Wieder gesund werden" ihre Arbeit mit Krebspatienten; die Patienten visualisieren ihren Krebs und auch die Antikörper und auch die Therapie - ob die Therapie nun aus Chemotherapie oder Bestrahlung besteht, die den Krebs entdeckt, angreift, zerstört und aus dem Körper herausschafft. Alles wird visualisiert. Carl und Stephanie Simonton sind der Ansicht, und das ist auch unsere Erfahrung, dass alle Krankheiten auf diese Art angeschaut werden können. Das heißt, dass der Patient die betroffenen Körperteile imaginieren kann, um dann zu schauen, was nötig sein könnte, um diese betreffenden Körperbereiche zu heilen. Dies ist natürlich kein Ersatz für eine medizinische Behandlung; sondern jede medizinische Behandlung wird in diesen Prozess der Imagination mit einbezogen.

Hierzu John Krop: „Es ist die Frage, ob Geleitete Phantasien heilen können. Ich hatte einen Kollegen, der Speiseröhrenkrebs entwickelt hatte. Er war Heilpraktiker und wandte neben der traditionellen Therapie (Chemo- und Strahlen) allerhand alternative Kuren an. Ich bot ihm an, wöchentlich Geleitete Phantasien mit ihm zu machen. Ich sagte ihm, dass ich nicht denke, dass diese seinen Krebs heilen würden. Aber er könne Entdeckungen darüber machen, welche Rolle der Krebs in seinem Leben spiele. Er nahm mein Angebot an, und er sah in der Tat in den Phantasien vieles Sinnmachende. Unglücklicherweise machte ich mir von den Sitzungen keine Notizen, aber über meine Erinnerungen möchte ich einen Eindruck vom typischen Ablauf einer Sitzung geben.

Wir hatten ungefähr acht Sitzungen. Ich saß gewöhnlich an seiner linken Seite, bat ihn, sich zu entspannen, seinen Atem wahrzunehmen und mir ein Zeichen zu geben, wenn er bereit sei.

J.K.: „Hans, lass ein Bild von deinem Krebs aufkommen."

Hans: „Ich sehe eine gelbe Röhre mit einem feuerroten Rand."

J.K.: „Beschreibe, was du noch wahrnimmst."

Hans: „Die Röhre pulsiert und schmerzt, … um die Röhre herum ist etwas Gewebe, das auch rötlich ist."

(Wenn ich wollte, könnte ich weitere Fragen stellen, z.B. „Wie ist die Röhre mit ihrer Umgebung in Verbindung, … wie eng oder weit ist die Röhre, … fließt etwas durch die Röhre?" usw. Aber ich gehe zur nächsten Frage.)

J.K.: „Wie geht es dir, wenn du das wahrnimmst?"

Hans: „Am liebsten möchte ich das Rote an der Röhre abschneiden."

J.K.: „Schau, ob du das machen willst."

Hans: „Ich mache es, aber das Gewebe bleibt rot."

J.K.: „Was willst du jetzt machen?"

Hans: „Ich sprühe ein Unkrautvertilgungsmittel."

J.K.: „Was passiert jetzt?"

Hans: „Es wird weniger rot, geht aber nicht ganz weg."

J.K.: „Schau, ob du ihm eine Frage stellen oder etwas sagen willst."

Hans: „Ich mag dich nicht, geh weg! Warum ich?"

J.K.: „Wie lautet die Antwort?"

Hans (als Speiseröhre): „Kein besonderer Grund. Ich stochere nur aufs Geradewohl herum, und ich bin zu stark, um mich los zu werden."

J.K.: „Wie geht es dir damit?"

Hans: „Ich bin entmutigt."

J.K.: „Schau, ob du die sie etwas fragen willst." (Nicht direktiv: „Stell ihr weitere Fragen.")

Hans: „Was soll ich machen?" … „Sie sagt: ‚Bring deine Sachen in Ordnung. Verkaufe deine Praxis'."

J.K.: „Was möchtest du erwidern?"

Hans: „Ich mag dich nicht, aber du hast Recht."

J.K.: „Noch etwas?"

Hans: „Nein, ich bin bereit, zurückzukommen."

J.K.: „Lass dir Zeit dabei."

Nach einiger Zeit können wir uns darüber austauschen, auf was er gestoßen ist. Dabei achte ich sorgfältig darauf, das von ihm Erlebte nicht zu interpretieren. Das würde ihn entmündigen.

Als bei einer Untersuchung klar wurde, dass der Krebs noch vorhanden und sogar noch größer geworden war, reagierte er böse und lehnte alle weiteren Behandlungen ab - auch meine Begleitung. Für mich blieb etwas unfertig; ich hätte noch gerne eine abschließende Sitzung gehabt, möglicherweise später die Sterbebegleitung. Hans starb vier oder sechs Wochen später.

Diese Erfahrung verstärkte meinen Glauben, dass Phantasien sehr wichtig sind aber nicht, wie Simonton behauptet, Krebs heilen. Krebs ist eine ekelhafte Erkrankung. Andere Krankheiten mögen durch Visualisierungen beeinflusst werden können, aber ich habe dafür nicht genug Beweise. Und ich glaube fest, dass Geleitete Phantasien wohltuend und nicht schädlich sind."

Hier grenzt sich J. Krop von einer Ansicht des frühen Carl Simonton ab. Das erste Buch von C. Simonton hatte den Titel „Wieder gesund werden" und suggerierte in der Tat die Möglichkeit, Krebszellen durch Visualisierung zum Verschwinden zu bringen. Der zweite Buchtitel spiegelt Simontons Entwicklung wider „Auf dem Wege der Besserung". Aus meiner langjährigen psychoonkologischen Arbeit weiß ich (L. Kuschnik), dass die Krebserkrankung ein multifaktorielles Geschehen ist, und der psychische Faktor, der durch die Phantasie aktiviert wird, eben nur einer ist. Der Zusammenhang von inneren Bildern und ihrer physiologischen Umsetzung ist ein komplexes Geschehen und die Forschung hierzu steht erst am Anfang (vgl. hierzu auch: L. Kuschnik „Lebensmut in schwerer Krankheit"). Die Arbeit mit Geleiteten Phantasien ist in jeder Phase der Krankheit sinnvoll. Sei es zur Vertiefung der Ressourcen des Patienten oder zur Vorbereitung der finalen Situation (vgl. in diesem Buch die Arbeit mit Joop Krop: Mein Ende).

4. Frau M. - Das Geschenk der drei Sätze

Frau M. ist in der Praxis in psychoonkologischer Begleitung. Nach einigen Sitzungen wollen ihr Therapeut und sie heute wieder einmal mit einer Geleiteten Phantasie arbeiten. Die Methode ist ihr bekannt. Ihr Anliegen ist, klare Bilder für den Kampf gegen den Tumor in ihrer Brust zu bekommen. Nach einer Tranceinduktion bittet der Therapeut (T) Frau M.:

T: „Wenn Sie in diesem Zustand der Entspannung sind und an Ihren Tumor denken, welcher Satz kommt Ihnen dann?"
M: „Mit jedem Einatmen wird das Gesunde größer."
T: „Können Sie das wiederholen?"
M: „Mit jedem Einatmen wird das Gesunde größer."
T: „Können Sie ein Bild aufkommen lassen, wenn Sie diesen Satz sagen: Mit jedem Einatmen wird das Gesunde größer."
M. nach einer Weile: „Der Tumor ist rot und das Gesunde ist weiß, und das Weiße wird immer mehr."
T: „Schön. Können Sie das Bild noch klarer sehen?"
M: „Ja."
T: „Beschreiben Sie es mir bitte noch einmal."

M: „Der Tumor ist rot, er wird kleiner, weil das Weiße immer größer wird."

T: „Können Sie noch einen Satz hören, während Sie dieses Bild sehen?"

M: „Der Tumor hat keine Chance mich zu besiegen."

T: „Der Tumor hat keine Chance Sie zu besiegen."

M: „Genau. Er hat keine Chance."

T: „Was geschieht nun...?"

M: „ Ich spüre immer mehr meine Stärke."

T: „Ich spüre immer mehr meine Stärke. Das sind drei wunderbare Botschaften, die ihr Unterbewusstes Ihnen geschenkt hat: Mit jedem Einatmen wird das Gesunde größer. Der Tumor hat keine Chance, mich zu besiegen. Ich spüre immer mehr meine Stärke. Jetzt gehen wir mal in den Raum, in dem Sie die Chemotherapie bekommen. Sehen Sie sich da?"

M: „Ja, ich liege auf der Liege."

T: „Können Sie die drei Sätze sagen, während Sie die Therapie bekommen?"

M. nach kurzem Zögern: „Nein das geht nicht. Ich bin da nicht entspannt genug."

T: „Ok. Gehen wir an Ihren Wohlfühlort zuhause, den sie mir beschrieben haben. Sagen Sie mir, wie Sie sich da sehen?"

M: „Ja, ich liege auf meiner Liege, schaue zu meinem Salzkristall."

T: „Wie fühlen Sie sich?"

M: „Gut, ich fühle mich entspannt und sicher."

T: „Können Sie jetzt die drei Sätze sagen?"

M: „Ja. Mit jedem Einatmen wird das Gesunde größer. Der Tumor hat keine Chance, mich zu besiegen. Ich spüre immer mehr meine Stärke."

Anschließend besprechen Therapeut und Frau M., dass sie die drei Sätze aufschreibt und den Zettel mit zur Chemotherapie nimmt. Sie will dann dort die Sätze lesen.

Nachtrag: Diese Arbeit fand im Frühjahr 2012 statt, als sich Frau M. zur Reduzierung der Tumormasse ihres Brusttumors einer harten Chemotherapie unterzog. Inzwischen (Herbst 2012) ist sie operiert, der kleine Rest ihres Tumors wurde entfernt, und sie schaut voller Optimismus auf ihr Leben.

5. Zusammenfassung

John Krop: „Geleitete Phantasien können auf verschiedene Arten durchgeführt werden, und ihnen liegen verschiedene Erklärungsmodelle zugrunde. Bisher sind aber meines Wissens wenige systematische Untersuchungen bzgl.

des Wertes und der Indikationen Geleiteter Phantasien bekannt. In diesem Artikel habe ich versucht, meine Art, mit Geleiteten Phantasien umzugehen, und meine Theorien für ihre Wirksamkeit zu erläutern. Das heißt, dieser Artikel ist meine Wahrheit. Die ‚reale Wahrheit' ist, falls sie wirklich existiert, möglicherweise ganz anders. Bis sie erforscht ist, hilft mir meine Wahrheit bei meiner Arbeit. Ich hoffe, dass meine Beschreibungen dir dazu verholfen haben, deine Wahrheit bezüglich der Durchführung Geleiteter Phantasien zu entdecken, deinen eigenen Stil dieser Arbeit zu entwickeln. Ich wünsche dir dabei alles Gute."

Arbeit mit Geleiteten Phantasien - zwei weitere Beispiele

1. Der siedende Kochtopf

Seit mehreren Monaten kommt Herr C. regelmäßig zum Coaching in die Praxis. Sein Thema ist der Stress am Arbeitsplatz. Die Zusammenarbeit mit seinen Kollegen bezeichnet er als Haifischbecken. Ständige Intrigen und ein Klima der Angst bestimmen seinen Alltag. Er leidet unter Schlafstörungen, Tinnitus und Bluthochdruck.

In der heutigen Sitzung schlägt sein Therapeut (T) ihm die Arbeit mit einer Geleiteten Phantasie vor, als er sagt: „Wenn ich an das kommende Jahr denke, habe ich das Gefühl, ich schaue in einen siedenden Kochtopf."
Er kennt die Arbeit mit Geleiteten Phantasien, deshalb können sie direkt sein Anliegen formulieren. Er möchte ruhiger werden und mit mehr Gelassenheit an die Arbeit des kommenden Jahres denken können.

Tranceinduktion:

Der Therapeut führt ihn in eine leichte Trance, indem er ihn bittet, seine Wahrnehmung allmählich von außen nach innen zu lenken. „Beobachten Sie ihre Atmung, ohne etwas zu verändern. Spüren Sie, wie ihr Atem kommt und geht, so wie er kommt und geht in seinem eigenen Rhythmus. Und während ein Teil von ihnen noch mit ihren Gedanken beschäftigt ist und meiner Stimme folgt, erlaubt sich einer anderer Teil vielleicht schon, dieses köstliche Gefühl der Entspannung und Ruhe wahrzunehmen, das sich jetzt in Ihrem Körper ausbreitet. Vielleicht werden Ihre Augenlieder schwer und sinken allmählich nach unten, vielleicht spüren Sie schon, wie Ihre Füße und auch die Beine schwer werden. ... Während ein Teil von Ihnen ganz klar und wach ist und meiner Stimme folgt, erlaubt Ihnen ein anderer Teil vielleicht schon, tiefer in die Ruhe und Entspannung einzutauchen. Vielleicht nehmen Sie jetzt wahr, wie Ihr Bauchraum sich entspannt und weitet, und Ihre inneren Organe sich ihren Raum nehmen. Vielleicht können Sie spüren wie Ihr Becken sich entspannt und vielleicht spüren Sie auch, wie Ihre Brust sich bei jedem Einatmen weitet und bei jedem Ausatmen können Sie das Wort ‚loslassen' denken. Loslassen, alles ganz loslassen."

Der Therapeut lässt ihm Zeit, diese Wahrnehmungen zu intensivieren. Als er den Eindruck hat, dass der Klient entspannt ist, fragt er ihn:

„Können Sie bitte das Bild des siedenden Kochtopfes aufsteigen lassen?"

- Pause

C: „Ja, ich sehe den Kochtopf."

T: „Können Sie mir den Kochtopf beschreiben?"

C: „Es ist ein großer Topf, aus dem Dampf aufsteigt."

T: „Können Sie in den Topf schauen und mir sagen, was darin ist?"

C: „Ich sehe Flaschen und Papiere, die da schwimmen."

T: „Wo sind Sie in dem Bild?"

C: „Ich stehe neben dem Topf."

T: „Sie stehen neben dem Topf, was für ein Gefühl haben Sie, wenn Sie neben dem Topf stehen?"

C: „Ich habe Angst."

T: „Was macht Ihnen Angst?"

C: „Der Topf ist heiß, und ich weiß nicht, was passieren wird."

T: „Was können Sie tun?"

C: „Ich könnte einfach weggehen."

T: „Einfach weggehen ... ok. Wo könnten Sie hingehen?"

C: „In mein Büro."

T: „In Ihr Büro. Können Sie mir Ihr Büro beschreiben? Wo ist das Fenster, die Tür, wo steht Ihr Schreibtisch?"

C: „Das Fenster ist so halb hinter mir. Ich schaue auf die Tür."

T: „Wie groß ist Ihr Schreibtisch?"

C: „Es ist ein großer Schreibtisch."

T: „Was ist auf dem Schreibtisch?"

C: „Mein Laptop, Ablagekörbe."

T: „Wo stehen die Ablagekörbe?"

C: „Die Ablagekörbe stehen rechts, daneben die Kaffeemaschine."

So lässt der Therapeut sich das Büro detailliert beschreiben. Als er selbst ein inneres Bild von diesem Raum hat, fragt er:

T: „Welches Gefühl haben Sie, wenn Sie an ihrem Schreibtisch sitzen?"

C: „Ich fühle mich sicher. Die Tür ist zu, ich kann nicht gestört werden."

T: „Können Sie sich in diesem Gefühl der Sicherheit noch einmal den Kochtopf vorstellen? Wo ist er?"

C: „Ja, ich sehe ihn, aber er ist draußen. Vor der Tür. Er kommt nicht in mein Büro."

T: „Gut. Der Kochtopf ist draußen vor der Tür und Sie sind in Ihrem Büro in Sicherheit. Ist das so?"

C: „Ja, ich bin in Sicherheit."

T: „ Wie haben Sie das gemacht?"

C: „Ich bin einfach weggegangen."

T: „Ja, einfach weggegangen."

C lacht: „Ja, eigentlich ist es ganz leicht."

T: „Es ist ganz leicht. Der Kochtopf ist draußen und Sie sind in Ihrem Büro in Sicherheit, an Ihrem sicheren Ort. Ist das so?"

C: „Ja, so ist es."

T: „Können Sie jeden Tag drei Minuten in Ihrem Büro sitzen, tief ausatmen und dieses Gefühl der Sicherheit erinnern?"

C: „Ja, das geht. Drei Minuten. Drei Minuten jeden Tag."

T: „Können Sie auch das Bild erinnern? Der Kochtopf ist draußen und Sie sind in Sicherheit."

C: „Klar, das ist ganz einfach."

T: „Ok, dann machen Sie sich bitte bereit, in Ihrer Zeit die Augen wieder zu öffnen und hierher in diesen Raum zurückzukehren, und Sie können das Gefühl der Sicherheit mitnehmen in Ihr Wachbewusstsein, es ist ja ganz leicht."

Nach der Rückkehr sprechen Therapeut und Klient darüber, wie die Metapher in der Realität aufgelöst werden kann. C hat erkannt, dass er die Probleme seiner Kollegen sehr schnell zu seinen eigenen gemacht hat. Er hat in der Geleiteten Phantasie erfahren, wie gut es ihm tut, sich davon zu distanzieren. Seine Angst ‚egoistisch zu sein' können Therapeut und Klient im Gespräch zerstreuen.

2. Feuerbauch und Schutzlosigkeit

Frau D. steht vor ihrer Abschlussprüfung als Gestalttherapeutin. Sie arbeitet bereits mit Klienten. Immer wieder überfällt sie während einer Therapie die Angst, „dass sie nicht weiter weiß". Eine Stimme in ihr sagt dann: „Ich glaube, ich bin total falsch als Therapeutin."

Der Therapeut (T) arbeitet zunächst klassisch gestalttherapeutisch, indem er sie auffordert, ihre Körperwahrnehmung zu intensivieren. Sie nimmt um die Brust herum eine Mauer wahr und spürt einen Fluchtimpuls. In der weiteren Arbeit taucht die Erinnerung an ihren Vater auf, den sie ambivalent erlebt hat. Zwei Sätze haben sich eingeprägt: „Komm in meine Arme." und „Bloß weg mit dem Gefühlskram." Genau diese Ambivalenz erlebt sie jetzt als Therapeutin, wenn sie Klienten zur Wahrnehmung ihrer Gefühle führen will.

T überrumpelt sie und bittet um einen Rollentausch. Sie wechseln die Plätze und jetzt ist sie Therapeutin. Sie überwindet den Schock der Überraschung, indem sie mit ihrer Wahrnehmung auf die Körperebene geht, sich zentriert und dann beginnt, mit dem T zu arbeiten. Nach einigen Interventionen ist T an einem für ihn emotional wichtigen Punkt und bekommt eine neue Erkenntnis geschenkt. Er dankt ihr, sie wechseln die Plätze und weiter geht es.

Nun ist klar, „dass sie es kann." Hinter diese Erkenntnis kann sie nicht mehr zurück. Es geht nun darum, die beiden inneren Stimmen in einer Stuhlarbeit prägnant werden zu lassen:

1. Stimme. „Ich bin eine Therapeutin".
2. Stimme: „Ich bin falsch."

Das Ergebnis der Arbeit ist die Erkenntnis: „Je mehr Gefühl aufkommt, desto größer die Abwehr." Und das Wissen, dass beide Stimmen sein dürfen.

Zur Integration könnten sie jetzt, wenn sie auf ihrem ‚alten Platz' sitzt, eine Metareflektion machen, in deren Verlauf sie vielleicht die beiden Stimmen weiter integriert und z. B. die 2. Stimme freundlich begrüßt, wenn sie sich in der Therapie meldet. Das würde ihr die Macht nehmen. Zur Entfaltung ihrer Wirkmächtigkeit braucht diese Stimme die Anonymität und die Suggestion für das Ich, das sie allein im Besitz der Deutungshoheit ist.

Der Therapeut wählt heute einen anderen Weg zur Integration und schlägt Frau D. eine Geleitete Phantasie vor.

Nach der bekannten Tranceinduktion, bittet er sie, ein Bild aufsteigen zu lassen, wenn er folgenden Satz sagt: „Frau D. ist Gestalttherapeutin."

Nach kurzer Zeit sieht sie aus dem Bauchraum ein helles Feuer aufsteigen. Sie beschreibt es als: warm, schön, knisternd, Farben und Formen wechselnd, hell, warm und groß. Sie ist überwältigt von dem Bild. Therapeut wiederholt die Beschreibung noch einmal, was deren Wirkung noch verstärkt. Das ist übrigens immer der Fall. Es verstärkt die autosuggestive Wirkung, wenn der Therapeut dem Klienten seine eigenen Worte noch einmal „zuspricht."

Nun bittet der Therapeut sie, darauf zu achten, wie sich das Bild verändert, wenn er das folgende Wort ausspricht: Zweiflerin.

Nach einiger Zeit sieht sie die Gestalt eines ca. 17jährigen Mädchens, das in einiger Entfernung von ihr steht. Sie beschreibt es als zerbrechlich, unsicher, schmal. „Sie sieht nicht aus wie ich." Als T sie auffordert, in Kontakt mit dem Mädchen zu gehen, sagt sie: „Komm ruhig näher." Das Mädchen reagiert verschreckt. T fragt sie, was dem Mädchen fehlt. Sie sagt: „Schutz, Sicherheit, Geborgenheit", und beginnt zu weinen.

Es wäre möglich gewesen, an dieser Stelle noch einmal durch die Identifikation mit dem Mädchen eine therapeutische Tiefung herbeizuführen. Aber in der Arbeit mit Geleiteten Phantasien intensivieren wir aufkommende Gefühle nicht. Das ist ein großer Gegensatz zur Gestalttherapie, die aus dem Gefühlsausdruck Heilung und neue Möglichkeiten für den Klienten erschließen will.

T fordert sie auf, eine Geste in Richtung des Mädchens zu machen. Sie streckt die Hand aus und sagt: „Ich schau auf dich." Wieder die Frage: „Wie reagiert das Mädchen, was siehst du?" Das Mädchen schaut weiter auf den Boden, wirkt scheu. Noch einen weiteren Satz probiert sie aus: „Ich bin hier." Da schaut das Mädchen rüber. Jetzt beginnt Frau D noch mehr zu weinen und sagt: „Ich sehe so viel Schutzlosigkeit und so ein schönes Mädchen." T bittet sie, noch weitere Sätze auszuprobieren, um den Kontakt zu dem Mädchen zu intensivieren, wieder geht er auf ihr Weinen nicht weiter ein. Sie sagt: „Du bist jetzt nicht mehr allein, ich pass ein bisschen auf dich auf." Jetzt möchte T zur Therapiesituation kommen und bittet sie, dem Mädchen zu sagen, was sie von ihr erwartet, wenn sie als Therapeutin arbeitet. Sie sagt: „Wenn ich Therapeutin bin, brauchst du nichts zu tun, kannst dich an dem Feuer wärmen. Du brauchst keine Angst zu haben." Das Mädchen bleibt im Kontakt und entspannt sich. Wenn der Klient während einer Geleiteten Phantasie ‚sein Bild' sieht, benutzen wir das Bild auch zur Überprüfung aller Interventionen. Wir schöpfen das Bild ganz aus, was John Krop ‚Melken der Phantasie' nennt.

Bei der anschließenden Reflektion ist die Klientin ganz überwältigt von der Intensität ihrer Gefühle während der Geleiteten Phantasie. Die Integration ihrer Zerbrechlichkeit, die in der Gestalt des Mädchens auftauchte, hat sie tief berührt. Anders als bei einer rein kognitiven Durcharbeitung wirken die Bilder noch weiter in ihr und sind jederzeit abrufbar.

Arbeit mit allen drei Metaphern

> „Veränderung tritt dann ein,
> wenn man das wird was man ist,
> und nicht, wenn man versucht
> zu werden, was man nicht ist."
> A. Beisser, „Die paradoxe Theorie der Veränderung"

Auch wenn wir die Arbeit mit Krops drei Metaphern (Körper, Objekte, Phantasien) in getrennten Abschnitten dargestellt haben, bedeutet das nicht, dass auch nur in dieser Weise mit ihnen gearbeitet werden kann. Manchmal erfordert es die Zeit, in einer Sitzung nur einer Metapher den Vorzug zu geben. Es ist aber durchaus möglich, alle drei in einer Sitzung einzusetzen.

Schauen wir uns jetzt alle drei Aspekte in der Arbeit mit Metaphern ausführlicher in folgendem Beispiel an:

Walter hatte vor Jahren an seinen Reiseängsten therapeutisch gearbeitet, sodass es ihm möglich war, mit dem Zug in Urlaub zu fahren. Jetzt ist er kurz vor einem Mallorca-Urlaub wegen seiner Flugangst gekommen.

1. Schritt (Geleitete Phantasie):

Nach kurzer Entspannung begleitet der Therapeut W. durch seine detaillierte Vorstellung einer Flugzeugreise, beginnend mit dem Verlassen seines Hauses, der Fahrt zum Flugplatz, dem Einchecken, Boarding, Start, Abheben, weiterer Einzelheiten während des Fluges, Landung, Verlassen des Flugzeuges.

Nachbesprechung: W. erwähnt, dass viele Ängste, nicht nur die Flugangst, sein Leben beeinträchtigen. Der Therapeut beschließt, diese Information im weiteren Verlauf der Sitzung mit einzubeziehen.

2. Schritt (Objekte als Metapher):

Der Therapeut lässt W. mit Biegepüppchen seine soeben geäußerte allgemeine Angst und sich darstellen. W. wählt für die Angst ein weibliches Püppchen und für sich einen Mann. Er stellt die Angst nahe seiner linken Schulter hinter sich. Beide schauen in die gleiche Richtung. Auf die Frage, wie es ihm da so gehe, wenn er sich da hineinversetze, antwortet er: „Meine linke Schulter, meine ganze linke Seite wird starr. Ich möchte weglaufen, kann aber nicht."

Der Therapeut kündigt ein Experiment an und dreht Walter (sein Stellvertreterfigürchen) um, sodass er seine Angst direkt anschaut. ... Nach einer Weile fragt der Therapeut, wie es ihm so ergehe. Er antwortet, dass er sich nach anfänglichem heftigem Herzklopfen immer stärker fühle. Der Therapeut fragt nach dem Befinden der Angst. Diese sagt überraschenderweise: „Ich habe Angst und möchte mich abwenden".

Nachbesprechung: Hier wird deutlich: Als W. sich seiner Angst stellt (die Angst vor der Angst aufgibt), tauschen die ursprünglichen ‚Täter' und ‚Opfer' ihre Rollen.

Der Therapeut steht jetzt vor mehreren Möglichkeiten, weiter zu gehen. Zunächst aber spricht er mit dem Klienten darüber: „Wenn wir jetzt diesem Impuls deiner Angst nachgehen, sie (das Püppchen) umdrehen und diese sich entfernen lassen, dann bist du ‚angstfrei'. Wäre dir das Recht? W. gibt zu bedenken, dass er völlig ohne Angst wohl kaum das nächste Überqueren einer Straße überleben würde.

Damit kann der Therapeut einen nächsten experimentalen Impuls setzen: Er stellt das Püppchen für die Angst vor die rechte Schulter von Walter (Umkehrung der Ausgangsstellung). Beide schauen in die gleiche Richtung. Beim Nachfragen fühlen sich Walter und Angst damit wohl.

3. Schritt (der Körper als Metapher):

Der Therapeut bittet W. nun, aufzustehen, die Augen zu schließen und sich im weiteren Prozess zu spüren. Dann stellt er sich selbst, stellvertretend für die Angst, rechts vor die rechte Schulter von W. (Er dreht also damit die Täter/Opfer-Stellung aus dem 1. Schritt um und realisiert die begonnene Lösung aus dem 2. Schritt jetzt auf der Körperebene) und fragt nach einer Weile, was jetzt passiere. W. antwortet: „Meine linke Seite wird immer wärmer, sie fängt an zu kribbeln, wird immer lebendiger." Der Therapeut fragt, ob es ihm möglich sei, diese Phänomene auch in seine rechte Körperhälfte strahlen zu lassen, was W. bejaht.

Hier diente die Arbeit über den Körper besonders der Verankerung der Lösung.

In der Nachbesprechung berichtet Walter, dass er nach der Therapie vor ein paar Jahren zunächst noch starke Ängste hatte, besonders grundsätzliche Angst vor dem Sterben, dann aber plötzlich vor einer beabsichtigten Bahnreise in ihm hochstieg: „Wenn ich sowieso sterben muss, dann kann ich auch auf einer Reise sterben." Und dann war ihm die Reise möglich geworden, wenn auch mit etwas Herzklopfen. Dieses Geschehen war ihm bei dem letzten Schritt noch einmal intensiv in Erinnerung gekommen. Der Therapeut versteht diese Aussage so, dass die Angst des Klienten weiterhin besteht, sie jetzt aber eine neue, kreativere Bedeutung, bekommen hat und beendet an dieser Stelle die Sitzung. Dauer der Sitzung: 90 Minuten

Drei Wochen später erhält der Therapeut eine E-mail von Walter mit der Mitteilung: „Ich habe den Flug in den Urlaub gut überstanden und eine tolle Woche mit Freunden auf einer Finca bei Alicante verbracht."

In dieser Arbeit kann man sehen, wie mit den drei Metaphern mehrere Phasen einer Sitzung gestaltet werde können. Nach der nicht weiter beschriebenen **Initialphase** (hauptsächlich Benennung des Anliegens) stellte der Therapeut in der **deskriptiven Phase** über die Imagination mehr Prägnanz her. Die Angst wurde nicht nur verbal geäußert, sondern wieder gespürt. Die Prägnanz ist, wie schon erwähnt, für die Lösungsbereitschaft des Klienten wichtig: Ohne Not keine Notwendigkeit. Die **Vertiefung** wurde in der Arbeit mit den Püppchen und der damit verbundenen Identifikation mit beiden Seiten erzielt. Ebenso entwickelte sich aus dieser Phase heraus die Tendenz zur Lösung. Die **Integration** der Lösung und deren Verankerung lief dann über die dritte, die körperliche Metapher.

Vielleicht sind dem Leser besonders im ersten Teil dieser Arbeit einige erstaunliche Dinge aufgefallen, die der Therapeut aber nicht aufgegriffen hat. Hier seien ein paar genannt: Dass der Klient als Symbol für seine Angst eine weibliche Figur wählte, würde besonders der analytisch geschulte Therapeut gerne aufgegriffen haben. Auch weil W. diese zunächst hinter seine linke Schulter stellte (Einladung, nach Walters Verhältnis zu seiner Mutter zu fragen? Was war da mit Schutz bzw. Unterstützung? Soll sich der Therapeut von der Angst Walters vor dem Sterben fernhalten oder fragt er nach? Soll der Therapeut auf dem Hintergrund der Rechts/Links-Phänomene dieser Richtung folgen?). Er könnte auch sagen: „Ich habe den Eindruck, dass da ein zweites Thema an die Tür klopft. Möchtest du umschalten oder bei dem heutigen Thema bleiben?"

Sie sehen, dass sich im Laufe des Prozesses der Aktionstherapie viele Möglichkeiten anbieten. In diesem Fall hat sich der Therapeut entschieden, sich eng an seinem Arbeitsauftrag zu halten: die Flugangst anzuschauen. Vielleicht entstehen beim Klienten später weitere Impulse, an seinem Potenzial zu arbeiten. Dann kann der Therapeut all diese Erfahrungen berücksichtigen. Der Ausgangspunkt hat sich dann allerdings bereits verändert.

„Mein Ende" - eine Geleitete Phantasie mit Joop Krop

Am Nachmittag des 11.4. gehen wir etwas beklommen zu Joop. Gertrud und ich sind allein, Arno musste zum Zahnarzt. Joop hatte uns gebeten, mit ihm eine Geleitete Phantasie zu machen. Er will herausfinden, ob und wann er seinem Leben ein Ende machen will. Seine Krankheit ist fortschreitend, und er weiß nicht, wann der Punkt erreicht ist, an dem das Leben für ihn nicht mehr lebenswert erscheint. Für mich ist diese Arbeit eine besondere Herausforderung, weil ich mich gemeinsam mit meiner Frau Susanne seit 15 Jahren in der Hospizbewegung engagiert habe, die menschenwürdiges Leben bis zum Schluss ermöglichen will. Deshalb sitzen wir etwas angespannt auf dem nun schon vertrauten Sofa. Joop will, dass wir ihn in die Geleitete Phantasie führen. Ich werde gemeinsam mit Gertrud arbeiten. Zusammen mit einem Klienten zu arbeiten ist eine Technik, die wir gemeinsam entwickelt haben. Wir beide arbeiten seit mehr als dreißig Jahren zusammen und sind ein eingespieltes Team. Wir verstehen uns blind. Jetzt beginnen wir mit der Arbeit mit Joop, der ausdrücklich zugestimmt hat, diese sehr besondere Arbeit zu dokumentieren und auch zu veröffentlichen.

Joop: „Kann ich mir vorstellen, dass ich so behindert sein werde, dass ich nicht mehr laufen kann? Dass ich total abhängig werde, und ich weiß nicht, ob ich dann noch leben will. Da ist ein Punkt, dass ich Schluss machen will. Ich weiß nicht, wann dieser Punkt da ist. Ich weiß, dass Menschen gesagt haben: Wenn ich in einem Rollstuhl sitze, will ich nicht mehr leben. Sie kommen in den Rollstuhl, und sie leben noch lange. Ich weiß nicht, ob man sagen kann, wann das Ende ist, aber ich denke darüber nach." Die Stimmung im Raum hat sich ganz verändert. Da ist nichts mehr von unserer fröhlichen Heiterkeit beim Erforschen von Joops Leben, bei den Geschichten über Fritz und andere. Plötzlich ist es ernst, kein Spiel mehr. Joops Stimme ist kräftig, aber ihr ist das Gefühl anzumerken, das in den Sätzen schwingt.

Ich erzähle von meiner Zeit als Klinikseelsorger in einer Klinik für Tumorpatienten. In dieser Zeit bin ich vielen Menschen begegnet, die sich die gleichen Fragen gestellt haben wie Joop. Damals ist mir aufgefallen, dass die

Definition, wie lange das Leben lebenswert sei, von verschiedenen Faktoren abhängt. Einer der wichtigsten ist dabei die Schmerzfreiheit. Ich erzähle Joop: „Meine Erfahrung ist, dass Menschen gesagt haben, wenn ich nicht mehr raus auf den Balkon vor meinem Krankenzimmer kann, will ich nicht mehr leben. Als sie nicht mehr auf den Balkon konnten, nur noch im Bett lagen, haben sie durch ihr Fenster den Wolken am Himmel zugesehen und fanden auch das ein lebenswertes Leben. Wenn es körperlich durch Atemnot oder Schmerzen zu schwer zu ertragen war, war eine gute Palliativmedizin sehr wichtig. Da gibt es Hilfe." „Ok", sagt Joop, „das will ich jetzt herausfinden." Wir schweigen.

Ich: „Das heißt, wir sollen damit jetzt mal arbeiten?"

Joop: „Ja. Ich will darüber mehr wissen."

Ich: „Ok." Schweigen. Ich bin unsicher, wie ich beginnen will. Da ist so eine Nähe zwischen Joop und uns entstanden, die mir den Anfang der Arbeit schwer macht. Wir haben bisher ‚darüber geredet', jetzt soll es Therapie werden. Mir ist das Herz schwer, weil auch wieder Erinnerungen an den Tod von Susanne aufkommen, der gerade ein halbes Jahr her ist. Wir haben genau vor der Frage gestanden und uns als alte Segler eine Metapher geschaffen: Wie lange segeln wir auf dem Hoffnungsbug? Wann sagen wir: klar zur Wende? Willst du ehrlich mit mir sein, wenn ich dich frage, ob ich sterben muss? Diese Erinnerungen sind für mich jetzt ganz lebendig und hemmen mich etwas in meinem therapeutischen Tun. Da schweige ich lieber.

Joop: „Zwei Dinge." Plötzlich wechselt Joop die Rolle. Er ist jetzt der Lehrer, der uns mit seinem liebsten und kostbarsten Instrument, der Geleiteten Phantasie vertraut machen will. Das hatten wir ja schon in der Arbeit mit Marie und Mariechen erlebt, aber dies ist ein ganz anderes Thema. Ich bin perplex.

„Ich will darüber mehr wissen. Dann kannst du nach der Phantasie fragen: „Weißt du nun mehr. Es ist wichtig, das zu erinnern." Joop sagt zu mir: „Mich spricht an, was du erzählt hast, du hast es bei anderen gesehen, ich will wissen, wie es bei mir ist."

Ich bin immer noch etwas verunsichert und frage deshalb: „Sollen wir dazu jetzt eine Geleitete Phantasie machen, oder sollen wir darüber sprechen?"

Joop: „Nein, mach eine Geleitete Phantasie."

Ich: „Ok." Schweigen

Joop: „Mach einen Kontrakt."

Ich: „Ok."

Joop: „Ich bin bereit, um mehr darüber zu wissen, so ..."

Ich: „Und wir können jetzt eine Geleitete Phantasie dazu machen?"

Joop: „Ja, ich weiß über die Arbeit mit Geleiteten Phantasien Bescheid."

Offensichtlich besteht er darauf, dass wir es genau nach dem vertrauten Schema machen. Das gibt ihm Sicherheit, mir hoffentlich irgendwann auch. Ich bin mit diesem Schema noch nicht so vertraut und dann mit dem ‚Meister' selbst arbeiten...

Joop: „Ich will mal vorstellen, eine Geleitete Phantasie zu tun, und ich weiß, was es ist, so brauchst du nicht zu erklären, was es ist. So, go."

Schweigen.

Ich: „Ok." Pause „Können wir ..."

Joop: „Was ich sage ist, die Initiative kommt von dir. Du sollst es..."

Gertrud: „Ja, ich bin auch dabei, ich merke nur, ich sitze falsch, ich muss woanders sitzen, nicht so konfrontativ."

Gertrud hat mein Zögern und meine Unsicherheit genau gespürt. Jetzt holt sie mich aus der Situation heraus und klärt auf ihre unnachahmliche Art das Setting, so dass sie arbeitsfähig wird. Sie saß bisher Joop in einem Abstand von drei Metern hinter einem Couchtisch gegenüber. Jetzt nimmt sie einen Stuhl und setzt sich an seine linke Seite, so wie es sein soll.

Ich: „Welchen Zeitsprung sollen wir nehmen, Joop? Ein Jahr, ein halbes Jahr, was denkst du?"

Gertrud hat sich inzwischen eingerichtet, sitzt an Joops linker Seite.

Joop: „Wenn ich nicht mehr auf den Beinen stehen kann. Ich weiß nicht, wann das ist, ob es drei Monate, sechs Monate sind. Aber das ist geschehen."

Ich: „Ja, ok, das ist geschehen."

Joop: „Es ist mit mir weiter runter gegangen."

Schweigen

Ich: „Wo bist du dann Joop? Du hast festgestellt, eines Morgens, du versuchst aufzustehen und deine Beine tragen dich nicht mehr."

Joop: „Ja, es ist allmählich angekommen."

Ich: „Es ist allmählich angekommen und irgendwann ist der Punkt..."

Joop: „Aber nun ist es so, dass ich sagen muss, ich kann nicht mehr allein aus dem Bett kommen."

Ich: „Ich kann nicht mehr alleine aus dem Bett kommen."

Joop: „Ich kann nicht mehr alleine auf den Stuhl kommen, kann nicht mehr alleine in das Auto kommen."

Gertrud: „Mhm." Joop schnäuzt sich. Die mit diesen Bildern verbundenen Gefühle kommen langsam hoch.

Ich: „Das spürst du jetzt im Augenblick, da bist du." Schweigen

Joop ganz leise: „Ja." - Schweigen

Ich: „Und was löst das aus?"

Joop: „ Es ist mehr: Kannst du dich da sehen?"

Joop korrigiert mich. Meine Frage nach dem Gefühl war im Rahmen einer Geleiteten Phantasie viel zu früh. Es geht zunächst darum, noch mehr in das Bild einzutauchen. Es wirklicher werden zu lassen. Joop hat die erstaunliche Fähigkeit, zwischen der Metaebene des Lehrers und der eigenen, inneren Arbeit sehr professionell mit seiner Wahrnehmung hin und her zu gehen.

Ich: „Ok". Pause

Joop hilft mir: „Frage mich: Wo bist du nun?"

Ich: „Genau. Kannst du dich da sehen, Joop?"

Joop ganz leise: „Ja".

Gertrud: „Mhm."

Joop: „Ich will meine Augen schließen."

Gertrud: „Genau."

Vor lauter Anspannung hatte ich vergessen, Joop in eine Trance zu führen oder ihn zumindest die Augen schließen zu lassen. Das korrigiert er jetzt selbst.

Gertrud greift den Impuls sofort auf: „Schließ mal deine Augen, Joop."

Joop seufzt.

Gertrud: „Und spür deinen Atem und geh dem Bild mal nach." Schweigen

Joop: „Ich bin im Bett und ... ich habe einen Katheder".

Gertrud: „Mhm."

Diese lautmalenden Interventionen geben dem Klienten das Gefühl, dass der Therapeut bei ihm ist, den Kontakt zu ihm hält.

Joop: „Und ich habe einen Katheder für die Scheiße."

Gertrud: „Mhm."

Schweigen

Das Timing ist in einer Geleiteten Phantasie sehr wichtig. Gertrud lässt Joop sehr schön Zeit, dass sich das innere Bild weiter entwickeln kann.

Joop: „Mir wird aus dem Bett geholfen, von zwei Leuten."

Ich: „Ja."

Joop. „Die mich in den Stuhl setzen."

Ich: „Mhm."

Joop: „Und mich aus meinem kleinen Schlafzimmerchen zu dem Gruppenraum bringen und mich da hinsetzen."

Ich: „Gruppenraum?"

Joop: „Ja, ich bin in einem Haus, da gibt es einen Gruppenraum."

Ich: „Du bist in einem Haus, in dem es einen Gruppenraum gibt."

Joop: „In dem Gruppenraum sehe ich Leute, die noch viel schlimmer dran sind als ich."

Gertrud: „Mhm."

Joop: „Da ist nicht viel Kontakt mit den Leuten."

Ich: „Du bist für dich."

Joop: „Vielleicht ein oder zwei."

Ich: „Ja."

Schweigen

Ich: „Und du bist sehr für dich, in deiner inneren Welt."

Joop fast seufzend: „Ja."

Gertrud: „Willst du Kontakt haben mit den anderen Leuten?"

Joop: „Ja, aber ... ich denke nicht, dass es viel ausmacht. Ich vermisse das, das muss von draußen kommen."

Gertrud: „Ja."

Ich: „Es muss Kontakt zu dir kommen, du kannst ihn nicht mehr selbst machen."

Joop ganz leise: „Ja."

Ich: „Wie fühlt es sich an, da in dem Gruppenraum zu sein."

Joop: „Ich werde viel versorgt, aber... alleine."

Ich: „Du bist alleine." - Schweigen

Joop: „Und ich sehe, dass ich gefüttert werde. Ich kann nicht mehr die Hände heben."

Ich: „Du kannst die Hände nicht heben."

Joop: „Ich kann die Hände nicht bewegen und gebrauchen. Und ich werde gefüttert."

Gertrud: „Du wirst gefüttert. Du wirst versorgt."

Joop ganz leise: „Mhm... Und da sind Programme, und die sind ein bisschen einfach. Das Beste, was sie machen, ist Fernsehen und Filme."

Gertrud: „Filme und Fernsehen."

Joop: „Und die Handarbeit kann ich sowieso nicht mehr machen."

Ich: „Kannst du in deine innere Welt gehen, manchmal, dich erinnern?"

Joop mit fester Stimme: „Ja. Ich kann meine Finger bewegen, aber den Löffel bis zum Mund führen, das ist schwierig."

Hier an dieser Stelle ist zu sehen, dass meine gut gemeinte Intervention, Joop mit dem was geht in Kontakt zu bringen und nicht nur defizitorientiert zu schauen, keine Wirkung hat. Er ist mit seinen Händen beschäftigt und der Tatsache, dass er gefüttert werden muss. Das hat offensichtlich eine große emotionale Wirkung bei ihm.

Ich lasse nicht locker: „Was geht denn noch?"

Joop versteht die Frage nicht: „Höh?"

Ich: „Was geht noch?"

Joop: „Sprechen".

Ich: „Sprechen geht."

Joop: „Kaum".

Ich: „Kauen geht."

Joop: „Nein. Sprechen geht kaum."

Ich: „Kaum."

An diesem „Missverständnis kann man gut sehen, wie sehr ich fixiert bin auf die Orientierung: weg vom Defizit, hin zu den Ressourcen. Meine hypnotherapeutische Prägung lässt mich in diese Falle laufen. Ich entferne mich unbewusst innerlich vom Klienten und plötzlich ‚verstehen‘ wir uns nicht. Irgendetwas sträubt sich in mir, Joop in sein ganzes Elend zu begleiten. Ich bin in dieser Arbeit leider nicht sehr hilfreich, weil ich durch meine eigene Betroffenheit befangen bin. Meine Betroffenheit hat zwei Quellen: das Schicksal von Susanne ist noch sehr lebendig in mir. Mit ihr zusammen habe ich gegen das Unausweichliche vergeblich angehofft. Joop ist mir mit seinem Schicksal sehr nah gekommen, es rührt mich an, ihn so zu erleben. Da will ich ihm gern helfen eine neue Sicht auf seine Erkrankung zu gewinnen. Nur leider ist das nicht mein Auftrag. Den habe ich schlicht ‚vergessen‘. Sein Anliegen war: „Ich will darüber mehr wissen“. Durch meine Orientierung auf die Ressourcen, ‚was geht noch‘, verhindere ich geradezu, dass Joop mehr über den Zustand der Hilflosigkeit, der ihm offensichtlich Angst macht, erfährt. Erkenntnis: Nähe macht blind! Wir können es auch Gegenübertragung nennen, das macht es aber auch nicht besser. Ach ja, und überhaupt bin ich mit dem Ziel der Arbeit: ich will den Punkt finden, an dem ich nicht mehr leben will, tief in meinem Unbewussten wohl nicht einverstanden. Da werden meine Normen und Werte berührt, und ich gerate, in den - auch theologischen - Konflikt der Rechtfertigung der Selbsttötung. Nur: Joop ist kein Christ, er ist Humanist und betrachtet dieses Thema unter ganz anderen Vorzeichen als ich. Wir lernen, wie wichtig es ist, sich seiner inneren Prozesse genau bewusst zu sein, bevor man als Therapeut einen Auftrag annimmt. Sonst scheint der unbewusste Konflikt immer durch, und behindert die Arbeit. Seit Milton Erickson wissen wir, dass das Unbewusste immer schneller und viel eleganter unsere Handlungen steuert, als unser Verstand das wahr haben will. Therapieerfahrung hin oder her. Doch zurück zu Joop.

Joop: „Ich kann meinen Rollstuhl nicht bewegen.“

Gertrud: „Du bist vollkommen auf Hilfe angewiesen.“

Gertrud nähert sich instinktsicher dem Arbeitsauftrag von Joop. Ich bin leider bei meiner Ressourcen-Orientierung stecken geblieben und frage: „Kannst du noch schlucken?“

Joop: „Schlucken, ja.“

Ich: „Atmen?“

Joop: „Atmen, ja.“

Es entsteht ein Yes-Set, wie es die Hypnotherapeuten nennen. Durch Fragen, die der Klient alle mit Ja beantwortet, wird der Boden für eine positive Suggestion bereitet. Joop ist jetzt deutlich agiler, weg von der Exploration seines Endes.

Jetzt schwenkt auch Gertrud auf meine Linie ein, leider.

Gertrud: „Schauen, geht?"

Joop: „Ja, schauen."

Gertrud: „Und hören."

Joop: „Ja, hören."

Schweigen.

Ich: „Das geht."

Joop ergreift die Initiative, um vielleicht doch noch sein Ziel zu erreichen.

Joop: „Jetzt möchte ich in mein schauendes „Höheres Selbst" kommen. So hilf mir."

Ich: „Ja, du weißt ja Joop, dass es ein „Höheres Selbst" gibt, das von außen auf die Situation schauen kann. Das kann den Joop sehen, das kann ..."

Joop unterbricht mich, wird wieder zu meinem Lehrer: „Etwas geschieht jetzt. Wenn du so lange sprichst, vergesse ich meine Linie. Aktives Zuhören ist in einer Geleiteten Phantasie nicht so nützlich. Denn ich habe das gerade gesagt. Ich weiß das."

Ich: „Lass dein „Höheres Selbst" sprechen Joop. Was sagt es?"

Schweigen

Joop ist noch nicht zufrieden: „Bring das „Höhere Selbst" hinein."

Ich: „Ok, du kennst das Höhere Selbst. Es ist dir vertraut. Was kann es sagen?"

Joop ist immer noch nicht einverstanden: „Ja, ich war in meinem Selbst, jetzt will ich außerhalb von meinem Selbst sein. Gucken. Hilf mir dazu."

Ich: „Wenn du von außen mal schaust, Joop, kannst du dich da sitzen sehen. Von außen, Joop. Kannst du den Joop da sitzen sehen?"

Joop: „Oh, das Letzte war gut. Kannst du den Joop sitzen sehen, dann gehe ich automatisch in mein Höheres Selbst, die observierende Rolle."

Ich: „Kannst du den Joop da sitzen sehen?"

Joop: „Ja, ja."

Ich: „Kannst du uns sagen, was du siehst?"

Joop: „Da ist nicht mehr viel Leben. Es ist sehr minimal. Pause. Und vielleicht nicht der Mühe wert."

Gertrud: „Aber nur vielleicht."

Joop: „Ja ich sehe noch nicht, was mich da lebendig sein lässt. Da ist nichts, was mich reizt. Vielleicht das Essen. Vielleicht das Fernsehen."

Ich: „Schmeckst du noch beim Essen?"

Joop mit schwächerer Stimme: „Ein bisschen, nicht alles. Das geht auch runter."

Gertrud: „Aber Fernsehen kannst du noch gucken."

Joop: „Fernsehen kann ich noch gucken."

Gertrud ist jetzt auch auf der Ressourcen-Linie gelandet: „Du kannst doch noch hören."

Joop: „Ja, hören kann ich noch."

Ich: „Aber wir wollen noch mal wieder auf den Joop schauen, ja? Geht das?"

Joop: „Ja."

Ich: „Dass du Joop noch mal siehst." Diesen Auftrag von Joop habe ich angenommen und will ihm behilflich sein, in sein Höheres Selbst zu kommen.

Joop: „Sag noch mal."

Ich: „Dass du Joop noch mal siehst."

Joop: „Ja, jetzt kann man einen Dialog haben."

Getrud und ich: „Genau."

Ich: „Das Höhere Selbst fragt jetzt mal den Joop, der in seinem Rollstuhl sitzt."

Joop: „Das ist gut. Joop, du hast meine Genehmigung, um da herauszugehen, wenn du dein Leben nicht mehr genug findest."

Ich: „Hört der Joop das?"

Joop ganz leise: „Er hört das."

Ich: „Kann er das auch annehmen?"

Joop: „Er hat die Mittel nicht, um auszusteigen."

Ich: „Ok, kann er das zu dem Höheren Selbst sagen?"

Joop geht gar nicht darauf ein.

Joop: „So er muss drinnen bleiben." Jetzt ist Joop bei seinem eigentlichen Thema angekommen. „Er sollte das eher gemacht haben."

Ich: „Kann er das zu dem Höheren Selbst sagen?"

Joop mit belegter Stimme: „Ich denke, wenn ich da herausgehe, dass Truus und meine Kinder traurig sind. Aber die sollen das, wollen das akzeptieren, denke ich."

Gertrud: „Ja, mhm." Sie hält auf diese Weise ständig Kontakt mit Joop, schafft ein warmes, zustimmendes Setting.

Gertrud: „Sie sind traurig und akzeptieren dann den Schritt."

Joop stöhnt auf, Schweigen.

Ich: „Wo gehst du jetzt hin, Joop, was siehst du?"

Joop: „Ich habe noch nicht die Genehmigung, bis ich sehr viel Schmerz habe."

Ich: „Ok."

Joop: „Wenn ich Schmerz habe, ist es bequemer auszusteigen."

Gertrud: „Ja." Pause

Ich: „Das heißt, der Schmerz wird es bestimmen, den Zeitpunkt?"

Joop versteht die Frage nicht. Ich wiederhole sie.

Joop nach einigem Überlegen: „Ja, wenn der Schmerz nicht mehr zu tragen ist, bin ich vielleicht..."

Ich: „Und hast du vielleicht eine Idee, wie es dann gehen wird? Hast du
    einen Arzt, der hilft, in deiner Phantasie?"
Ich merke, dass ich jetzt sicherer werde. Das ist ein Thema, mit dem ich
mich viel beschäftigt habe, mit vielen Menschen besprochen habe. Das
kann ich gut mit meinen Werten und Normen vereinbaren. Schmerz ist
ein Kriterium, was augenscheinlich mein innerer Zensor akzeptiert.
Joop versteht die Frage nicht. Wir wiederholen sie, übersetzen ins Englische, dann erfahren wir den Grund für das „Nichtverstehen".
Joop: „Nein, das habe ich nicht. Und dann ist es zu spät, um es zu kriegen.
    Man soll das vorher machen."
Ich greife den Gedanken und die Formulierung auf: „Das sollte man jetzt
tun." Jetzt ist es wichtig, das richtige Pacing zu behalten. Nicht zu schnell,
nicht fordernd oder konfrontieren, sondern den inneren Prozess beglei-
tend, mit einem halben Schritt hinter Joop.
Joop stimmt zu, sagt mehrmals „Ja".
Jetzt werde ich direkter, spreche Englisch und sage: „Suche einen guten
    Arzt und sprich mit ihm."
Joop sucht noch nach dem richtigen Zeitpunkt: „Dann mag ich es schon
    machen, wenn ich in das Haus gehe, bevor ich in das Haus gehe."
Gertrud und ich wiederholen: „Bevor du in das Haus gehst." Das sugge-
riert ein zustimmendes Setting.
Gertrud: „Dass das schon klar ist."
Joop: „Ja."
Ich: „Wie geht es dir, wenn du das jetzt so aussprichst?"
Joop mit festerer Stimme: „Nun kommt der Gedanke auf in mir: Was,
    wenn ich hier bleibe und eine 24 Stunden Betreuung habe? Wie das
    wäre?"
Ich: „Ok, lass uns das anschauen."
Gertrud betreibt Ergebnissicherung: „Ja, aber erst mal langsam. Erst das
Eine verabschieden, den einen Raum verabschieden, den du gesehen hast.
Jetzt hier zuhause."
Joop: „Ich bin schon fertig."
Gertrud: „Ja, schau dich um."
Joop: „Ich bin da, und da ist jemand, der oben lebt, wie Milly und ein
    zweiter für die Wochenenden für mich."
Ich: „Wo ist dein Bett, Joop. Ist das hier im Wohnzimmer?"
Joop: „Mein Bett steht da, wo es nun ist."
Ich: „Kann man das Bett herausfahren, dass du schauen kannst, auf das Tal
    und die Hügel?"
Pause.

Wieder habe ich zu viel vorgegeben, mein Impuls erreicht Joop nicht.

Joop: „Ich bin nicht damit beschäftigt."

Ich: „Ok, wo bist du?"

Joop: „Das ist eine Vorstellung. Nein, ich bin damit nicht beschäftigt. Ich war da."

Wenn ich zu viel vorgebe, kann Joop kein eigenes Bild aufkommen lassen, sondern er entwickelt eine ‚Vorstellung'. Die ist aber in der Geleiteten Phantasie unerwünscht, weil sie eine kognitive Konstruktion ist, die in ihrer emotionalen Wirkung nicht vergleichbar mit einen inneren Bild ist. Erkenntnis: weniger ist mehr in dieser Arbeit.

Gertrud: „Willst du wieder hingehen, wo du gewesen bist?"

Joop: „In dem Bild, ja."

Pause

Ich. „Was siehst du?"

Joop: „Es ist zu viel für Truus, mich zu versorgen. Sie hat ihre eigenen Schmerzen und Probleme, mich zu heben."

Ich: „Kannst du hören, was Truus sagt, in dem Bild?"

Joop: „Ja. Truus sagt: Das ist zu viel für mich. Ich kann das nicht machen. Ich brauch das nicht machen. Ich kann um Hilfe bitten. Aber wenn Leute in meinem Haus wohnen, das ist schwer für mich. Das will ich nicht."

Ich: „Hört Joop das?"

Joop: „Das höre ich, das bedaure ich, und ich kann es begreifen. Aber es macht es unmöglich, im Haus zu bleiben." Pause

Ich: „Kannst du noch etwas zu Truus sagen? Ob sie ihre Einstellung verändern kann?"

Joop: „Truus, dann muss ich in ein Haus, oder ich muss es beenden."

Ich: „Ok, hört Truus das?"

Lange Pause

Joop als Truus: „Das ist deine Entscheidung. Ich mach das nicht für dich. Die Entscheidung: tot zu gehen oder in ein Haus zu gehen. Aber hier bleiben, sehe ich nicht." Pause

Ich: „Gibt es etwas, eine Bedingung, unter der du das sehen könntest, Truus? Dass Joop hier bleiben kann?"

Die Stimmung ist jetzt ganz dicht zwischen uns dreien, die Worte liegen schwer im Raum.

Joop seufzt ganz tief.

Ich: „Was würde es dir leichter machen?"

Joop: „Wir müssen hier ausziehen und zu einem ‚Versorgungshaus' gehen, wo wir ein Zimmer haben, zusammen. Oder ich muss Truus loslassen." Tränen bei Joop. „Ihr eigenes Leben leben lassen und sie fragen, ob sie mich besucht."

Ich: „Ja, das ist hart."

Joop ganz gefasst: „Das ist eine Aufgabe, mich dazu zu verhalten. Ich will nicht von ihr verlangen, dass sie kommt, jeden Tag."

Gertrud: „Kannst du Truus fragen, was sie will?"

Joop: „Das kann ich, aber sie sagt: It's up to you. (Das ist deine Sache)."

Gertrud: „Das ist schwer, nicht wahr?" Lange Pause.

Ich ganz leise: „Was siehst du, Joop?"

Gertrud: „Was ist jetzt?" - Lange Pause.

Joop: „Es ist aussichtslos. Wenn es mir schlechter geht, sind da keine guten Lösungen. Tot gehen ist keine gute Lösung, Versorgungshaus - weiß ich nicht, da wäre ich mit Truus und könnte um Hilfe bitten".

Ich: „Gibt es hier ein Versorgungshaus?"

Joop: „Es wäre gut, um das herauszufinden."

Jetzt wollen wir Ergebnissicherung:

Gertrud: „Das wäre etwas, was du jetzt tun könntest."

Ich: „Auch mal Kontakt aufnehmen mit dem Versorgungshaus und mit dem Arzt."

Joop: „Und nicht warten."

Ich: „Nein. Jetzt."

Joop: „Drauf!"

Ich: „Und mit dem Arzt?"

Joop: „Ich habe einen Arzt, ich habe mit ihm gesprochen, aber er hat gesagt: ‚Ich will nicht gesetzlich verfolgt werden.' Wenn Truus mir ein Fläschchen bringen würde mit einer tödlichen Arznei, würde sie sich strafbar machen."

Ich: „Das heißt, du kannst es dir jetzt noch besorgen."

Gertrud: „Ich bin erst mal dabei, du bist jetzt raus aus der Phantasie, du bist hier, und wir können uns unterhalten."

Joop wieder ganz unser Lehrer: „Du kannst das in der Arbeit anmerken, indem du sagst: Du hast gestoppt, hast du genug gesehen? Wollen wir darüber reden? Und dann hat man ein normales Gespräch."

Gertrud: „Das war mir wichtig, dass wir jetzt einen anderen Kontakt zu dir haben, Joop. Wie geht es dir jetzt, Joop?"

Joop: „Es ist jetzt klar, dass ich da rein (Versorgungshaus) gucken soll, mit Truus. Und es ist noch nicht klar, wann ich das Ende..."

Gertrud: „Das muss ja auch nicht sein, aber erst mal gucken."

Joop: „Ja. Meine Kinder wissen, dass ich nicht bis zum bitteren Ende leben will."

Gertrud: „Und die sind auch einverstanden, hast du gesagt."

Joop: „Und wie war das mit Susanne.
Ist sie zuhause gestorben?"

Ich erzähle von unseren letzten drei Monaten in Susannes Leben und von ihrem Sterben. Allerdings stoppe ich jetzt das Band, weil ich Susanne versprochen haben, „kein Buch über uns zu schreiben."

Schluss

Zum Schluss möchten wir eine Angst des Therapeuten, besonders des Berufsanfängers, im therapeutischen Setting der Aktionstherapie erwähnen. In unserer jahrelangen Tätigkeit als Lehrtherapeuten speziell in der Gestalttherapie konnten wir ständig beobachten, wie schwer sich auch TeilnehmerInnen in der fortgeschrittenen Phase ihrer Ausbildung selbst unter Supervision taten, ihren Klienten mal ein Experiment anzubieten. Sie blieben lieber auf der scheinbar ‚sicheren‘ Seite des Verbalisierens, aus Angst, das ‚Falsche‘ zu wählen.

Wenn sie die ‚Regel‘ John Krops erinnern, immer einen halben Schritt hinter dem Klienten zu bleiben, kann nichts schief gehen, außer dass sich vielleicht herausstellt, dass die gewählte Metapher nicht so sehr wirksam war, aus welchen Gründen auch immer. Dann sind vielleicht 15 Minuten verloren gegangen. Dann muss der Therapeut sich selbst gestatten, auch einmal scheitern zu dürfen. Die Alternative wäre 15 Minuten verbales Geplänkel. Noch einmal John Krop dazu: „Der Therapeut muss sich auch mal erlauben, zu scheitern.“

Eine weitere Angst sieht so aus: „Wenn ich Klienten in eine für sie wenig schmeichelhafte Lage bringe, könnten sie es mir verübeln“ (Krop). Das ist gut möglich. Wenn der Therapeut das Gefühl hat, dass das der Fall sein könnte, kann er das überprüfen („Ich habe das Gefühl, dass du diese Haltung, in die ich dich gestellt habe, nicht magst“). Wenn das bestätigt wird („Da hast du verdammt recht“), akzeptiert er diesen Unmut („Ja, das merke ich“) und ermutige ihn dazu, es so zu machen, dass es passt („Wie siehst du dich selbst?“).

Mit John Krop gemeinsam haben wir auch folgendes festgestellt: Es hilft Therapeuten nicht, ihre anfängliche Angst zu überwinden, wenn wir ihnen versichern, dass beim Experimentieren nichts Schlimmes geschehen wird. Die ersten Versuche machen halt Angst. Und man kann nicht Schwimmen lernen, ohne nass zu werden.

Das Pergament, ist das der heilge Bronnen,
Woraus ein Trunk den Durst auf ewig stillt?
Erquickung hast du nicht gewonnen,
Wenn sie dir nicht aus eigner Seele quillt.
J.W. von Goethe, „Faust I“, Nacht

234

Dank

Wie möchten uns ganz herzlich bei den Menschen bedanken, die das Werden dieses Buches begleitet haben. Gertrud Paschmann hat uns auf unserer Reise in die USA und bei allen Redaktionstreffen treu zur Seite gestanden und immer wieder die Perspektive der Leserin eingetragen. Ihre therapeutische Kompetenz findet sich in den beiden Arbeiten mit Joop und „Marie". Im Geiste war auch die verstorbene Susanne Kuschnik an diesem Projekt beteiligt. Ihr Schicksal hat Joop berührt und uns die Kraft gegeben, mit ihm zu arbeiten. Ein Dank geht an Pfarrerin Brigitte Ellgaard, die das Entstehen des Manuskriptes im Dialog begleitet hat. Sabine Albrecht danken wir für Übersetzungen aus dem Niederländischen. Unserem Verleger und Ratgeber Herrn Andreas Kohlhage danken wir für seinen Mut, dieses Projekt mit uns zu realisieren. Stefanie Schröder gilt der Dank für ihre Geduld und ihre Kreativität bei der Erstellung von Satz und Layout. Nina Zimmermann war uns eine freundliche und zuverlässige Lektorin im Verlag.
Natürlich wäre dieses Buch ohne Joops Bereitschaft, Einsatzwillen und Beharrlichkeit nicht entstanden, aber genauso wichtig ist die Frau an seiner Seite: Truus.

Literaturangaben

Bandler, Richard & Grinder, John „Die Struktur der Magie I & II",
  Junfermann, Paderborn 1975, 1976

Berne, Eric „Spiele der Erwachsenen", Rowohlt, Reinbek 1970

Besems T./van Vugt „Wo Worte nicht reichen", Kösel, München 1995

Büntig, Wolf E. „Die Gestalttherapie Fritz Perls'" in Sonderdruck aus
  „Die Psychologie des 20. Jahrhunderts", Kindler, München 1976-1981

Desoille, Robert "Entretiens sur le rêve éveillé dirigé en psychothérapie",
  Payot, Paris 1973

Driessen, Christoph „Kleine Geschichte Amsterdams", Pustet,
  Regensburg 2010

Goulding R. & Goulding McClure, M. „Neuentscheidung", Klett-Cotta,
  Stuttgart 2005

Harris, Thomas „Ich bin o.k. - du bist ok.", Rowohlt, Reinbek 1975

Hauser, Richard & Hephzibah „Die kommende Gesellschaft", Pfeiffer,
  München 1971

Keleman, Stanley „Verkörperte Gefühle", Kösel, München 1992

Konopka, Gisela „Mit Mut und Liebe" Eine Jugend im Kampf gegen
  Ungerechtigkeit und Terror, Deutscher Studienverlag, Weinheim 1996

Konopka, Gisela „Soziale Gruppenarbeit Ein helfender Prozess",
  Deutscher Studienverlag, Weinheim 2000

Kopp, Sheldon „Triffst du Buddha unterwegs", Fischer, Frankfurt 2003

Krop, John P. „The Use of Body Architecture in Couple Therapie"
  Gestalt Theory, Vol. 3 No. 1/2 Steinkopff, Darmstadt 1981

Krop, John P. „Aktietherapie", H. Nelissen, Baarn 1984

Krop, John P. „My Beliefs About Therapy", unveröffentlichtes
  Manuskript o.J.

Kuschnik, Lothar „Lebensmut in schwerer Krankheit", Luther,
  Bielefeld 2010

Laing, Ronald D. „Das geteilte Selbst", Kiepenheuer & Witsch, Köln 1973

Marcel, Gabriel „Sein und Haben", Schöningh, Paderborn 1968

Marcus, Eric „Die Logik des Unlogischen" (Original „The Logic of
  Illogic"), ISCO, Hamburg1984

Moreno, Jacob L. „Psychodrama", Junfermann, Paderborn 1981

Oyle, Irving „The Healing Mind", Celestical Arts 1974

Perls, Fritz „Grundlagen der Gestalttherapie", Pfeiffer, München 1973

Perls, Fritz „Gestalttherapie in Aktion", Klett-Cotta, Stuttgart 1974

Prekop, Irina „Ich halte dich fest, damit du frei wirst", Kösel,
  München 2008

Riemann, Fritz „Grundformen der Angst", Ernst Reinhard,
  Basel/München 1961
Rogers, Carl „Die klientenzentrierte Gesprächsführung", Kindler,
  Regensburg 1972
Satir, Virginia „Selbstwert und Kommunikation", Pfeiffer, München 1977
Shaw, Leonard „Liebe und Vergebung", Riethberghaus, Laubach o. J.
Simonton, O. Carl u.a. „Wieder gesund werden", Rowohlt, Reinbek 1998
Simonton, O. Carl „Auf dem Weg der Besserung", Rowohlt, Reinbek 1993
Staemmler, Frank-M. „Ganzheitliches ‚Gespräch', sprechender Leib,
  lebendige Sprache", Hrsg. v. d. Deutsche Vereinigung für Gestalttherapie,
  EHP, Bergisch Gladbach 2003
Taal, Jan & Krop, John P. „Imagery in the Treatment of Trauma", in Sheikh,
  Aneesh (ed.) „Healing Images. The Role of Imagination in Health",
  Baywood, New York 2002
Watzlawick, Paul „Wie wirklich ist die Wirklichkeit", 14. Aufl. Piper,
  München 1978

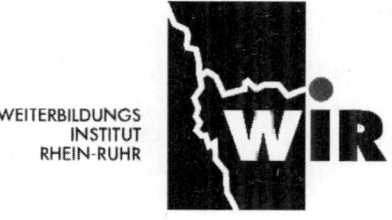

WEITERBILDUNGS
INSTITUT
RHEIN-RUHR

Das Weiterbildungsinstitut Rhein-Ruhr ist in seinem Ausbildungs-
ansatz der Humanistischen Psychologie (Gestalttherapie, Klientenzentrierte Gesprächsführung, Transaktionsanalyse, Bioenergetik,
NLP u.a.) verpflichtet.

Schwerpunkte des Aus- und Weiterbildungsprogamms sind:

- Ausbildung in Psychologische Beratung
- Ausbildung in Gestalttherapie
- Ausbildung in Psychoonkologie
- Einzelseminare zu Schwerpunktthemen

Der in diesem Buch vorgestellte Ansatz der Aktionstherapie
durchzieht alle Ausbildungsangebote.
Die Ausbildungsseminare finden weitgehend berufsbegleitend an
Wochenenden statt. Sie sind stets praxisbezogen und übungs-
zentriert.

WIR
Weiterbildungsinstitut-Rhein Ruhr
Fichtenweg 2
59872 Meschede
Tel.: 0291-9081407
Fax: 0291-1574
E-mail: org@weiterbildung-wir.de
Homepage: www.weiterbildung-wir.de

Laura Perls

LEBEN AN DER GRENZE

Essays und Anmerkungen zur Gestalttherapie

Übersetzt von Reinhard Fuhr, Anna Sreckovic
Hg. Milan Sreckovic

ISBN: 978-3-926176-11-0 · 194 Seiten

Die Mitbegründerin der Gestalttherapie legte mit ihrem einzigen Buch einige schon historisch gewordene, grundlegende Texte vor: • Erziehung zum Frieden; • Anmerkungen zum Mythos des Leidens und der Sexualität; • Der Psychoanalytiker und der Kritiker; • Über die Psychologie des Gebens und Nehmens; • Stützung (Support); • Zwei Beispiel für Gestalttherapie; • Der Gestalt-Ansatz; • Anmerkungen zu Angst und Furcht; • Einige Aspekte der Gestalttherapie; • Grundlegende Begriffe und Konzepte der Gestalttherapie; • Commitment; • Jeder Roman ist eine Falldarstellung; • Ein Workshop; • Leben an der Grenze / Gespräch mit Milan Sreckovic.

»Für mich ist es wichtig, keine therapeutische Rolle zu spielen, sondern den Klienten so zu begegnen, wie ich im Augenblick bin: mich mit meinem Hintergrund, mit allem, was mir an Erfahrung, Wissen und Geschick zur Verfügung steht, in der gegebenen Situation in den Dienst des Dialogs, der Begegnung zu stellen.«
(Laura Perls)

Irvin D. Yalom

EXISTENZIELLE PSYCHOTHERAPIE

ISBN 3-926176-19-9 · 616 Seiten

Die fünfte deutsche Auflage liegt in korrigierter Fassung vor und ist erweitert um ein Vorwort von Irv Yalom zur neuen deutschen Ausgabe und um ein Interview mit dem Autor von Ulfried Geuter.

»Das große Standardwerk der Humanistischen Psychologie - kaum ein Werk ist so inhaltsreich. Und dabei schreibt Yalom so lesbar wie in seinen Romanen, so dass er auch vielen Laien moderne Psychotherapie verständlich machen kann - auf den Schreibtischen der Profis liegt er eh'.«

»Ein Fehler, dieses Buch nur Psychiatern und Psychologen zu empfehlen, denn jeder, der sich für Motive des menschlichen Daseins interessiert, wird hier Anregungen finden.«

Rollo May

»Wenn mich Leser fragen, welches meiner Bücher mir am liebsten ist, fällt mir die Antwort nicht leicht. Wie die meisten Autoren bin ich meist in das Buch verliebt, das ich gerade schreibe. Aber wenn ich wüsste, dass ich meine Feder für immer niederlegen müsste, würde ich wohl antworten, dass ich besonders stolz auf das Buch Existentielle Psychotherapie bin.«

Irvin Yalom, Vorwort zur deutschen Auflage

Frank-M. Staemmler

WAS IST EIGENTLICH GESTALTTHERAPIE?

Eine Einführung für Neugierige

Hg. Deutsche Vereinigung für Gestalttherapie
Mit einem Vorwort von Sabine Engelmann.

ISBN: 978-3-89797-062-5 · 96 Seiten, zahlreiche Abb. und Fotos;
Hardcover

Endlich eine Einführung in die Gestalttherapie, die aktuell, praxisnah und theoretisch fundiert erläutert, wie sie entstanden ist, welches therapeutische Beziehungsverständnis sie auszeichnet, welches Menschenbild sie prägt und welches Vorgehen sie so lebendig, gegenwartsbezogen und wirksam sein lässt.

Es könnte sein, dass Sie in irgendeinem berufl ichen Kontext auf die Gestalttherapie gestoßen sind - vielleicht als Lehrer, Sozialarbeiter, Richter oder Organisationsberater - und sich gerne ein genaueres Bild machen wollen. Sie haben bisher nur das Wort ›Gestalttherapie‹ gehört oder gelesen, aber wissen noch nicht recht, was sich dahinter verbirgt. Vielleicht sind Sie aber auch gerade in einer schwierigen Lebenslage und auf der Suche nach psychotherapeutischer Unterstützung. Irgendjemand hat Ihnen geraten, sich an einen Gestalttherapeuten zu wenden, und jetzt sind Sie neugierig zu erfahren, was Sie dort erwartet.
    Das Buch ermöglicht sowohl einen ersten Einstieg, bietet aber ausreichend Anregungen und Empfehlungen für eine Vertiefung.

»Was ist eigentlich Gestalttherapie? - Die Frage kann auch sehr erfahrene GestalttherapeutInnen in Verlegenheit bringen.«
(Reinhard Fuhr)